素行障害

診断と治療のガイドライン

齊藤万比古 編
Saito Kazuhiko

CONDUCT DISORDER

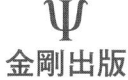
金剛出版

序章

　この『素行障害 診断と治療のガイドライン』は，実はかなり長期にわたって編者の手元で温めてきた末に公刊に至ったものである。著者が主任研究者となり中島豊爾，藤岡淳子の両氏をはじめとする9名の分担研究者とともに2004（平成16）年4月から3年間にわたって取り組んできた厚生労働科学研究こころの健康科学事業による「児童思春期精神医療・保健・福祉の介入対象としての行為障害の診断及び治療・援助に関する研究」の成果として，上記10名の研究者とその研究協力者による研究結果および臨床経験をまとめる形で作成したガイドライン案の構成と内容を推敲する形で完成させたものが本ガイドラインである。ガイドライン案は2007（平成19）年3月にまとめた上記研究班の「平成16年度〜18年度総合研究報告書」に掲載する形で公開した。しかし，ガイドライン案の作成時点では医療が深く関与した素行障害の治療・支援という考え方は当時の精神科臨床においては容易に受け入れがたいものであり，ガイドライン案の研究報告書での公開以上の形で世に問うことにはいささか躊躇せざるをえなかったことが，その案のままガイドラインとして公刊することなく5年以上のときを空費した理由のひとつである。残念ながら，現在でもそのような精神科医療現場の感覚が完全に払拭されたわけではないことから，熟成の時間を置いたからといって，今回の本ガイドラインが世に受け入れられるという確証はなく，やはりこの公刊が冒険であることに変わりはない。

　しかし，本ガイドラインで示しているような素行障害のケースは実際に多数存在しており，現在の感覚からすれば，その支援を児童福祉や矯正教育の対象と断言して顧みないことはもはや許されないと言っても言い過ぎではないだろう。実際，心理社会的支援と医療的支援とが緊密に連携して治療・支援にあたる意義のあったケースが存在することはようやく認められつつあるように感じられる。

　その1つの要因として，発達障害概念の精神医学への広範な組み込みが進行していることを挙げることに大きな問題はないと言ってよいだろう。さらに発達障害とは別の要因として，児童虐待の結果としての反社会性の亢進にも注目すべきだろう。発達障害や被虐待体験が存在すると，均衡のとれた自己の形成と社会性の獲得という文脈からとらえることのできる精神保健上の問題を抱えやすく，その深刻なものの一つが素行障害であると考えられる。このように現在では，全例ではないにして

も，精神科医療の枠組みでとらえることの必要な素行障害ケースも存在するということが以前よりは受け入れられやすい環境が整いつつある。

　しかしながら，素行障害概念は疾患単位としてはより深い規定が必要な側面を多数残した，過渡的で形成途上にある概念であることもまた事実として率直に認めねばならない。それは，精神医学界と精神科臨床に携わる者が目をそらすことなくこの課題についての情報と経験を蓄積する作業に取り組むべきときが来ていると表現してもよいだろう。そのような限界の多い状況で本ガイドラインは，これまでもっぱら非行という社会学的な観点にしたがってとらえられてきた子どもの反社会的問題行動の中に，精神疾患の側面を色濃く持った一群を見出しうることを明確に指摘し，支援に対して医療からの光をあてることの意義を描き出すことにある程度成功していると言ってよいだろう。その意味では，長い熟成期間を経たこの時点で本ガイドラインを世に問うことにもそれなりの意味はあると思われる。

　もう一点，本ガイドラインの本体に目を移す前に心得ておいていただきたいと思うのは，熟成のためガイドライン案を手元に置いた6年ほどの間にわが国では精神医学の領域を中心に「conduct disorder」を「行為障害」ではなく「素行障害」と呼ぶのが普通になってきたという用語上の修正についてである。これは2008（平成20）年6月に日本精神神経学会精神科用語検討委員会が発行した『精神神経学用語集 改訂6版』において「（conduct disorderは）単なる行為の障害ではなく，反復し持続する反社会的，攻撃的あるいは反抗的行動パターンを特徴とする（同書208頁）」ものであることから，行為障害よりは「素行障害」のほうをより忠実な訳語として推奨するという旨が明確にされており，本書でもその呼称を採用し，DSM-IV-TRとICD-10の用語も「conduct disorder」はすべて「素行障害」とした。これは「conduct」をすべて「素行」と訳したというわけではなく，「conduct」がdisorderとの組み合わせではなく単独で用いられている場合，例えば「"conduct"の問題」といった表現は「行為の問題」と訳している。この不徹底さは検討の余地が残るところであるが，本ガイドラインではそのような基準で記述したという点をご理解いただきたい。

　さらに，現在（2013年5月）DSM-5の公刊が目前に迫った時期になっている。もしも素行障害概念が大幅に変更されることになれば，本書は単にDSM-IV-TR準拠の歴史的資料に終わってしまい，公刊の意義は大きく減じることになる。しかし，米国精神医学会（APA）は最近になって「Highlights of Changes from DSM-IV-TR to DSM-5」と題したニュースレターを公開し，CD概念についてDSM-IV-TRのそれへの大きな修正は行っていないとしている。

それでもいくつか重要な修正が行われており，その最も重要なものは次の点である。すなわち，DSM-IV-TR では素行障害（CD）は注意欠如・多動性障害（ADHD）と反抗挑戦性障害（ODD）とともに「通常，幼児期，小児期または青年期に初めて診断される障害」という大分類の中の「注意欠如および破壊的行動障害」という障害群に包括されていたものが，DSM-5 では ADHD を CD や ODD と同じ質を共有する障害群とする考えを排し，これを「神経発達障害（neurodevelopmental disorders）」という大分類に移動させ，残った ODD と CD は「間欠性爆発性障害（intermittent explosive disorder）」とともに新たに設置される「破壊性，衝動制御，ならびに素行の障害 Disruptive, Impulse-Control, and Conduct Disorders」という大分類にまとめられるということである。
　二番目の重要な修正は，これまで具体的な反社会的行動の数と組み合わせによってのみ規定されていた疾患概念（これは DSM-5 で大きな変更はない）に，反社会的行動にまつわる感情（向社会的感情）に注目した「冷淡で感情に乏しい」という心理面の指標を新たに加え，そのような特性があるか否かにより下位分類に分けたことである。ニュースレターでは感情の冷淡さを伴う下位分類のほうがおそらく重篤であろうとしており，反社会性パーソナリティ障害とのつながりを冷淡さないし感情の乏しさを示している CD に見ようとしているのではないかと推測される。
　このようないくつかの修正が DSM-5 では加えられるものの，CD 概念の基本骨格に変化はないとされており，幸いにも本ガイドラインの意義が揺らぐような深刻な影響は受けないものと編者は判断している。
　本ガイドラインは，精神保健，母子保健，児童福祉，教育，司法，矯正教育，そして児童思春期精神科医療や小児科医療といった，幼児期から青年期までの子どもや若者の心の健康に関与する諸専門領域の実践家に，わが国における現時点での素行障害概念のコンセンサスを提案すること，素行障害と診断・評価するうえでの手順や，用いるべき基本的な評価法などを明確な基準として提案すること，そして従来の非行対応と連携しつつも独自性を持った新たな治療・援助法を提案することなどを目指して編まれたものである。各項目の著者は，可能な限り中立的な視点で根拠を明らかにした記述を行うよう努めた。言うまでもなく，素行障害の治療・援助法は難問の多い，しかも著しくデリケートな課題であり，本ガイドラインが提案したような治療・援助法はこの領域のほんの一部をカバーするに過ぎないであろうし，包括的な治療・支援システムの提案と呼ぶにはまだまだ越えなければならない課題が多いことは明らかである。しかし，本ガイドラインの作成に参加した各項目の著者には当該領域での一人者が多数含まれており，いささか我田引水ではあるが，CD

に対する診断評価と治療支援のための指針作りに取り組むには最善といってよい陣容で臨むことができたという自負が編者にはある。

　その意味では，本書を「ガイドライン」と呼ぶことに大きな迷いはないものの，今後も新たな治験や情報によって追加修正されながら，変化し進化し続ける未完成で歩き始めたばかりのガイドラインと位置づけることが妥当だろう。今後，本ガイドラインの診断・治療に関する諸章および諸項目で触れているような各種の評価法，治療法，あるいは連携システムに代表されるシステム作りが，多くの現場で実際に取り組まれ，その実践報告や研究結果が蓄積していくことを心から期待したい。

　本書の刊行の遅れはひとえに熟成と称してガイドライン案を抱え込んでいた編者の責任であり，それにもかかわらず今回の刊行に当たり担当項目の推敲と現在の状況に適応させた修正に取り組んでくれた各著者には心よりの感謝を表明したい。また，長年にわたって本ガイドラインの完成を見守り，今回の刊行へ向けて力強い支援を惜しまなかった立石正信社長はもとより，途中から本書の編集を引き継ぎ，完成までの長い道程の強力な牽引役となってくれた伊藤渉氏をはじめ金剛出版編集部の皆さんへの深甚なる謝意を記して序章を閉じたい。

恩賜財団母子愛育会附属愛育病院

齊藤万比古

素行障害
―― 診断と治療のガイドライン ――

目　次

目　次

序章 ....齊藤万比古　3

第Ⅰ部　素行障害の概念

第1章　非行概念の有効性と限界 ....朝比奈牧子　13
第2章　疾患概念としての「素行障害」成立史 ....安藤久美子　23
第3章　各種臨床における素行障害の枠組み
　　a）保健・医療における素行障害の枠組み ....来住由樹・中島豊爾　33
　　b）児童福祉における素行障害の枠組み ....近藤直司　36
　　c）少年司法における素行障害の枠組み ....奥村雄介　40

第Ⅱ部　素行障害の評価・診断

第1章　素行障害の評価・診断 ....宇佐美政英・齊藤万比古　47
第2章　素行障害の医学的診断基準と評価尺度
　　a）医学的診断基準（ICD-10とDSM-Ⅳ-TR） ....安藤久美子　53
　　b）評価尺度および心理検査
　　　①子どもの行動チェックリスト（Child Behavior Check List：CBCL）
　　　.. 清田晃生　62
　　　②行為障害チェックリスト（Conduct Disorder Check List：CDCL）
　　　..奥村雄介・元永拓郎　66
　　　③反抗挑戦性評価尺度（Oppositional Defiant Behavior Inventory：ODBI）
　　　..原田　謙　75
　　　④知能検査 ....田崎美佐子　80
　　　⑤人格検査
　　　　Ⅰ　テストバッテリー ....今村洋子　86
　　　　Ⅱ　リスクアセスメント ....寺村堅志　91
　　c）医学的・神経学的検査 ....林田文子　98
第3章　素行障害の併存障害
　　a）発達障害 ....原田　謙　102
　　b）脳器質性疾患（てんかんなど） ....市川宏伸　112
　　c）情緒障害（不安障害，気分障害など） ....市川宏伸　117
　　d）パーソナリティ障害と精神病性疾患 ....来住由樹・中島豊爾　121
　　e）物質乱用 ....松本俊彦　124
第4章　注目すべき要因
　　a）社会的環境 ....冨田　拓　134
　　b）虐待および不適切な養育環境 ....犬塚峰子　141
　　c）不登校・ひきこもり ....境　泉洋・近藤直司　150

第Ⅲ部　素行障害の治療

第1章　素行障害の治療 .... 齊藤万比古・宇佐美政英　157
第2章　医療機関による介入
　　a）外来治療 .... 来住由樹・中島豊爾　162
　　b）入院治療 .... 成重竜一郎　164
第3章　児童相談所による介入 .... 影山　孝　168
第4章　地域保健機関による訪問支援（アウトリーチ型支援）（ひきこもり支援の側面から） .... 新村順子・田上美千佳・近藤直司　177
第5章　地域連携
　　a）市川地区および大分地区における取り組み .... 宇佐美政英　187
　　b）岡山地区における取り組み .... 伏見真理子・来住由樹　197
第6章　児童自立支援施設による介入 .... 冨田　拓　203
第7章　少年院による介入
　　a）一般少年院での介入（性非行に対する治療を中心に）........ 藤岡淳子　211
　　b）医療少年院での介入 .... 奥村雄介　219
第8章　モデル的取り組み
　　a）マルチシステミックセラピー：Multisystemic therapy（MST） .... 吉川和男　224
　　b）施設内における性非行少年への治療教育 .... 藤岡淳子・浅野恭子　234

第Ⅳ部　事　例

第1章　背景に虐待を認める小児期発症型素行障害の事例 .... 箕和路子　245
第2章　広汎性発達障害を併存障害にもつ素行障害事例の入院治療
.... 成重竜一郎　250
第3章　注意欠如・多動性障害を併存障害にもつ素行障害事例の外来治療
.... 原田　謙　254
第4章　入院治療を必要としたDBDマーチを認めた注意欠如・多動性障害事例
.... 渡部京太　261
第5章　長期のひきこもりと家庭内暴力を認めた事例 .... 近藤直司　267
第6章　児童自立支援施設から地域への復帰が困難であった事例 .... 冨田　拓　272
第7章　性的非行を認めた素行障害女児への介入 .... 浅野恭子　278
第8章　警察および司法機関との連携に工夫を要した事例
.... 来住由樹・中島豊爾　285

第Ⅴ部　今後の課題

第1章　今後の課題 .... 齊藤万比古　295

第Ⅰ部

素行障害の概念

1 非行概念の有効性と限界について

朝比奈牧子
府中刑務所

I　はじめに

　「素行障害（conduct disorder）」と「非行」とは，言うまでもなく，互いに密接に関係した概念である。DSM-III（APA, 1980）が初めて「素行障害」の概念を採用したのが 1980 年，我が国では，児童殺害事件の加害少年の鑑定結果に用いられ，新聞などによって広く報道され，急速に認知が広まったのが 1997 年である[注1]。当時，素行障害の診断基準を目にした多くの人々は，「これでは，非行少年のほとんどの者が素行障害と診断されるのではないか。とすれば，あえて素行障害を診断する意味はどこにあるのか」と反応した。

　あれから 15 年が経過している。疾患概念としての「素行障害」の成立史，また各種臨床領域における素行障害の枠組みについては，本書第 2 章，第 3 章に詳しい。本章においては，特に「非行」の概念に焦点を当て，素行障害の診断および治療を実施するうえで有効である点や，その限界について整理したい。

II　「非行」とは

　日本語の「非行」は，「①道義にはずれた行い，不正の行為。②特に青少年の，法律や社会規範に反した行為。『広辞苑』」の 2 つの意味を持つ。第 1 の意味の「非行」は，一般的な用語であり，広く道に外れた行いを指し，成人の行為もここに含まれ

注1）「conduct disorder」には DSM-III（1980）の日本語訳が出版された 1982 年（高橋三郎ら訳 DSM-III 精神障害の分類と診断の手引。医学書院）から「行為障害」の訳語があてられていたが，「不器用で動作がうまくいかないことと勘違いされやすい」（日本精神神経学会）として 2008 年以降「素行障害」の訳語が用いられるようになっている。本書では，特に必要がある場合を除き，一律「素行障害」の語を用いている。

る。第2の意味の「非行」は，1948年（昭和23年）成立の現行少年法から用いられている司法概念である。「非行のある少年（＝審判に付すべき少年）」は，同法3条1項に次のとおり規定されている。

> 一　罪を犯した少年
> 二　十四歳に満たないで刑罰法令に触れる行為をした少年
> 三　次に掲げる事由があって，その性格又は環境に照して，将来，罪を犯し，又は刑罰法令に触れる行為をする虞のある少年
> 　イ　保護者の正当な監督に服しない性癖のあること。
> 　ロ　正当な理由がなく家庭に寄り附かないこと。
> 　ハ　犯罪性のある人もしくは不道徳な人と交際し，又はいかがわしい場所に出入すること。
> 　ニ　自己又は他人の徳性を害する行為をする性癖のあること。
>
> 　　　　　　　　　　　　　　　　　　　　　　　　　　　　　　（少年法3条1項）

さらに，1号は犯罪少年，2号は触法少年，3号は虞犯少年とも称される。「非行少年」は，これら犯罪少年，触法少年，虞犯少年を包括する概念として用いられている（1948, 昭和23年第2回国会参議院司法委員会議録第52号）。以下本章では，①行為者が少年であること，②違法行為であること，の2つの条件を満たす行為について，司法概念としての「非行」の用語を用いることとしたい。虞犯少年については，ある行為が該当するか否かの議論の余地がかなり大きいことから，便宜上，ここには含めないこととする。

Ⅲ　素行障害の診断基準と非行概念の汎用性

素行障害の診断基準は，ICD-10およびDSM-IV-TRに定められており，いわば世界統一基準が確立されているといえる。この基準の確立により，ある対象者が素行障害と診断されるか否かは，日本であっても，欧米であっても差がないという利点が生じている。一方の「非行」は，司法概念であることから，法域ごとの「少年」と「違法行為」の定義により，同一の行為が非行と判定されることもされないこともある。したがって，法域の異なる場所における非行や非行少年に関する調査研究を活用する際には，その知見が他の法域においても活用可能なものであるかどうかを吟味する手続きが必要になる。

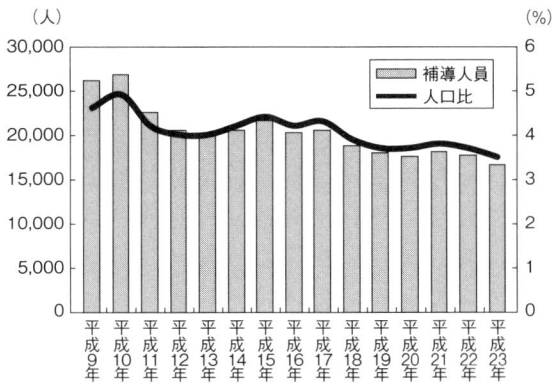

図1 触法少年（刑事）の人員および人口比の推移（平成9年-23年）

[警察庁（2007）および（2012）より作成]

注：人口比は，国立社会保障・人口問題研究所の推計人口に基づく10歳～13歳の少年人口1,000人当たりの補導人員

Ⅳ 年　齢

　日本では，「少年」を「20歳に満たない者」（少年法2条，1948年（昭和23年）法律第168号）と定義し，さらに「14歳に満たない者の行為は，罰しない」（刑法41条，1907年（明治40年）法律第45号）としている。14歳に満たない触法少年については，「都道府県知事又は児童相談所長から送致を受けたときに限り」（少年法3条2項）家庭裁判所における審判に付することができるとされている。ただし，家庭裁判所における審判に付することができる触法少年の年齢の下限は法律上設定されておらず，触法少年の年齢別補導数，家庭裁判所係属数等の統計も公表されていない。

　近年，触法少年の重大事件が多く報道されており，非行の低年齢化が進んでいるのではないかとの印象を与えている。しかし，14歳未満の触法少年全体の補導人員および人口比を見れば，ここ15年間の推移は図1のとおりであり，ともに減少傾向が認められる。

　アメリカでは，7～12歳を「非行児童（child delinquents）」，13～17歳を「非行少年（juvenile delinquents）」と区別しており，18歳以上は成人として扱われている。米少年司法省が1998年に設置した「超若年加害者研究会（a study group on very young offenders）」の構成員であったTremblay（2003）は，非行児童の年齢下限を

7歳に設定した理由を「聖書が7歳を分別の年（age of reason）と謳っているため」としている。しかしながら，この7歳についても，アメリカ国内で共通に用いられている下限年齢であるとはいえず，州ごとのばらつきが大きいのが実情である。成人と同様の司法手続きに乗せることができる少年の年齢の下限を定めている州もある一方で，20州以上が，こと殺人事件の場合に限り，下限年齢を適用しないとしている。

さらに，少年年齢の上限についても，21歳未満，20歳未満，18歳未満，16歳未満など法域によりばらついている。日本においても，1922（大正11）年に成立した少年法（法律第42号）では，非行少年年齢の上限を18歳未満としていたが，これを1948（昭和23）年に現行少年法（法律第168号）に改正するにあたって，20歳未満に引き上げたという経緯がある。このように，非行少年を定義するうえでの法域ごとの年齢の取り扱いは，かなり異なっており，非行を行った者の性質等について比較検討するうえでは，これを十分に考慮する必要がある。

V　違法行為

ある行為が違法であるかどうかについては，①法律の内容の違い，②法律の運用の違いの2面から検討する必要がある。法域ごとの法律の内容の違いは，比較的明らかにしやすいが，司法機関による法律の運用の違いとなると，その違いを特定することが困難になる。例えば，特定の種別の事件に対して国民の不安や厳罰感情が高まると，司法機関は当該事件について特に熱心に捜査し，検挙し，起訴し，有罪化するという動きが生じやすいうえ，犯罪対策を強化しようと警察官の増員を図れば，検挙される加害者の人員は増加するとされている（Becket & Sasson, 2000）。また，家庭内や学校内などの非行がどの程度司法機関に係属されるかについても，時代によって異なることに留意する必要がある。

このように，同一の法域内における同一の法律の適用も，時代の趨勢に応じて異なるものであり，法域をまたがるとなると，この差はなおさら大きくなる。したがって，非行概念を用いる際には，「非行」の定義が法域や時代によりぶれやすいという問題がついて回るといえ，その質的な変化を検討する際は注意が必要になる。

表1　素行障害の診断基準と違法性

診断基準	該当する非行名の例
〈人や動物に対する攻撃性〉	
①しばしば他人をいじめ，脅迫し，威嚇する。	①脅迫
②しばしば取っ組み合いの喧嘩を始める。	②暴行，傷害
③他人に重大な身体的危害を与えるような武器を使用したことがある（例：バット，煉瓦，割れた瓶，ナイフ，銃）。	③暴行，傷害［銃刀法違反］
④人に対して残酷な身体的暴力を加えたことがある。	④暴行，傷害
⑤動物に対して残酷な身体的暴力を加えたことがある。	⑤［器物損壊］
⑥被害者の面前での盗みをしたことがある（例：人に襲いかかる強盗，ひったくり，強奪，武器を使っての強盗）。	⑥強盗，窃盗
⑦性行為を強いたことがある。	⑦強姦，強要
〈所有物の破壊〉	
⑧重大な損害を与えるために故意に放火したことがある。	⑧放火
⑨故意に他人の所有物を破壊したことがある（放火以外で）。	⑨器物損壊
〈嘘をつくことや窃盗〉	
⑩他人の住居，建造物，または車に侵入したことがある。	⑩建造物侵入
⑪物や好意を得たり，または義務を逃れるためしばしば嘘をつく（すなわち，他人を「だます」）。	⑪［詐欺］
⑫被害者の面前ではなく，多少価値のある物品を盗んだことがある（例：万引き，ただし破壊や侵入のないもの；偽造）。	⑫窃盗
〈重大な規則違反〉	
⑬親の禁止にもかかわらず，しばしば夜遅く外出する行為が13歳以前から始まる。	⑬該当なし
⑭親または親代わりの人の家に住み，一晩中，家を空けたことが少なくとも2回あった（または，長期にわたって家に帰らないことが1回）。	⑭該当なし
⑮しばしば学校を怠ける行為が13歳以前から始まる。	⑮該当なし

注：［　］内の非行名は，限定的に該当する場合を指す。

VI　素行障害の診断基準と違法性

　素行障害の診断基準については，後に詳述されているが（第II部第2章），ここでは，DSM-IV-TR（APA, 2000）の診断基準Aが記述する15種の行為を違法性という観点から検討してみたい。

　表1は，素行障害の診断基準Aの行為が，非行に該当するか否か，該当した場合，どのような非行名を付される可能性があるかをまとめたものである。「重大な規則違反」の3項目を除けば，他の項目は，いずれも違法行為となる可能性があるといえる。ただし，⑤の動物に対する暴力が「器物損壊」に該当するのは，その動物が他

者の所有物である場合に限定されるし，⑪の嘘が「詐欺」に該当するのは，嘘の結果として得るものが財物であった場合に限定される。また，他の行為についても，その結果の軽重によっては，示した非行名に該当しない場合が想定される。

　素行障害の診断基準は，すべて行為者の意図と行動を記述したものであるが，その行為の結果の重大性は勘案していない。つまり，望ましくない意図と行為が認められれば，行為の結果の重大性にかかわらず，行為者の問題性を認定するという発想である。一方の非行は，司法概念であるという性質上，行為の結果の重大性と，他者に与えた実質的な損害の大きさを重視しており，行為者の意図と行為の内容は，結果の重大性と悪質性を判断するうえでの材料といった副次的な位置づけとなっていることがわかる。つまり，どんなに悪意ある行動を計画していても，反社会的な思考を持っていても，それが行動として顕在化し，問題となる結果をもたらして司法機関に発覚しない限り，法の裁きを受けることはない。

Ⅶ　有無概念と連続体概念

　素行障害は，「他者の基本的人権または年齢相応の主要な社会的規範または規則を侵害することが反復し持続する行動様式（APA, 2000）」の有無により診断される精神障害である。素行障害があるとされた場合，その重症度は，問題の数と行為の結果の重大性によって3段階に分けられている。診断の有無という意味では，二分法概念であるが，有とされた場合の重症度は，連続体概念としてとらえられているといえる。

○軽症
　診断を下すのに必要な項目数以上の行為の問題はほとんどなく，および行為の問題が他人に比較的軽微な害しか与えていない（例：嘘をつく，無断欠席，許しを得ずに夜も外出する）。

○中等度
　行為の問題の数および他者への影響が"軽症"と"重症"の中間である（例：被害者に面と向かうことなく盗みを行う，破壊行為）。

○重症
　診断を下すのに必要な項目数以上に多数の行為の問題があるか，または行為の問題が他人に対して相当な危害を与えている（例：性行為の強制，身体的残酷さ，武器の使用，被害者の面前での盗み，破壊と侵入）。

　「非行」は司法概念であり，上述のとおり，目に見える，顕在化した行動によって

定義される。したがって，非行という行為そのものは，有無の二分法概念としてとらえられる。一方で，非行があるとされた場合，その背景にある問題性の程度（＝非行性）を素行障害の場合と同様に深度，あるいは進度という観点でとらえようとする試みがある。非行性の深度は，主に次の4つの観点から判断される。

①問題行動の範囲
　　1種のみの問題行動を行う場合と，多種多様な問題行動を行う場合では，後者のほうが非行性が進んでいると判断される。
②問題行動の深刻さ
　　同種の問題行動でも，より深刻な被害を及ぼすものを行うほうが，非行性が進んでいると判断される。
　　例えば，同じ粗暴行為を行う場合でも，単に物を壊す場合から，物を人に投げ付けて人を傷つける，怪我を負わせる場合では結果の深刻度が異なる。また，窃盗についても，菓子などの飲食物を万引きする場合から，鍵を破壊するなどして住居に侵入し，金品を窃取する場合では，結果の深刻度が異なると考える。
③問題行動の期間
　　問題行動の発現が比較的短期間で収まる場合と，長期間に渡る場合では，後者のほうが非行性が進んでいると判断される。
④介入の緊急性
　　上記①から③を包括する概念であるが，自傷他害のおそれが高いほど，介入の緊急性は高く，非行性が進んでいると判断される。

　このように，非行性という視点を取り，これを連続体概念としてとらえると，素行障害の重症度診断と非常に観点が似かよっていることがわかる。
　さらに，非行性を詳細に検討するうえでは，顕在化した行動に限らず，その背景となる問題性を考慮の対象とするため，非行に対するとらえ方（非行の結果や責任をどのようにとらえているか，非行を後悔する程度はどの程度か，など）も判断基準に含まれてくる（Hoghughi, 1992）。リスク・マネージメントの観点に立つと，顕在化した行動は，処遇・介入による変化の余地がない静的要因（static factors）であることから，ある一時点における問題性の査定には役立っても，処遇・介入の結果を踏まえた再評価には役立たない。一方で，非行に対する本人のとらえ方や衝動性の高さ，対人関係の持ち方の特徴など本人に属する性質は，処遇・介入による変化の余地がある動的要因（dynamic factors）であることから，処遇・介入の結果によ

る再評価と，その後の処遇計画策定に役立てることが可能になる。このように，処遇・介入の観点からは，司法概念としての「非行」の背景にある動的要因を特定し，ここをターゲットとしたマネージメントを展開することが望まれており，非行性という概念の発達はこの要請に応えようとする動きの1つともいえる。

VIII　原因論研究

　とはいえ，非行の原因論研究は，他の領域と比較すると十分には進んでいないとされている。その理由として，Tremblay（2003）は，①非行概念の不統一性，②非行研究における実験デザインのとりにくさ，の2つの要因を挙げている。第一の非行概念の不統一性は，年齢および違法行為の定義に関連するものであり，第二の実験デザインのとりにくさは，非行という行為が対象者と周囲に与える影響の大きさなどによる倫理的な問題から，他の行動科学分野と比較して説得力の弱い研究デザインを採ることが多いことに関連している。

　ここにさらに，疾病等と比較した場合の，出現率（Prevalence Rate）の高さが加えられるだろう。2010（平成22）年の犯罪少年の検察庁新規受理人員は147,408人（人口比[注2]12.3），家庭裁判所に係属された少年は163,023人（人口比13.6），少年鑑別所に収容された少年は13,639人（人口比1.1），少年院に収容された少年は3,285人（人口比0.3）（法務総合研究所，2011）と限られているが，自己報告調査を実施すると，大多数の少年が何かしらの違法行為を行ったことのあるとの結果が繰り返し示される。したがって，司法概念である非行自体は二分法概念でありながら，実際には，重大な非行を行う少年から軽微な非行のみを行う少年までを特定することが困難であるといえる。この実態と概念の乖離も，非行の原因研究が進みにくい要因の1つとなっている。

IX　まとめ——有効性と限界

　ここまで，非行概念が司法概念であることなどをめぐる特徴について述べてきたが，ここで，素行障害を理解するうえでの非行概念の有効性と限界を次の3点にまとめたい。

注2）　人口比は，国立社会保障・人口問題研究所の推計人口（2010）10歳以上20歳未満の少年人口1,000人当たりの各人員の比率を算出したもの。

①非行の「違法性」

素行障害の診断基準の多くが違法行為となる可能性があることからもわかるとおり,「他者の基本的人権または年齢相応の主要な社会的規範または規則を侵害すること」の多くは,法により規制されている。非行は,「違法」であり,その結果として周囲に損害を与えるために,非行少年に対する処遇・介入制度は確立されている。このように,法的な枠組みが存在にすることによって,確実な介入に結び付く点は,非行概念の有効性の1つといえる。

②非行研究の歴史

犯罪研究と並んで,非行研究も1940年代ころから欧米を中心に盛んに研究されており,素行障害研究と比較すると長い歴史を持っている。上述のように,他の行動科学の分野と比較して,原因論研究などの実証研究実績が上がりにくいとされている分野であるが,これを補おうとするかのように,生物学的・心理学的な個人要因のみならず,非行少年を取り巻く環境要因,家族や友人関係,地域の様子などのさまざまな要因を幅広く検討対象としてきている。このようなアプローチから,素行障害の理解に適用可能な知見が得られる可能性も期待できるといえる。

③結果重視の原則

とはいえ,述べてきたように非行は司法概念であり,当該法域において違法行為であるか否かが判断の分かれ目であることには変わりなく,違法行為とされた場合にも,基本的にはその「結果」の重大性に基づいた司法判断がなされる。したがって,背景に大きな問題性を抱えていたり,いわゆる非行性が進んでいる場合でも,非行の結果が重大でないことを理由に,処遇・介入の機会を逃すことがあり得る。この点に,対象者の問題行動を抑止するための処遇・介入を行ううえで非行概念を用いることの限界がある。

なお,この限界を回避するためには,非行性の概念をより客観的で汎用性の高いものとして確立していく必要があるが,その際には,素行障害研究で積み重ねられた知見が大いに活用されることが期待される。そのような段階に至ったとき,素行障害の重症性と非行性の関係について,再考する必要が出てくるだろう。

文　献

American Psychiatric Association (2000) Diagnostic and Statistical Manual of Mental Disorders, Fourth Edition, Text Revision ; DSM-IV-TR. Washington DC : American Psychiatric Association.（高橋三郎，大野裕，染矢俊幸 訳（2002）DSM-IV-TR ── 精神疾患の診断・統計マニュアル，医学書院．）

Becket K & Sasson T (2000) The Politics of Injustice : Crime and Punishment in America. Thousand Oaks, CA : Pine Forge Press, Inc.

Hoghughi M (1992) Assessing Child and Adolescent Disorders : A Practical Manual. Newbury Park, CA : Sage Publications Inc.

法務総合研究所（2011）平成23年版犯罪白書．

警察庁（2007）平成19年版警察白書．

警察庁（2012）平成24年版警察白書．

Tremblay RE (2003) Why socialization fails : The case of chronic physical aggression. In : B Lahey, TE Moffitt & Caspi (Eds.) : Causes of Conduct Disorder and Juvenile Delinquency. New York, NY : The Guilford Press, pp.182-224.

財団法人矯正協会 編（1984）少年矯正の近代的展開（少年法施行60周年記念出版）．財団法人矯正協会．

2 疾病概念としての「素行障害」成立史

安藤久美子
国立精神・神経医療研究センター病院

I はじめに

　児童精神医学の分野において素行障害という疾患概念の歴史は浅く，それはおよそ30年である。素行障害の概念は，法社会学的用語である「非行 Delinquency」とほぼ同意に用いられてきたということや，反社会的な行動だけをとらえて，精神医学的介入の根拠とするにはあまりにもあいまいであるということから，医学的な疾患名としての意義について，専門家の間でも常に疑問がもたれてきた（Soderstrom et al., 2004）。一方，こうした批判を受けながらも，とくに1980年以降，少年犯罪が社会的問題として取り上げられるにしたがって，現在では精神医学の領域だけではなく一般にも広く知られるようになった。
　本稿では，現在の素行障害の診断基準に至るまでの歴史的変遷について，世界保健機構 WHO による国際疾病分類 International Classification of Diseases（以下，ICD）と，アメリカ精神医学会 APA による精神疾患の診断・統計マニュアル Diagnosis and Statistical Manual of Mental Disorders（以下，DSM）の2つの診断基準を比較して概説することとする。

II　ICDとDSMのはじまり——19世紀末から20世紀前半

　ICD の歴史をさかのぼると，1893年に発表された初版の「国際死因分類 International Classification of Causes of Death : ICD」にたどりつく。これは，国際統計協会 International Statistical Institute が作成した死因統計のための分類であり，精神障害についてはまだ独立して扱われていなかった。その後，おおむね10年ごとに改訂を重ね，1948年にWHOが中心となって改訂した第6版で死因に加えて，はじ

めて疾病についても分類されることになり，名称も「国際疾病死因分類 The Sixth Revision of the International Statistical Classification of Diseases, Injuries and Causes of Death : ICD-6」に変更された。この ICD-6 以降，精神障害がひとつの章として取り上げられるようになり，現行の ICD 国際疾病分類「精神および行動の障害 臨床記述と診断ガイドライン」につながる基礎となったとされる。しかしながら，ICD-6 の分類では精神障害を「精神病」「精神神経症」と「性格，行動および知能の障害」の 3 つに大別したにすぎず，それぞれの下位分類についても洗練されたものとはいえなかった。

一方，米国でも ICD-6 から数年遅れて，APA が独自の診断システムとして DSM-I を刊行した。この刊行の目的は，専門家の間で，精神障害の診断名に関するコンセンサスを得ることであったため，DSM-I は，APA メンバーから広く意見を聴取して作成された。DSM-I では，精神障害を「器質性脳障害」「機能性障害」と「精神遅滞」の 3 群に分類しているが，なかでも機能性障害の下位分類は，当時の米国で主流だった力動精神医学の影響を受け，とくに環境要因や精神分析的な観点を重視したものになっていた。この DSM-I では，反社会的行動群は，「社会病質人格 sociopathic personality：反社会的反応 antisocial reaction」という診断のなかに示されていた。この疾患概念は，現在の DSM-IV-TR でも反社会性パーソナリティ障害 antisocial personality disorder として AxisII の診断のなかに受け継がれているものである。しかし，成人の場合には持続的な人格の障害として考えることができる一方で，まだ人格の発達形成の途上にある子どもの場合には，問題となる行動が一過性の行動パターンとしてとらえられる可能性もあるとして，DSM-I ではそれを障害としてみなすことから除外し，成人についてのみ該当するものと定義していた。

もっとも，このように ICD や DSM が作られたばかりの 20 世紀半ばまでは，精神医学における疾病概念やその分類システムは，まだ十分に体系化されていたとはいえず，これらの診断基準が国際的に広く用いられるには至らなかった（中根，2001）。表 1 は ICD と DSM の変遷についてまとめたものである。

III 児童・思春期の精神医学の発展——20 世紀半ばから

20 世紀半ばまでの精神医学は，児童・思春期にみられる障害についても，成人の精神疾患の概念をそのままあてはめて考えており，当時の診断基準に含まれていた児童・思春期に関する項目は，ICD-6 では「幼児の行動異常」，DSM-I では「幼児

表1 ICDおよびDSMの変遷

年	ICD, DSM	特徴
1900	第1回国際疾病死因分類改訂国際会議	精神障害は独立した章として扱われていない。
1909	第2回国際疾病死因分類改訂国際会議	
1920	第3回国際疾病死因分類改訂国際会議	
1929	第4回国際疾病死因分類改訂国際会議	
1938	第5回国際疾病死因分類改訂国際会議	
1948	第6回国際疾病死因分類改訂国際会議	初めて精神障害が「精神病，精神神経症および人格異常」として独立した。
1952	DSM-Iを発表	精神障害を「精神病」「神経症」「性格障害」の3群に分類した。「反応」という用語が採用された。
1955	第7回国際疾病死因分類改訂国際会議	
1965	第8回国際疾病死因分類改訂国際会議（1967年 ICD-8 出版）	①精神病，②神経症，人格障害およびその他の非精神病性精神障害，③精神遅滞に分類した。
1968	DSM-IIを発表	「反応」という用語が大幅に減少した。精神障害を10群に分けた，重複診断を認めた。
1975	第9回国際疾病死因分類改訂国際会議（1978年 ICD-9 出版）	精神障害と身体障害が独立した軸となった（二重分類法）。初めて行為障害という用語が採用された。
1980	DSM-IIIを発表	操作的診断基準を採用した。診断を障害（disorder）で統一した多軸診断を採用した。
1987	DSM-III-Rを発表	診断のヒエラルキーが減少し，重複診断が重視された。多軸診断が強調された。
1989	第10回国際疾病死因分類改訂国際会議（1992年 ICD-10 出版）	分類項目数が14,000と増加し，研究，臨床，教育へ使用範囲が拡大した。
1994	DSM-IVを発表	文献の検討，データ再分析，実地施行を徹底した，エビデンスを重視し，大きな改訂はなかった。ICD-10とコード番号を対応するようにし，用語を一致させた。
2000	DSM-IV-TRを発表	最新のデータを採用した。診断基準について本質的な変更はなかった。

期/児童期の適応反応 adjustment reaction」のみであった。しかし，1960年代以降，成長過程で生じる精神の障害は，生物学的にも心理学的にも成人の応用として考えるだけでは不十分であるとして，児童・思春期の精神医学はひとつの専門分野として考えられるようになってきた。こうした流れを背景に，1968年に発表されたDSM-IIでは「児童・思春期の行動障害」という項目が設けられ，子どもの攻撃行動や非行に関する「反応」を含めた7つの下位分類（「その他の反応」を含む）が示された。また，DSM-IIへの改訂にともなって「児童・思春期の行動障害」のなかに「児童（あるいは思春期）の非社会的攻撃反応 unsocialized aggressive reaction」「児童（あるいは思春期）の逃走反応 runaway reaction」「児童（あるいは思春期）の集団的非行反応 group delinquent reaction」の3つが反社会的行動群と関連するものとして取り上げられることになり，これらの症状群をもとに素行障害が概念化されたと考えられる。

同時期に改訂された ICD-8 でも ICD-6 以降の考え方を引き継ぐかたちで，「児童期行動異常」として，幼児期と児童期に分けた「不適応反応」や児童期の「嫉妬」「自慰」「かんしゃく発作」「学校ぎらい」といった項目を取り上げた。しかし，これらの分類は特定の根拠に基づいたものではなく，診断を行うに際して信頼性が低いという批判もあった。そこで，調査研究が重ねられた結果，ICD-9，DSM-III では，児童に関する診断分類はより詳細なものに改訂され，その後の児童・思春期の精神医学の発展にも大きく貢献した。

IV 素行障害 Conduct Disorder の登場までの背景——1980年頃まで

1978年に発表された ICD-9 では児童に関する項目が大幅に増加した。ICD-8 では「児童期行動異常」のなかに一括されていた不適応反応とその他の異常行動は明確に区別され，後者の一部は「他のどこにも分類されない行為の障害 Disturbance of conduct not elsewhere classified」という疾病区分に吸収された。これが ICD に行為の障害 Disturbance of conduct という診断名が採用されたはじまりであり，下位項目として「非社会化型素行障害」「社会化型素行障害」「強迫的素行障害」「行為と感情の混合性障害」などがあげられていた。

一方，1980年に刊行された APA の DSM-III では「通常幼児期，小児期あるいは思春期に発症する障害」というカテゴリーが新たに設けられた。このなかには発達の障害，情緒の障害と行動の障害が含まれており，行動の障害のひとつとして DSM にも「素行障害 Conduct Disorder」という診断名が登場したのである。DSM-III に

採用された素行障害は，他者の基本的権利を侵害するような攻撃的行為や，年齢相応に期待される主要な社会規範や規律に違反するような非攻撃的行為の反復的かつ持続的なパターンを特徴とする障害と定義されており，現在の素行障害の概念に直接つながるものである。これらの行動様式は，それまで「非行」という司法の概念のなかにくくられてきた反社会的な行動群と一致している。

このように，DSM-III の素行障害は「非行」という概念を前提として捉えられており，病型の分類もその行動様式から「攻撃型」と「非攻撃型」，および「社会化型」と「非社会化型」という2つの軸に分けられ，それぞれの組み合わせによって「社会化型，攻撃型」「社会化型，非攻撃型」「非社会化型，攻撃型」「非社会化型，非攻撃型」の4つに分類されていた。このような分類は，Rutter & Herson（1977）が素行障害を「社会化されていない攻撃行動」と「社会化された非行」に分類していた流れを汲んだものといえる。攻撃性に関する分類は，問題となる行動の質によって分けられており，「攻撃型」とは公共物破壊や強姦，放火，暴行，強盗，ひったくりなどの他者の基本的権利を攻撃的に侵害する行動をさし，「非攻撃型」とは物質乱用や常習的な怠学，家出や外泊の繰り返し，悪質な虚言癖，空き巣などの受動攻撃的な問題行動や間接的な他者への攻撃行動をさしている。もうひとつの軸である社会性に関する分類は，対人関係にみられるパーソナリティの傾向によって分けられており，「社会化型」は他者との社会的接触のあるタイプであるため集団非行となりやすく，「非社会化型」は他者との間に愛情や共感，連帯感をもちにくいタイプであるため単独非行の形態をとりやすいと考えられる。

こうして素行障害という診断名が登場したことにより，反社会的な行動を示す子どもたちに対しても医療的観点から早期介入が行われるようになったことはDSM-IIIの大きな功績であったといえるが，病型の分類に関してはさまざまな異論もあった。

V 素行障害の概念の展開——1980年代後半

1987年のDSM-III-R（Diagnosis and Statistical Manual of Mental Disorders Third Edition Revised）への改訂では，攻撃性による病型分類を廃止し，動物虐待などの攻撃行動を追加した13項目の問題行動のリストのなかから3項目以上が該当することが診断の条件となった。病型については「集団型」「単独攻撃型」および「分類不能型」に変更し，新たに重症度も特定することになった。これはおそらく，「非攻撃型」に含まれる怠学や家出は年少者にみられることが多いが，後に「攻撃型」のような非行的行動に発展することもあるため，病型ごとの診断基準ではうまく説明

できないこと，攻撃性の二分は攻撃性の重症度として置きかえることも可能であることなどが関係していたのではないかと考えられる。

VI 素行障害の現在——1990年代以降

1994年に改訂されたDSM-IV以降は，素行障害は注意欠如・多動性障害 Attention Deficit Hyperactive Disorder：ADHD や反抗挑戦性障害 Oppositional Defiant Disorder：ODD とともに「注意欠陥および破壊的行動障害」のカテゴリーのなかに分類されている。この背景には素行障害とADHDの併発や，ADHDからODD，ODDから素行障害へという障害の移行に関する多くの知見（Loney & Lima, 2003）が影響していると思われる。

DSM-IV，DSM-IV-TRの改訂からは，問題行動のリストに「しばしば他人をいじめ，脅迫し，威嚇する」「親の禁止にもかかわらず，しばしば夜遅く外出する行為が13歳以前から始まる」の2項目が加えられ，合計15項目のうち3項目以上の特徴的行動が過去12カ月間に存在し，少なくとも1つは過去6カ月以内に存在することに診断基準が変更された。また，多くの疫学研究の結果（Loney & Lima, 2003；Lahey et al., 1994, 1998）にもとづいて，病型分類を行動様式から発症年齢に変更し，10歳未満に発症した「小児期発症型」と10歳以上ではじめて発症した「青年期発症型」に分けた。重症度を3段階で特定することについてはDSM-III-Rから継続されている。表2にDSMにおける素行障害の診断基準と病型分類の変遷についてまとめた。

一方，ICDをみると1992年に改訂された現行のICD-10において，素行障害は以下のように説明されている。反復し持続する反社会的，攻撃的あるいは反抗的な行動パターンを特徴とする障害で，極端なときには年齢相応に社会から期待されるものを大きく逸脱し，行為のいくつかは少なくとも6カ月以上持続している。性差としては男児に多く，他の疾患との関係では多動とは明確には区別できず重複することもあり，反社会性パーソナリティ障害へ発展することもある。また，ICD-10の研究用診断基準 ICD-10-Diagnostic criteria for research：ICD-10-DCR によると，発症年齢を特定する場合には，10歳を区切りに小児期発症型と青年期発症型に分けることとされている。このように，ICDの疾患概念自体はDSMとほぼ同様であることがわかるが，DSMとの大きな違いは病型分類にあり，ICD-10では，その病型を「家庭内に限られる素行障害」「非社会化型（グループ化されていない）素行障害」「社会化型（グループ化された）素行障害」「反抗挑戦性障害ODD」「他の素行

表2 DSMにおける素行障害の診断基準と病型分類の変遷

DSM-III		DSM-III-R		DSM-IV	
社会性	攻撃性	形　態	重症度	発症年齢	重症度
社会化型	攻撃型	集団型	軽　症	小児期発症型	軽　症
社会化不全型	非攻撃型	単独攻撃型	中等症	青年期発症型	中等症
		分類不能型	重　症	発症年齢 特定不能	重　症
非定型素行障害					
		DSM-III の攻撃性は重症度として解釈		特定不能の破壊的行動障害を追加	
		反抗挑戦性障害を追加		発症年齢により分類	
				持続期間が1年へ変更（そのうち）	
		診断基準の項目が13項目中3項目以上へ変更		障害が著しい社会的，学業的，または職業機能的障害を引き起こしているという基準を追加	
		以下の項目を追加			
		・他人の家，建物，車に侵入したことがある		診断基準の項目が15項目中3項目以上へ変更	
		・動物に身体的虐待を加えたことがある		以下の項目を追加，変更	
		・喧嘩で武器を用いたことが2回以上ある		・無断欠席に13歳以前からという年齢制限を追加	
		・人に身体的虐待を加えたことがある		・夜遅くの外出が13歳以前から始まる	
				・他人をいじめ，脅迫し，威嚇する	

障害」「素行障害，特定不能のもの」に分けている。下位項目については ICD-9 から改訂され，神経症や感情障害との合併例は別の項目に分離したものの，現在においても社会化および非社会化といった非行の形態を重視したものとなっている。さらに，DSM と対比すると，ODD を素行障害の下位分類に含めていることも特徴的である。ODD は，素行障害の全般基準を満たすことを前提としたうえで，9，10歳未満の小児にみられ，極めて挑戦的で不従順で挑発的な行動が存在し，法や他人の権利を侵害する，より重大な反社会的あるいは攻撃的な行動が存在しないことを診断基準としている。ICD ではこれを素行障害に含めた理由として，素行障害と質的に異なる型というより，素行障害の軽度な型と考える専門家が多いことをあげている。しかしながら，本文のなかには，素行障害との差が質的なものなのか量的な

ものなのかについては，研究データが不足しているという記載もあり，分類方法について明確なエビデンスがあるわけではない。これについて齊藤（2002）は，そもそも行為そのものの反社会性だけで定義したはずの素行障害なのに，ODD という，母親や担任教師などとの情緒的結びつきの強い関係（「よく知っている大人や仲間たち」）に生じる依存と怒りの混合した情緒状態と行動によって定義された疾患概念を含めてしまったことは，それがたとえ ODD を素行障害の軽症型と考えたからだとしても不徹底のそしりを避けがたいように感じると述べている。

VIII 素行障害の併存障害

ここで，素行障害としばしば並存する障害の診断分類についても触れておく。素行障害と ADHD，ODD の関連については ICD および DSM にも示されているが，これらの障害が合併した場合には薬物依存（Barkley, 2004）や反社会性パーソナリティ障害（Burke et al., 2002；Robins, 1991）に発展する割合が有意に高くなることが指摘されている。その他にも不安障害，気分障害や強迫性障害なども併存障害として知られており，早期介入が重要である。併存障害の扱いについては，ICD と DSM では異なっており，ICD-10 では「多動性素行障害」や「行為および情緒の混合性障害」といった別の診断名が与えられるが，DSM-IV，DSM-IV-TR では両者を併記することになっている。成長過程にある子どもの場合には，さまざまな症状あるいは行為として問題があらわれてくるが，素行障害の問題行動に注目が集まることにより，併存障害が見逃されやすい（安藤，2006）。早期の治療的介入を行うためには，素行障害に併存する障害の診断システムについても検討していく必要がある。

IX おわりに

素行障害は，精神病理学的観点からも疾病分類学的観点からも，他の精神疾患とは異なった性質の概念であるため，その病型や併存障害の扱いについてもまだ未成熟な部分を多く残しているといえる。

ここ 30 年の素行障害の成立史を概観すると，ICD は多くの知見を取り入れようとすることで行為と病理が未整理のまま交錯しているという印象があった。一方，DSM はさまざまなエビデンスに基づいた変遷を重ねており，その診断基準は非常に整合性の高いものになりつつある。しかし，素行障害は単独で生じるだけではな

く，さまざまな併存障害を持ち合わせていることも少なくないため，行為の背景にある精神病理を完全に排除したかたちで行われる操作的診断には注意を払うべきであろう．

　家出から殺人までを網羅するという，もはや精神医学においてもっとも広く深い精神病理を包含することになった素行障害という概念を，今後どのように整理し導いていくかは，専門家にとって非常に大きな課題となるであろう．

文　献

安藤久美子（2006）発達障害と犯罪．In：山内俊雄，山上皓，中谷陽二 編：司法精神医学 第3巻 犯罪と犯罪者の精神医学．中山書店，pp.253-266．

Barkley RA, Fischer M, Smallish L et al.(2004) Young adult follow-up of hyperactive children : Antisocial activities and drug use. J Child Psychol Psychiatry 45 ; 195-211.

Burke JD, Loeber R & Birmaher B(2002) Oppositional defiant disorder and conduct disorder : A review of the past 10 years, part II. J Am Acad Child Adolesc Psychiatry 41-11 ; 1275-1293.

Lahey B, Applegate B, Barkley RA et al.(1994) DSM-IV field trials for oppositional defiant disorder and conduct disorder in children and adolescents. Am J Psychiatry 151 ; 1163-1171.

Lahey B, Loeber R, Quay HC et al.(1998) Validity of DSM-IV subtypes of conduct disorder based on age of onset. J Am Acad Child Adolesc Psychiatry 37 ; 435-442.

Loney BR & Lima EN(2003) Classification and Assessment. In : CA Essau(Ed.) : Conduct and Oppositional Defiant Disorder : Epidemiology, Risk Factors and Treatment. London : Lawrence Erlbaum Associates, Publishers, pp.3-31.

中根晃（2001）行為障害の概念の歴史．臨床精神医学 30-6 ; 569-573．

Rutter M & Hersov L(Ed.)(1977) Child Psychiatry. London : Blackwells Scientific.

Robins LN(1991) Conduct disorder. J Child Psychol Psychiatry 32-1 ; 193-212.

齊藤万比古（2002）非行臨床──児童精神医学の立場から．こころの科学 102 ; 28-35．

Soderstrom H, Sjodin AK, Carlstedt A et al.(2004) Adult psychopathic personality with childhood-onset hyperactivity and conduct disorder : A central problem constellation in forensic psychiatry. Psychiatry Res 121-3 ; 271-280.

参考資料

American Psychiatric Association(1980) Diagnostic and Statistical Manual of Mental Disorders, 3rd ed.(DSM-III). Washington DC : APA.（高橋三郎，藤縄昭 訳（1982）DSM-III 精神疾患の分類と診断の手引き．医学書院．）

American Psychiatric Association(1994) Diagnostic and Statistical Manual of Mental Disorders, 3rd ed, Revised.(DSM-III-R). Washington DC : APA.（高橋三郎，大野裕，染矢俊幸 訳（1995）DSM-III-R 精神疾患の診断・統計マニュアル．医学書院．）

American Psychiatric Association(1995) Diagnostic and Statistical Manual of Mental Disorders, 4th ed.(DSM-IV). Washington DC : APA.（高橋三郎，大野裕，染矢俊幸 訳

(1995) DSM-IV 精神疾患の診断・統計マニュアル. 医学書院.）

American Psychiatric Association (2000) Diagnostic and Statistical Manual of Mental Disorders, 4thed, Text Revision. (DSM-IV-TR). Washington DC : APA.（高橋三郎, 染矢俊幸, 大野裕 訳 (2002) DSM-IV-TR 精神疾患の診断・統計マニュアル. 医学書院.）

厚生省大臣官房統計調査部 (1962) 疾病, 傷害および死因統計分類提要 昭和33年版第1巻・2巻. 厚生統計協会.

厚生省大臣官房統計調査部 (1969) 疾病, 傷害および死因統計分類提要 昭和43年版第1巻・2巻. 厚生統計協会.

厚生省大臣官房統計情報部 (1978) 疾病, 傷害および死因統計分類提要 昭和54年版第1巻・2巻. 厚生統計協会.

厚生省大臣官房統計情報部 (1993) 疾病, 傷害および死因統計分類提要 ICD-10 準拠 第2巻 内容例示表. 厚生統計協会.

厚生省大臣官房統計情報部 (1995) 疾病, 傷害および死因統計分類提要 ICD-10 準拠 第1巻 総論. 厚生統計協会.

厚生省大臣官房統計情報部 (1996) 疾病, 傷害および死因統計分類提要 ICD-10 準拠 第3巻 索引表. 厚生統計協会.

丸田俊彦 (1998) 3. アメリカ精神医学における疾患概念と分類の歴史的概観. In：浅井昌弘ほか編：臨床精神医学講座 第1巻 精神症候と疾患分類・疫学. 中山書店, pp.406-415.

中根允文 (2001) 国際疾病分類 —— 疾病, 傷害及び死因統計分類 the International Statistical Classification of Diseases, Injuries, and Causes of Death (ICD). In：浅井昌弘, 中根允文 総編集：臨床精神医学講座 別巻1 精神科データブック. 中山書店, pp.3-37.

高田浩一 (1998) 4. WHO の精神障害に関する国際分類 (ICD). In：浅井昌弘ほか編：臨床精神医学講座 第1巻 精神症候と疾患分類・疫学. 中山書店, pp.416-438.

高橋三郎, 山根秀夫, 花田耕一ほか (1980) DSM III 診断基準の適用とその問題点 その1. DSM- から DSM-III へ. 臨床精神医学 9-10；1097-1105.

World Health Organization (1978) Manual of the Ninth Revision of the International Classification of Diseases, Injuries and Causes of Death (ICD-9). Geneva : World Health Organization.

World Health Organization (1993) The ICD-10 Classification of Mental and Behavioral Disorders : Clinical Descriptions and Diagnostic Guidelines. Geneva : World Health Organization.（融道男, 中根允文, 小見山実 訳 (1993) ICD-10 精神および行動の障害 臨床記述と診断ガイドライン. 医学書院.）

World Health Organization (1993) The ICD-10 Classification of Mental and Behavioral Disorders : Diagnostic Criteria for Research. Geneva : World Health Organization.（中根允文, 岡崎祐士, 藤原妙子 訳 (1994) ICD-10 精神および行動の障害 DCR 研究用診断基準. 医学書院.）

3 各種臨床における素行障害の枠組み

a) 保健・医療における素行障害の枠組み

来住由樹／中島豊爾
岡山県立岡山病院

　素行障害が1980年にDSM-IIIに現れて以来，行動上の形式だけから定義され，生物学的ないし心理学的な中核症状が明確でない素行障害という疾病概念は，DSMのI軸診断に位置づけられているとはいえ，2000年の大分での少年事件などいわゆる「17歳問題」までは，わが国の精神科の日常臨床で話題に上ることは少なかった。一方で，家庭内暴力，ひきこもりなど，持続する行動の現象面から，精神保健福祉の対象として検討し，臨床の対象とすることは継続してきた。

　素行障害は，「他者の基本的権利を侵害するような行為や，年齢相応の社会規範を破る行為が，反復し持続する障害」であり，DSM-IV-TRでは，予後などをもとに，小児期発症型と青年期発症型とに分けられ，ICD-10では，家庭内限局型，非社会化型，社会化型，反抗挑戦性障害に類型されている（Costello & Angold, 2001）。この定義に見られるように，ひとつの特徴は，反復し持続する行動の様式であること，もうひとつの特徴は，社会規範や他者の基本的権利を侵害することである。

　非行少年の精神保健（メンタルヘルス）の問題は，被虐待，親の犯罪親和性，精神発達などの文脈の中で議論されてきた。精神疾患の罹患率は非行青年で一般人口集団よりも少なくとも2倍高く，非行少年に必要なメンタルケアがなされなかったとき青年期の再犯率は高い（Goldstein et al., 2005）とされている。非行におけるメンタルヘルスの問題の検討とは，逆のベクトルである，非行ないし犯罪にいたりうる児童思春期の精神医学的状態をとりだし，治療介入対象として「素行障害」を定義したのであろうか。

　このように考えると，素行障害は疾病類型としては，まだ発展途上である。研究と検討に耐えるように，診断基準に基づいた診断を行うことは重要であるが，素行障害の診断のみでは，具体的な治療に結びつかないため，日常の臨床に直接的には役に立たない。素行障害の基盤にあるメンタルヘルスおよび精神疾患の鑑別を十分

に行い，基盤障害の治療を通して，精神科医療と保健とにできる治療介入を組み立てることが，現在のところは最も臨床的ではないだろうか。

　行動の制御は精神科医療や保健のみでは困難なことは自明であり，年齢や破壊行動の程度に合わせて，必要な支援体制を組み立てる必要がある。鑑別診断と基盤障害をきちんと見立て，必要な援助構造を他機関と連携し組み立てる必要がある。止まらない破壊行為の制止には，司法機関に違法行為への明確な対応を要請し，精神科医療は医療に専念できる構造設定が必要である。また生活基盤への介入が必要となることも多く，単一機関では支援が困難である。崩壊家族など生活基盤そのものがない場合，精神医学的治療だけでは解決できないため，児童自立支援施設ほか児童福祉施設への入所など，生活支援と医療との両方が提供されることが必要となる。教育機関との連携も不可欠であり，自尊感情の維持は，学業や職業訓練の機会の保障を抜きには考えがたい。

　対象者の年齢への留意は不可欠である。児童・青年の年齢に応じた発達課題への配慮はもちろんのこと，専門機関が協同して重層的な関わりを行うには，年齢とともに関与可能な機関が変化することへの留意は不可欠である。14歳までは少年法において刑罰法令が適応されず，15歳までは学籍があり義務教育年齢であるため教育機関からの支援は厚い，18歳で多くの場合児童福祉施設の利用は満了となるなど児童福祉法による支援が終結する，20歳になると成人であり，少年法は不適用となり少年院などの保護処分は新規には受けられなくなる。法令のみでなく，各地域の実情により，情緒障害児短期治療施設，児童自立支援施設，児童養護施設，一時保護所などの機能と対象年齢とに特性があり，それらの実情を把握しておくことは，有機的な機関連携のためには不可欠である。

　これらの整備を念頭におきながら，通常の精神科治療を，行為の障害に圧倒されることはあっても，忌避せずに，司法介入ほか他機関の介入後も，継続することが重要である。精神科鑑別診断，合併精神疾患の治療，薬物療法，被虐待ほかメンタルヘルス課題への介入などであり，医療機関内でも，多職種チーム医療により重層的関与が必要となることが多い。

文　献

- Costello EJ & Angold A (2001) Bad behaviour : An historical perspective on disorders of conduct. In : J Hill & B Maughan (Eds.) : Conduct Disorders in Childhood and Adolescence. Cambridge : Cambridge University Press, pp.1-31.
- Goldstein NES et al. (2005) Mental health disorders : The neglected risk factor in juvenile

delinquency. In : K Helibrun, NES Goldstein & RE Redding (Eds.) : Juvenile Delinquency : Prevention, Assessment, and Intervention. New York : Oxford University Press, pp.85-110.

3 各種臨床における素行障害の枠組み

b) 児童福祉における素行障害の枠組み

近藤直司
東京都立小児総合医療センター児童・思春期精神科

I 児童相談所で受け付ける相談の種類と素行障害概念

　児童福祉の支援対象は，一部の例外規定を除く18歳未満の子どもである。児童相談所や市町村の児童家庭支援センターなど，児童福祉分野における相談分類を表1に，相談までの経路を表2に示す。

表2　相談受付経路

1	都道府県・市町村 ・福祉事務所 ・児童委員 ・他の児童相談所 ・その他
2	児童家庭支援センター
3	児童福祉施設・指定医療機関
4	警察等
5	家庭裁判所
6	保健・医療機関 ・保健所・市町村保健センター ・医療機関
7	学校等 ・学校 ・教育委員会
8	里親
9	配偶者暴力相談支援センター
10	家族・親戚
11	近隣，知人
12	子ども本人
13	民間団体
14	その他

　司法や矯正分野と同様に，児童福祉分野では子どもの反社会的・破壊的行動に対して「非行」という概念が用いられてきた。また，「非行相談」は警察署からの児童福祉法第25条による通告の有無など，相談までの経路の違いによって，「虞犯等相談」と「触法行為等相談」に分けられている。この区分は援助者にとって，すでに警察が関与するまでの問題に至っているケースと，そこまでには至っていないケースといったように，ある程度，非行の深度を予測できるという点で有用性がある。

　非行と素行障害とは概念上の整合性がつきにくい場合がある。たとえば，重大な非行があっても単発の場合や非行問題の発現から6カ月以内の場合には素行障害とは診断されないし，家庭内暴力や残

表1　受け付ける相談の種類および主な内容

養護相談	1. 養護相談	父または母等保護者の家出，失踪，死亡，離婚，入院，稼働および服役等による養育困難児，棄児，迷子，虐待を受けた子ども，親権を喪失した親の子，後見人を持たぬ児童等環境的問題を有する子ども，養子縁組に関する相談。
保健相談	2. 保健相談	未熟児，虚弱児，内部機能障害，小児喘息，その他の疾患（精神疾患を含む）等を有する子どもに関する相談。
障害相談	3. 肢体不自由相談	肢体不自由，運動発達の遅れに関する相談。
	4. 視聴覚障害相談	盲（弱視を含む），ろう（難聴を含む）等視聴覚障害児に関する相談。
	5. 言語発達障害等相談	構音障害，吃音，失語等音声や言語の機能障害をもつ子ども，言語発達遅滞，学習障害や注意欠如・多動性障害等発達障害を有する子ども等に関する相談。ことばの遅れの原因が知的障害，自閉症，しつけ上の問題等の他の相談種別に分類される場合はそれぞれのところに分類する。
	6. 重症心身障害相談	重症心身障害児（者）に関する相談。
	7. 知的障害相談	知的障害児に関する相談。
	8. 自閉症等相談	自閉症もしくは自閉症同様の症状を呈する子どもに関する相談。
非行相談	9. 虞犯等相談	虚言癖，消費癖，家出，浮浪，乱暴，性的逸脱等の虞犯行為もしくは飲酒，喫煙等の問題行動のある子ども，警察署から虞犯少年として通告のあった子ども，または触法行為があったと思料されても警察署から児童福祉法第25条による通告のない子どもに関する相談。
	10. 触法行為等相談	触法行為があったとして警察署から児童福祉法第25条による通告のあった子ども，犯罪少年に関して家庭裁判所から送致のあった子どもに関する相談。受け付けた時には通告がなくとも調査の結果，通告が予定されている子どもに関する相談についてもこれに該当する。
育成相談	11. 性格行動相談	子どもの人格の発達上問題となる反抗，友達と遊べない，落ち着きがない，内気，緘黙，不活発，家庭内暴力，生活習慣の著しい逸脱等性格もしくは行動上の問題を有する子どもに関する相談。
	12. 不登校相談	学校および幼稚園ならびに保育所に在籍中で，登校（園）していない状態にある子どもに関する相談。非行や精神疾患，養護問題が主である場合等にはそれぞれのところに分類する。
	13. 適性相談	進学適正，職業適性，学業不振等に関する相談。
	14. 育児・しつけ相談	家庭内における幼児のしつけ，子どもの性教育，遊び等に関する相談。
	15. その他の相談	1～14のいずれにも該当しない相談。

酷さを伴うような家族への嫌がらせ，自家金銭の持ち出しなどがみられ，精神医学的には家庭限局性素行障害と診断されても，問題行動が家庭内に限られていれば非行には該当せず，性格行動相談に分類されることが多い。また，児童養護施設に措置している事例は，児童相談所では非行の有無にかかわらず養護相談に分類されている。つまり，精神医学的に素行障害と診断されるケースは，虞犯等行為と触法行為等相談からなる非行相談，あるいは育成相談の一つである性格行動相談，さらには養護相談に分散することになる。

Ⅱ 児童福祉分野の「診断」と素行障害概念

児童相談所における「診断」は，児童福祉司や相談員などによる社会診断や児童心理司による心理診断のほか，必要に応じて実施される医学診断や，一時保護した場合に一時保護所において実施される行動診断などにもとづいて，多角的・包括的に行われるのが特徴である。このうち医学診断に最も期待されるのは，非行の背景に統合失調症や気分障害，薬物起因性精神障害などの精神障害が見いだされ，それらに対する精神科治療によって非行が改善ないしは軽減できる可能性が示されたり，精神科治療によって実際に問題が軽減することである。また，注意欠如・多動性障害や広汎性発達障害などの発達障害が非行と関連している場合も，それぞれの発達特性に応じて療育的な関わり方や薬物療法の可能性を検討できる点で，やはり診断する価値は高い。

これらに比べると，現時点における素行障害概念の有用性はやや限定的である。児童福祉分野の中核を担う福祉職・心理職の多くは，素行障害という診断名を，〈診断だけで治療がない〉〈診断はされても，精神科医療の対象として医療機関や精神科医が積極的に治療に取り組んでくれるわけではないもの〉と捉えているように思われる。むしろ現時点では，従来の相談分類には当てはまらない，あるいは治療可能性や具体的な治療指針が示されることの少ない診断が付与されることによって，「特別に処遇の難しい子ども」という否定的なイメージが先行し，その子どもに積極的に関わろうとする援助者の意欲を低下させてしまったり，過剰な警戒感を抱かせてしまうなど，子どもとの援助関係の構築にあたり，ネガティブな影響を与えることが懸念される。

その一方で，素行障害についての精神医学的研究は，以下のような点においては，児童福祉分野においても一定の意義があるのではないだろうか。一つは，小児期発症や非社会型といった下位分類が障害の重症度と関連しているという知見が，支援

方針を検討する際にも有用であるという点である。また，素行障害の形成過程を示すいくつかの発達精神病理学モデルとともに，予防的早期支援の可能性が示されたことも重要である。たとえば，子ども側の危険因子として注意欠如・多動性障害を重視する必要があるという認識は，注意欠如・多動性障害の早期把握や治療・支援に対する児童福祉専門職の問題意識を高めたと同時に，的確な薬物療法や心理社会的な治療・援助を展開するために，信頼できる児童精神科医療が必要であるという社会的な認識を形成することにもつながってきたものと思われる。

III　素行障害概念が児童福祉実践に定着するために

認知行動療法や問題解決志向の個人精神療法的アプローチ，あるいは薬物療法の有効例があることなど，素行障害に対する治療方針やそのエビデンスは，児童福祉においても大いに参考になるものではあるが，現時点においては，これらの知見が充分に活用されるまでには至っていないのが実情であろう。

今後，児童福祉分野で素行障害概念が定着し，積極的に活用されるためには，何よりも治療研究の進展が前提になる。また，児童福祉分野の専門職が治療研究の成果を取り入れやすくするために，たとえば児童相談所への精神科医の常勤配置など，高い専門性を有する医療職が児童福祉実践と密接に連携できるような体制整備が望まれる。

文　献

財団法人日本児童福祉協会（2005）子ども・家族の相談援助をするために —— 市町村児童家庭相談援助指針・児童相談所運営指針．

3 各種臨床における素行障害の枠組み

c) 少年司法における素行障害の枠組み

奥村雄介
府中刑務所

I　はじめに

　近年，少年によるセンセーショナルな凶悪犯罪が次々に発生して世間の耳目を集めている。人を死に至らしめるような重大犯罪ではしばしば精神鑑定が行われるが，平成9 (1997) 年，神戸連続児童殺傷事件の精神鑑定で「行為障害」という診断名が登場し，少年司法において注目されるようになった。それ以前は，そもそも非行少年の大半が「素行障害」の診断基準を満たすにもかかわらず，そのような精神医学的観点から省みられることがなかったのである。また，一般の病院臨床の場でも「素行障害」という診断名がつけられることは稀であった。今のところ「素行障害」は，症状・経過・病理および原因といった一連の疾患単位を形成しておらず，未分化な概念であるといわざるを得ない。本稿では少年非行との関連で「素行障害」を論じ，その枠組みをより明確にすることを試みる。

II　素行障害と少年非行の定義・概念

　素行障害は操作的診断基準であるDSM-III (1980年) によって採用された概念で，その特徴は「他者の基本的人権または年齢相応の社会規範または規則を侵害するような行動様式が反復し持続すること」である。素行障害は破壊的行動障害のグループに属し，反抗挑戦性障害と比較すると，顕在化した破壊的行動，特に対人暴力が重視されている。素行障害は，反社会的な行動パターンが多方向に広がり，反復・持続しているという点において反社会性パーソナリティ障害に類似しているが，人格の可塑性が残っている未成年であるという点，行為の心理・社会的な意味づけや価値判断が未分化であるという点において異なっている。非行・犯罪と最も親和

表1 素行障害と反社会性パーソナリティ障害

	素行障害	反社会性パーソナリティ障害
多軸診断	I軸（疾病軸）	II軸（人格軸）
年齢	18歳未満	18歳以上
人格の可塑性	あり	なし
類型化	困難	可能
収容目的	保護・健全育成	刑罰
司法判断	非行	犯罪

性の深い障害であるとされている反社会性パーソナリティ障害の診断基準には15歳未満の素行障害の既往が不可欠であるが，逆に素行障害から反社会性パーソナリティ障害に発展するのはその一部に過ぎない。素行障害の診断はI軸（疾病軸）に，反社会性パーソナリティ障害の診断はII軸（人格軸）に準拠している。つまり，素行障害では環境との相互作用における何らかの生物学的脆弱性が想定されており，反社会性パーソナリティ障害では生物学的脆弱性だけではなく，その後の心理・社会的要因による人格形成の歪みも必須条件と考えられている。この意味で素行障害から反社会性パーソナリティ障害への発展を阻止することが臨床家の重要な役割であるといえよう。表1は素行障害と反社会性パーソナリティ障害を比較したものである。素行障害の診断基準は15項目の問題行動から成り立っているが，その重症度は該当する項目の数と攻撃・破壊的傾向がどの程度みられるかで判断される。

一方，現行少年法によると「非行のある少年」（以下，非行少年と略す）とは「家庭裁判所の審判に付すべき行為ないし行状のある少年」であり，①14歳以上20歳未満の少年による刑法またはその他の刑罰法令を犯した行為（犯罪行為），②14歳未満の少年で刑法またはその他の刑罰法令に触れた行為（触法行為），③20歳未満の少年でその性格・環境に照らして将来罪を犯し，または刑罰法令に触れる虞のある少年の虞犯事由，の3つのいずれかに該当する行状のある少年を指している（表2）。ちなみに虞犯事由とは(a)保護者の正当な監督に服さない性癖のあること，(b)正当な理由がなく家庭に寄りつかないこと，(c)犯罪性のある人または不道徳な人と交際し，いかがわしい場所に出入りすること，(d)自己または他人の徳性を害する行為をする性癖のあること，の4つである。これまで同じ違法行為でも①に該当する14歳以上の犯罪少年は少年法によって処遇され，②に該当する14歳未満の触法少年は児童福祉法によって処遇されてきたが，近年，非行少年の増加や粗暴・凶

表2　非行少年の分類

非行少年	年齢	行為または行状
犯罪少年	14歳以上20歳未満	刑法またはその他の刑罰法令を犯した行為
触法少年	14歳未満	刑法またはその他の刑罰法令に触れた行為
虞犯少年	20歳未満	性格・環境に照らして将来，罪を犯し，または刑罰法令に触れる虞がある場合

悪化をはじめとした変化に対応して刑事処分可能年齢を16歳から14歳に引き下げる「刑罰化」ないし「厳罰化」の動きが見られ，少年法などの一部が改正された。そのほか，少年法改正案には審判手続きや保護処分のあり方の見直し，被害者への配慮，保護者の責任の明確化などが盛り込まれている。

Ⅲ　素行障害と少年非行の関係

　精神医学的概念である素行障害と法的概念である少年非行は必ずしも一致しない。たとえば殺人など単発の反社会的行動は，非行・犯罪と認定されることはあっても素行障害には該当しないし，逆に素行障害と診断される少年の問題行動が必ずしも法に触れるわけではない。素行障害の診断基準と非行・犯罪を比較すると表3のようになる。また，表4は素行障害と少年非行の比較である。したがって，いわゆる「いきなり型非行」，窃盗癖や放火癖など単一方向の非行，および薬物乱用の3つを除けば，少年非行は重症の素行障害に該当するということができる。

　したがって少年非行は素行障害という概念を用いて規定し直すと3つのタイプに分けることができる（表5）。第1は多方向にまたがる反社会的行動が反復・持続している場合で素行障害の中核群に，第2は心理社会的なストレス状況で生じた一過性の反社会的行動の場合で素行障害を伴う適応障害に，第3は単発性または単一方向の反社会的行動の場合で素行障害ではなく臨床的関与の対象となることのあるほかの状態に，それぞれ相当している。

表3 素行障害の診断基準（DSM-IV）と非行・犯罪

素行障害の診断基準	非行・犯罪
A 他人や動物への攻撃的行為	暴行，傷害，殺人，強姦など
B 他人の財産に損失や損害を与える行為	器物損壊，放火など
C 嘘をつくことや盗み	詐欺，横領，窃盗など
D 重大な規則違反	怠学，家出，不良交友など

表4 素行障害と少年非行

	素行障害	少年非行
概　念	医学的モデル	法的モデル
触法性	必ずしも満たさない	満たす
反復性・持続性・多方向性	満たす	必ずしも満たさない

表5 素行障害概念を用いた少年非行の分類

少年非行の分類	状態像
素行障害の中核群	多方向にまたがる反社会的行動の反復・持続
素行障害を伴う適応障害	ストレス状況で生じた一過性の反社会的行動
素行障害でない臨床的関与の対象	単発性または単一方向の反社会的行動

第Ⅱ部

素行障害の評価・診断

1 素行障害の評価・診断

宇佐美政英[1]／齊藤万比古[2]
1) 国立国際医療研究センター国府台病院／2) 恩賜財団母子愛育会附属愛育病院

I　はじめに

　素行障害は1980年にDSM-III (APA, 1980) によって反社会的問題行動の多様性と反復性に注目して定義されたことに始まる診断概念である。その疾患概念は精神病理学的な観点からの規定をいっさい含んでおらず，反社会的な行動についての診断基準を満たすか否かを評価するだけで診断が可能となっている。しかしながら，このような評価方法にはこれまでいくつかの問題点が指摘されてきた。例えば，行動上の問題だけに治療者が注目してしまう結果，子どもが背景にかかえるより重要な問題に取り組むことができないまま，治療が膠着してしまう可能性である。

　実際には，臨床家は素行障害と診断された子どもの評価を行う際に，子どもがなぜ素行障害に至ったのかを考えながら臨床活動を行っていかなくてはならない。それは行動上の問題だけでなく，その行動の背景にあるさまざまな要因について考慮することにつながり，その結果ときには背景疾患の治療を優先することで行為の問題もまた軽快へとつながることがある。そのため，実際には後の章で詳しく触れられる併存障害，器質的な要因，心理社会的要因（環境要因など），ほかの反社会的行動との関連などを詳細に評価し，子どもの包括的な理解へと至らなくてはならない。

　以下では，素行障害を持つ子どもの医療・保健・児童福祉・教育などの各側面に関する多軸的な評価を通じて，診断を確定していくフローチャートについて説明したい。

Ⅱ　素行障害の包括的評価のフローチャート

　図1に本書の項目に沿って作成された「行為の問題を抱えた子どもの包括的評価」のフローチャートを示す。その流れは，行為の問題を持った子ども自身に関する評価と本人を取り巻く環境の評価の2つに大きく分別される。本人自身についての評価方法は，①行為の問題の操作的診断基準による評価，②行動の評価と人格傾向の評価，③併存障害の評価，④医学的・神経学的評価，の4つに分けられている。

　行為の問題を持った子どもの評価は，行動の問題だけではなくその心理的・社会

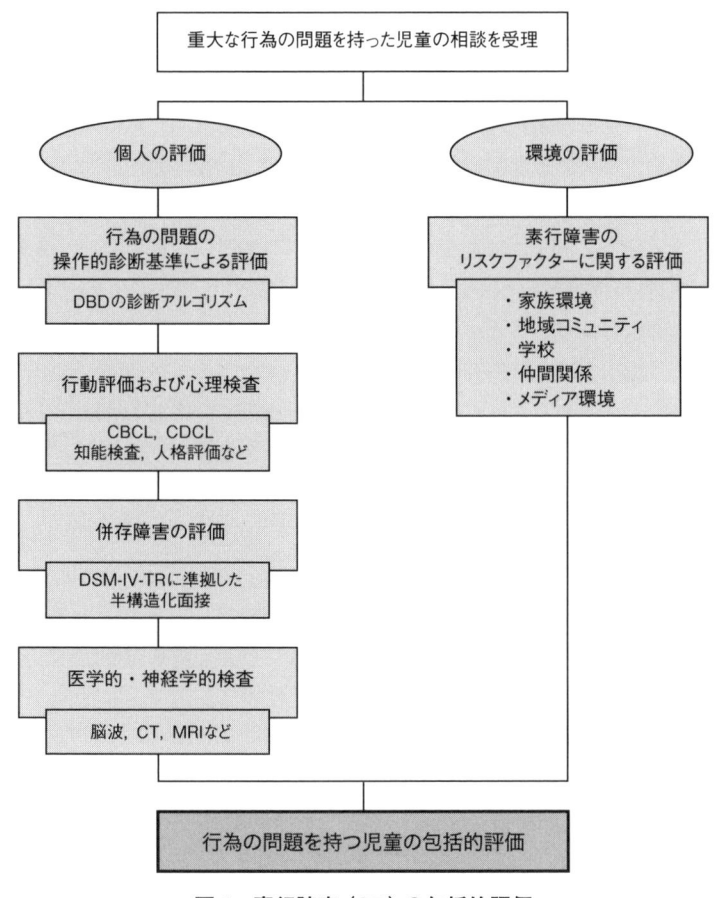

```
                重大な行為の問題を持った児童の相談を受理
                            │
              ┌─────────────┴─────────────┐
         ( 個人の評価 )               ( 環境の評価 )
              │                              │
    ┌─────────────────┐            ┌─────────────────┐
    │  行為の問題の    │            │   素行障害の     │
    │操作的診断基準による評価│            │リスクファクターに関する評価│
    │ DBDの診断アルゴリズム │            │ ・家族環境       │
    └─────────────────┘            │ ・地域コミュニティ │
              │                      │ ・学校           │
    ┌─────────────────┐            │ ・仲間関係       │
    │ 行動評価および心理検査 │            │ ・メディア環境   │
    │  CBCL, CDCL      │            └─────────────────┘
    │ 知能検査，人格評価など│
    └─────────────────┘
              │
    ┌─────────────────┐
    │   併存障害の評価   │
    │ DSM-IV-TRに準拠した │
    │   半構造化面接    │
    └─────────────────┘
              │
    ┌─────────────────┐
    │  医学的・神経学的検査 │
    │  脳波, CT, MRIなど │
    └─────────────────┘
              │
    ┌─────────────────┐
    │行為の問題を持つ児童の包括的評価│
    └─────────────────┘
```

図1　素行障害（CD）の包括的評価

的・生物学的問題を評価することを目的としている。ただし、④医学的・神経学的評価に関しては、実施可能な医療機関では当然行うべきであるが、その機能や設備を持たない機関では、①行為の問題の操作的診断基準による評価、②行動の評価と人格評価、③併存障害の評価を行ったうえで、神経系疾患などの身体疾患の疑いがいささかでもあるとの嘱託医などの意見がある場合には、実施可能な医療機関へ検査を依頼すべきである。①の行為の問題の操作的診断基準については別項にて説明する。②の行動の評価で用いられる、子どもの行動チェックリスト、行為障害チェックリスト、知能検査、人格評価に関しては「第Ⅱ部 第2章 b) 評価尺度および心理検査」に詳細が記載されている。

以上の評価に続いて併存障害の診断過程に移っていく。DSM-IV-TR は、CD と診断された子どもが示している CD の主症状以外の問題行動や精神症状がある精神疾患の診断基準を満たす場合に、これを重複診断（multiple diagnosis）として併記し、併存障害（comorbidity）と呼ぶことを推奨している。本書は CD 児を対象としたものであるため、CD 以外の重複診断をすべて併存障害と呼ぶことになる。「第Ⅱ部 第3章 素行障害の併存障害」で示すように CD にも多くの併存障害が存在することが知られている。特に注意欠如・多動性障害（ADHD）の合併率の高さは特筆すべきものがあり、多くの文献においてもこの点は繰り返し指摘されている。併存障害の有無については DSM-IV-TR の各診断基準に準拠した半構造化面接を行うことが望ましく、CD においても併存障害診断用フォームの作成を急ぐ必要がある。

次に、本人を取り巻く環境についての評価は富田が「第Ⅱ部 第4章 a) 社会的環境」に詳しく記載しているが、そのなかで富田は5つの観点から環境を評価すべきであると指摘している。それは、①家族環境、②地域コミュニティ、③学校、④仲間関係、⑤メディア環境の5つのレベルでの評価である。特に①家庭環境については虐待と行為の問題との関連性に近年注目が集まっており、この点に関しては「第Ⅲ部 第4章 b) 虐待および不適切な養育環境」で犬塚が詳細に述べているとおりである。③学校については「第Ⅱ部 第4章 c) 不登校・ひきこもり」で近藤らが不登校・ひきこもりと素行障害との関連性、特に ICD が規定する家庭限局性素行障害との関連性を指摘している。

Ⅲ 素行障害を含む破壊的行動障害の精神医学的評価

　DSM-IV-TR において素行障害は破壊的行動障害の下位項目とされている。破壊的行動障害には素行障害，反抗挑戦性障害，特定不能の破壊的行動障害の3つの障

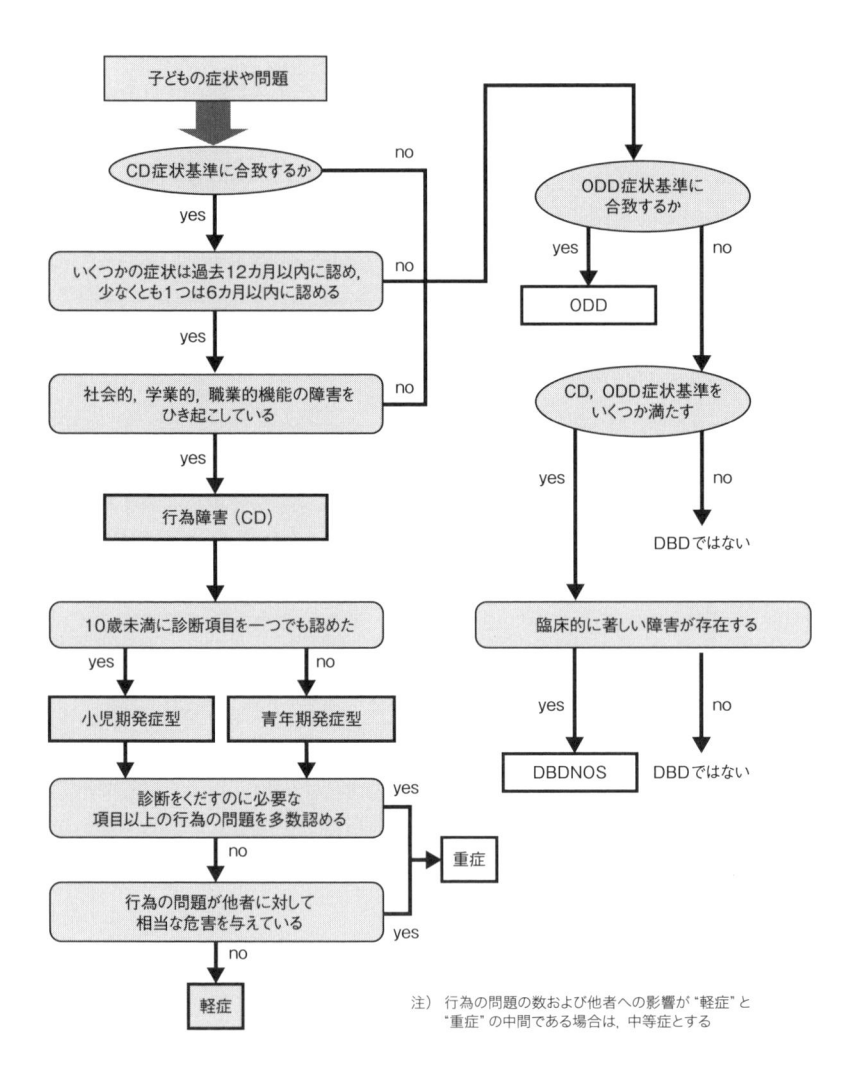

図2　DSM-IV-TR に準拠した破壊性行動障害（DBD）の診断アルゴリズム

注）行為の問題の数および他者への影響が"軽症"と"重症"の中間である場合は，中等症とする

害が含まれている。その3つの障害を鑑別するために図2に「DSM-IV-TRに準拠した破壊性行動障害（DBD）の診断アルゴリズム」として示す。このアルゴリズムに沿って問題行動をもつ子どもの行動を評価していくことで，DBDの3つの障害のいずれかに該当するのか否かが診断できるようになっている。特に素行障害に関しては年齢による下位分類と重症度の分類まで行うように作成した。これらの分類は小児期発症型が予後不良であるとDSM（APA, 2000）およびいくつかの文献（AACAP, 1997 ; Lahey et al., 1994, 1998）で指摘されるように，素行障害の予後を規定していく因子として重要な項目となっている。

　ここでこのアルゴリズムをなぜDSMに準拠して作成したのかについて述べておきたい。

　平成17（2005）年度に厚生労働科学研究「児童思春期精神医療・保健・福祉の介入対象としての行為障害の診断及び治療・援助に関する研究」班は，医療機関における素行障害治療の現状を把握するためのアンケート調査を実施し，日本児童青年精神医学会および日本小児神経学会の医師会員648名（精神科212名，児童精神科116名，小児科134名，小児神経科175名，その他11名）から回答を得ることができた。この集計結果からDSM-IVもしくはDSM-IV-TRを用いて素行障害の診断を行っている医師は回答者の72%に及び，ICD-10を用いて診断を行っている医師（30%）を大きく引き離していた。その理由としては，ICDに比較してDSMが採用している診断基準が明確，かつ明快であることによるところが大きいと考えられる。DSMにおける素行障害の診断基準については，15項目の行動様式により診断基準が明確化されているが，ICDの診断基準では明確な行動の規定はされておらず，その行動様式の概念的な規定が中心である。行動の有無と程度を評価するだけのDSMのほうがより確実に診断にたどり着けるという利点がある。以上のような理由で，本書ではより構造化された面接が可能であるDSMに準拠してアルゴリズムを作成することになった。

文献

American Psychiatric Association (1980) Diagnostic and Statistical Manual of Mental Disorders, Third ed. Washington DC : American Psychiatric Association.（高橋三郎ほか 訳（1982）DSM-III 精神疾患の診断・統計マニュアル．医学書院．）

American Psychiatric Association (2000) Diagnostic and Statistical Manual of Mental Disorders, 4th ed., Text Revision.（DSM-IV-TR）. Washington DC : American Psychiatric Association.（高橋三郎，染矢俊幸，大野裕 訳（2002）DSM-IV-TR 精神疾患の診断・統計マニュアル．医学書院．）

American Academy of Child and Adolescent Psychiatry (1997) Practice parameters for the assessment and treatment of children and adolescents with conduct disorder. J Am Acad Child Adolesc Psychiatry 36 (10 Suppl.) ; 122S-39S.

Lahey B, Applegate B, Barkley RA et al. (1994) DSM-IV field trials for oppositional defiant disorder and conduct disorder in children and adolescents. Am J Psychiatry 151 ; 1163-1171.

Lahey B, Loeber R, Quay HC et al. (1998) Validity of DSM-IV subtypes of conduct disorder based on age of onset. J Am Acad Child Adolesc Psychiatry 37 ; 435-332.

2 素行障害の医学的診断基準と評価尺度

a) 医学的診断基準（ICD-10 と DSM-IV-TR）

安藤久美子
国立精神・神経医療研究センター病院

I はじめに

近年，児童精神医学の分野でも素行障害の診断名が広く知られるようになっている。しかし，小児期から青年期に診断される障害としてはやや特殊で，その病因や症状に関してもまだ不明確な部分が多く，未熟な概念といえる。また，法社会的用語である非行 delinquency とほとんど同意に用いられるという点で，精神医学的な意味に疑問をもつ専門家も少なくない。本稿では，素行障害に関する診断学上の問題点がどこにあるのかを探るために，現在，世界で汎用されている DSM-IV-TR（APA, 2000）と ICD-10（WHO, 1993）にある素行障害の診断基準を見直し，その類似点と差異について再考することとする。

II DSM の歴史的背景

米国精神医学会による DSM に素行障害という診断名がはじめて登場したのは，DSM-III（APA, 1980）である。この背景には，それまで非行という枠組みのなかだけで捉えてきた子どもたちの反社会的な行動を，医療的観点からも見直そうという流れがあった。これにより米国においても反社会的な行動を示す子どもたちに対して，法的な処遇にいたる前段階での早期介入が行われるようになったといわれている（Richters & Cicchetti, 1993）。当時の DSM-III では，素行障害は社会化 socialized と攻撃性 aggressive という社会生態学的な 2 つの軸によって類型化されていたが，DSM-III-R（APA, 1986）ではその重症度についても付されることになった。1994 年に DSM-IV（APA, 1994）に改訂されてからは，素行障害は注意欠如・多動性障害 Attention Deficit Hyperactive Disorder : ADHD や反抗挑戦性障害 Oppositional Defiant Disorder：ODD とともに「注意欠陥および破壊的行動障害」のカテゴリーのなかに分類されるようになった。この分類は現行の DSM-IV-TR においてもとくに変更はされていない。このなかには他にも素行障害と関連するものとして，特定不能の破壊的行動障害が新しく追加されている。この診断は，素行障害または反抗挑戦性障害の基準を完全には満たしていないが，臨床的に著しい障害が認められるものについて定義されており，臨床的に重症で反復性のある子どもの反社会的行動を判断するにあたっては，ある範囲での臨床家の裁量を認めたものになっている。

III 診断的特徴

　素行障害の診断基準自体は反社会的行動を列挙したチェックリストとなっており，精神病理学的な症状や病因論についてはとくに触れられていない（安藤・岡田，2000）。つまり，この診断名がつくことによって一様な病因が想定されるわけではなく，個々の精神病理は多様であることを示している（岡田・安藤，2001）。

　DSM-IV-TR の診断基準を表1に示した（APA, 2000）。DSM-IV-TR の診断基準によれば，A 基準として，他者の基本的人権や社会的規範あるいは規則を侵害する行動が4群に分けて記載されている。具体的には，「人や動物に対する攻撃的行動」に関する7項目，「所有物の破壊」に関する2項目，「嘘をつくことや窃盗」に関する3項目，「重大な規則違反」に関する3項目の合計15項目からなっている。このなかで新たに加わった症状は，「人や動物への攻撃」に含まれている「A1. しばしば他人をいじめ，脅迫し，威嚇する」と，「重大な規則違反」のなかに含まれている「A13. 親の禁止にもかかわらず，しばしば夜遅く外出する行為が13歳以前から始まる」である。前者は関係性のある相手への攻撃行動を表しており，これは男子よりも女子に多くあてはまる傾向があるとしている（APA, 2000）。後者は，いわゆる徘徊 wandering と称される一群の行動のひとつである（Stoolmiller, 1994）。親の「監視」の欠如は子どもの反社会的行動を強く予測させるものとされているが，親が決めた規則にもかかわらず徘徊するという行動は，もはや反社会的行動の予測因子という範疇を超え，その行動自体が素行障害の症状であると考えられる。診断にあたっては，これらの行動様式が反復的に持続することが条件であり，3つ以上の特徴的行動が過去12カ月間に存在し，少なくとも1つは過去6カ月以内に存在していなければならないとされている。

　B 基準では，行動の障害が臨床的に著しい社会的，学業的，または職業的機能の

表1　DSM-IV-TR 診断基準

A. 他者の基本的人権または年齢相応の主要な社会的規範または規則を侵害することが反復し持続する行動様式で、以下の基準の3つ（またはそれ以上）が過去12カ月の間に存在し、基準の少なくとも1つは過去6カ月の間に存在したことによって明らかとなる。

〈人や動物に対する攻撃性〉
(1) しばしば他人をいじめ、脅迫し、威嚇する。
(2) しばしば取っ組み合いの喧嘩を始める。
(3) 他人に重大な身体的危害を与えるような武器を使用したことがある（例：バット、煉瓦、割れた瓶、ナイフ、銃）。
(4) 人に対して残酷な身体的暴力を加えたことがある。
(5) 動物に対して残酷な身体的暴力を加えたことがある。
(6) 被害者の面前での盗みをしたことがある（例：人に襲いかかる強盗、ひったくり、強奪。武器を使っての強盗）。
(7) 性行為を強いたことがある。

〈所有物の破壊〉
(8) 重大な損害を与えるために故意に放火したことがある。
(9) 故意に他人の所有物を破壊したことがある（放火以外で）。

〈嘘をつくことや窃盗〉
(10) 他人の住居、建造物、または車に侵入したことがある。
(11) 物や好意を得たり、または義務を逃れるため、しばしば嘘をつく（すなわち、他人を"だます"）。
(12) 被害者の面前ではなく、多少価値のある物品を盗んだことがある（例：万引き、ただし破壊や侵入のないもの；偽造）。

〈重大な規則違反〉
(13) 親の禁止にもかかわらず、しばしば夜遅く外出する行為が13歳以前から始まる。
(14) 親または親代わりの人の家に住み、一晩中、家を空けたことが少なくとも2回あった（または、長期にわたって家に帰らないことが1回）。
(15) しばしば学校を怠ける行為が13歳以前から始まる。

B. この行動の障害が臨床的に著しい社会的、学業的、または職業的機能の障害を引き起こしている。
C. その者が18歳以上の場合、反社会的パーソナリティ障害の基準を満たさない。
　発症年齢による病型でコード番号をつけよ
312.81　素行障害、小児期発症型：10歳になるまでに素行障害に特徴的な基準の少なくとも1つが発症。
312.82　素行障害、青年期発症型：10歳になるまでに素行障害に特徴的な基準はまったく認められない。
312.89　素行障害、発症年齢特定不能：発症年齢が不明である。

重症度を特定せよ
　軽　症　診断を下すのに必要な項目数以上の行為の問題はほとんどなく、および行為の問題が他人に比較的軽微な害しか与えていない。
　中等症　行為の問題の数および他者への影響が"軽症"と"重症"の中間である。
　重　症　診断を下すのに必要な項目数以上に多数の行為の問題があるか、または行為の問題が他者に対して相当な危害を与えている。

障害を引き起こしていることを診断の条件として定義している。A基準に示された一連の行動様式は，通常は家庭，学校や地域社会などの1箇所以上の状況でみられるとされているが，年齢的にもまだ社会適応能力の発達が不十分な子どもの場合には，ある特定のストレス状況下においてのみ問題となる行動が引き起こされていることもあるため，状況への反応として生じた行動様式とは明確に区別する必要がある。

C基準は，18歳以上の者について反社会性パーソナリティ障害を除外する項目となっている。

Ⅳ 病型と重症度

DSM-IV-TRでは，発症年齢によって2つの病型が設けられている。また，重症度は軽症，中等症，重症の3つに分類され，いずれの病型においてもこれを特定することが定義されている。発症年齢による病型はDSM-IV以降の重要な変更点である。これはいくつかの研究結果に基づいて改訂されたもので（Loney & Lima, 2003），たとえば，小児期発症型（10歳になるまでに少なくとも1つ以上の症状がみられる場合）は青年期発症型（10歳以前には特徴的な症状が認められない場合）と比較して成人になっても反社会的な行動が持続する危険性が高いことを明らかにしたLaheyらの疫学研究（Lahey et al., 1994, 1998）もそのひとつである。また，小児期発症型が，将来，反社会性パーソナリティ障害に発展しやすいことについてはDSMにも明記されているとおりである。DSMの各病型の説明をみると，この両者を分ける大きな違いは攻撃性の高さと仲間関係の維持に集約されるものと思われるが，行動様式の現症による分類よりもその予後に焦点をあてた病型の分類は，素行障害をひとつの疾患としてより治療的な観点で捉え，早期に介入する機会を広げようとしているという点では意義があると思われる。

Ⅴ ICD-10（WHO, 1992）

ICDに素行障害の診断名が取り上げられたのは，1977年に制定されたICD-9（WHO, 1978）にさかのぼる。ICD-9では，「他に分類できない素行障害」という一群のなかに，「非社会化的素行障害」「社会化的素行障害」「強迫的素行障害」と「行為と情動の混合障害」などの下位分類があげられていた。1992年に改訂されたICD-10では，この下位分類にも変更が加えられたが，現行においても素行障害の診断をより広くとらえているという特徴は継承されているといえる。

表2　ICD-10 DCR 診断基準

G1. 他者の基本的権利を侵害するような，または年齢相応の社会的規範や規則を破るような，行動パターンが繰り返し持続的にみられるもので，少なくとも6カ月間持続し，その間に以下の症状のうちいくつかが存在すること（症状の数や細かい取り扱いについては各亜型の項を見よ）。
　注：症状 11, 13, 15, 16, 20, 21, 23 は 1 回でもみられれば，基準を満たす。
　(1)　その小児の発達水準にしては，あまりに頻繁で激しい癇癪がある。
　(2)　大人とよく口論する。
　(3)　大人の要求やルールを，積極的に否定したり拒絶したりすることが多い。
　(4)　明らかに故意に，よく他人を苛立たせるようなことをする。
　(5)　自分の間違いや失敗を他人のせいにすることが多い。
　(6)　短気なことが多く，他人に対してすぐ苛々する。
　(7)　よく怒ったり腹を立てたりする。
　(8)　意地が悪く，執念深いことが多い。
　(9)　ものを手に入れたり好意を得るため，または義務から逃れるために，よく嘘をついたり約束を破ったりする。
　(10)　頻繁に自分からけんかを始めることが多い（兄弟げんかは含まない）。
　(11)　他人に大きなケガをさせる可能性のある，武器を使用したことがある（例：バット，れんが，割れたビン，ナイフ，銃）。
　(12)　親から禁止されているにもかかわらず，しばしば，暗くなっても帰宅しない（13歳以前に始まるもの）。
　(13)　他人への身体的虐待体験（例：被害者を縛りあげたり切傷したり，やけどさせたりなど）。
　(14)　動物への身体的虐待行為。
　(15)　他人の所有物を故意に破壊（放火によるものではなくて）。
　(16)　深刻な被害をもたらす恐れをともなう，またはそれを意図した故意の放火。
　(17)　家庭内または家庭以外で被害者とは直面しないようにして，高価なものを盗む（例：万引，住居侵入，偽造）。
　(18)　13歳以前に始まる頻繁な怠学。
　(19)　親または親代わりの人の家から少なくとも2回家出したことがある，または，1回だけでも一晩以上いなくなったことがある（身体的・性的虐待を避けるためではない）。
　(20)　被害者と直面するような犯罪（ひったくり，ゆすり，強盗を含む）。
　(21)　性的行為を強要する。
　(22)　他人を頻繁にいじめる（つまり，持続的に威嚇・拷問・妨害を含めて，故意に他人に苦痛や傷害を負わせる）。
　(23)　他人の家，建物，または車に押し入る。
G2. 非社会的パーソナリティー障害（F60.2），統合失調症（F20.-），躁病エピソード（F30.-），うつ病エピソード（F32.-），広汎性発達障害（F84.-），または多動性障害（F90.-）の診断基準を満たさないこと。（情緒障害（F93.-）の診断基準を満たす場合は，F92.- 行為および情緒の混合性障害と診断せよ）。
発症年齢を特定しておくことが勧められる。
小児期発症型：10歳以前に素行障害の問題が少なくとも1つは発症
青年期発症型：10歳以前には行為の問題なし

Ⅵ　診断的特徴

　ICD-10によれば，F91「素行障害」の診断基準として，反復し持続する反社会的，攻撃的あるいは反抗的な行動パターンを特徴としており，最も極端なときには，年齢相応に社会から期待される行動パターンを大きく逸脱していなければならないことが定義されている。また，診断ガイドラインでは，小児の発達レベルを十分に考慮して判断することを求めており，たとえば，かんしゃくは3歳児の発達段階では正常範囲であるため，単にそれがあるというだけでは診断の根拠にはならず，同様に，暴力犯罪のような他人の市民権の侵害も，ほとんどの7歳児の能力範囲内にはないので，この年齢層にとっての必要な診断基準とはならないとしている。具合的な診断基準（WHO, 1993）を表2に示した。これによると，診断の基礎となる行動として23項目があげられており，これらのうちのいくつかが，少なくとも6カ月以上持続していることが条件となっている。発症年齢に関しては，DSM-IV-TRと同様に10歳前後の行為の問題の有無によって小児期発症型と青年期発症型に分けているが，発症年齢の特定についてはあくまでも推奨するにとどまっている。

　このように，行動パターンの重篤性や持続性を重視していること，発症年齢を特定する場合には10歳を区切りとしていることという点においては，DSMによる素行障害の診断基準とほぼ合致していることがわかる。

Ⅶ　下位分類

　ICD-10の診断基準においてDSM-IV-TRと最も大きく異なる点としては，F91素行障害のカテゴリーのなかに，より社会生態学的な分類を重視したいくつかの下位群が定義されている点である。具体的には，表2に示した素行障害の全般的基準に合致するという前提のもとに以下のように分類されている。

　　　F91.0　家庭内に限られた素行障害
　　　F91.1　非社会化型素行障害
　　　F91.2　社会化型素行障害
　　　F91.3　反抗挑戦性障害
　　　F91.8　その他の素行障害

　主な類型についてそれぞれの特徴を簡単にまとめる。F91.0「家庭内に限られた素

行障害」は異常行動のほとんどすべてが家庭環境のなかで起こっており，攻撃行動の対象は家族の構成員に限られている場合をさす。その背景には，家族の中核的成員と子どもとの関係になんらかの顕著な障害が存在するとしている。F91.1「非社会化型素行障害」は，同年齢の仲間にうまくとけこめないことが最大の特徴で，他の子どもからの孤立や拒絶，グループ内での共感的，相互的関係が欠如しており，違反行為は単独で行われることが多いとしている。F91.2「社会化型素行障害」は，同年齢の子どもと持続的な友情関係を築くことができることが鑑別の鍵となり，しばしばグループを構成し集団非行のかたちをとる一群をさす。権威のある大人との関係は乏しいことが多く，素行障害の特徴は家族以外の環境で最も明白であるとしている。これは，DSM-III-R でいう「集団型」に該当し，情緒障害の合併は通常少ないとされている。ICD では F91.3 として「反抗挑戦性障害」を素行障害の一類型として含めている。DSM の診断基準では，他者の基本的人権や社会的規範あるいは規則を侵害する行動として 15 項目を規定しているのに対して，ICD では 23 項目があげられており 7 項目多くなっているが，これは「反抗挑戦性障害」の症状が加わっていることにも起因している。ICD-10 の「反抗挑戦性障害」の診断基準によれば，およそ 9，10 歳未満の小児に特徴的にみられ，挑戦的で不従順な行動はあっても，法や他人の権利を侵害する，より重大な反社会的あるいは攻撃的な行動が存在しないと定義している。したがって，診断基準も 4 項目以上の症状が 6 カ月以上持続するとしながらも，(9)〜(23) の症状については 2 項目を超えないことを規定している。素行障害の軽度な型として，あるいは他の類型の素行障害の前駆型として分類されており，素行障害の他の類型とは異ったものとなっている。

Ⅷ　併存障害

　DSM では，2 つの精神疾患の診断基準を満たすような場合には，両方の診断を併記することが認められている。素行障害は平均以下の知能との関連や，年齢や知能から期待される水準より読字能力や言語能力が低いこともしばしばみられるため，学習障害やコミュニケーション障害を追加診断とするほうが妥当なケースもあるとしている（APA, 2000）。しかし，素行障害でみられるようないくつかの行動様式は，ときに ADHD，ODD の子どもにも該当することがあり，また，気分障害をもつ子どもの場合には行為の問題が前景となっていることもあるため，素行障害と診断するにあたっては慎重に判断する必要がある。

　ICD-10 においても同様に，素行障害を診断する場合には情緒障害などに該当す

る疾患とは十分な妥当性を持って区別するべきとしている。しかし，多動性障害とは明確に区別することが難しく，重複していることもしばしばあるという（Loney & Lima, 2003 ; WHO, 1992）。ICD では多動と素行障害の両方の特徴が存在するような場合には，F90 多動性障害の下位分類にある F90.1 多動性素行障害を診断するように規定されており，多動性障害のほうに焦点をあてたものとなっている。また，ICD では，素行障害と情緒障害が重複する障害として F92「行為および情緒の混合性障害」という項目を設けている。このなかには，抑うつ症状や悲哀感，日常的活動への興味と喜びの喪失といったうつ病性障害の症状を重複する F92.0「抑うつ性素行障害」，不安，恐怖，強迫行為などの神経症性障害の症状を重複する F92.8「他の行為および情緒の混合性障害」と F92.9「行為および情緒の混合性障害，特定不能のもの」が含まれており，かなり広い範疇の疾患がここに該当することになる。たしかに小児にみられる精神症状はさまざまなかたちで表われてくるため，この「混合性障害」という項目は，あらゆる現症を網羅した診断基準であるといえるが，一方で，臨床上の焦点を明らかにしないまま診断が下されてしまうといった危惧もある。

IX おわりに

　素行障害の診断基準について，DSM-IV-TR と ICD-10 の比較を交えて論じた。診断にあたっては行為の持続性や重症度を強調する点は両者に共通しているが，診断概念の範囲の拡大という根本の部分で相違がある。DSM では版の改訂にともない，病型の分類については数々の変移を重ねてきたが，診断項目自体は「行為」に限定されたものになっている。一方，ICD では家族内に限られた素行障害や反抗挑戦性障害などの情緒的問題の関与が大きいと思われる障害に関しても，この診断の範疇に含めており，素行障害の概念をより広くとらえたものになっているため，疾病の中核がややあいまいになっているようにも思える。

　また，素行障害の亜型分類についても専門家の間でもまだ意見は一致しておらず，今後の重要な課題のひとつと考えられる。まずは，診断概念を明確にし，臨床家にとって理解しやすいものにしていく必要があると思われる。

文　献

American Psychiatric Association (1980) Diagnostic and Statistical Manual of Mental Disorders, 3rd ed. (DSM-III). Washington DC : APA. (高橋三郎, 藤縄昭 訳 (1982) DSM-III 精神疾患の分類と診断の手引き. 医学書院.)

American Psychiatric Association (1986) Diagnostic and Statistical Manual of Mental Disorders, 3rd ed, Revised. (DSM-III-R). Washington DC : APA. (高橋三郎, 大野裕, 染矢俊幸 訳 (1988) DSM-III-R 精神疾患の診断・統計マニュアル. 医学書院.)

American Psychiatric Association (1994) Diagnostic and Statistical Manual of Mental Disorders, 4th ed. (DSM-IV). Washington DC : APA. (高橋三郎, 大野裕, 染矢俊幸 訳 (1995) DSM-IV 精神疾患の診断・統計マニュアル. 医学書院.)

American Psychiatric Association (2000) Diagnostic and Statistical Manual of Mental Disorders, 4th ed, Text Revision. (DSM-IV-TR). Washington DC : APA. (高橋三郎, 染矢俊幸, 大野裕 訳 (2002) DSM-IV-TR 精神疾患の診断・統計マニュアル. 医学書院.)

安藤久美子, 岡田幸之 (2000) 少年の非行と犯罪. 思春期学 18-1 ; 58-67.

Lahey B, Applegate B, Barkley RA et al. (1994) DSM-IV field trials for oppositional defiant disorder and conduct disorder in children and adolescents. Am J Psychiatry 151 ; 1163-1171.

Lahey B, Loeber R, Quay HC et al. (1998) Validity of DSM-IV subtypes of conduct disorder based on age of onset. J Am Acad Child Adolesc Psychiatry 37 ; 435-332.

Loney BR & Lima EN (2003) Classification and Assessment. In : CA Essau (Ed.) : Conduct and Oppositional Defiant Disorder : Epidemiology, Risk Factors and Treatment. London : Lawrence Erlbaum Associates, Publishers, pp.3-31.

岡田幸之, 安藤久美子 (2001) 犯罪精神医学と思春期精神医学の接点. 思春期学 19-3 (20周年記念誌) ; 107-112.

Richters JE & Cicchetti D (1993) Mark Twain meets DSM-III-R : Conduct disorder, development, and the concept of harmful dysfunction. Development and Psychopathology 5 ; 5-29.

Robins LN (1991) Conduct disorder. J Child Psychol Psychiatry 32-1 ; 193-212.

齊藤万比古 (2002) 非行臨床, 児童精神医学の立場から. こころの科学 102 ; 28-35.

Stoolmiller MS (1994) Antisocial behavior, delinquent peer association, and unsupervised wandering for boys : Growth and change from childhood to early adolescence. Multivariate Bahavioral Research 29 ; 263-288.

World Health Organization (1978) Manual of the Ninth Revision of the International Classification of Diseases, Injuries and Causes of Death (ICD-9). Geneva : World Health Organization.

World Health Organization (1992) The ICD-10 Classification of Mental and Behavioral Disorders : Clinical Descriptions and Diagnostic Guidelines. Geneva : World Health Organization. (融道男, 中根允文, 小見山実 訳 (1993) ICD-10 精神および行動の障害 臨床記述と診断ガイドライン. 医学書院.)

World Health Organization (1993) The ICD-10 Classification of Mental and Behavioral Disorders : Diagnostic Criteria for Research. Geneva : World Health Organization. (中根允文, 岡崎祐士, 藤原妙子 訳 (1994) ICD-10 精神および行動の障害 DCR 研究用診断基準. 医学書院.)

2 素行障害の医学的診断基準と評価尺度

b) 評価尺度および心理検査

①子どもの行動チェックリスト(Child Behavior Check List:CBCL)

清田晃生
大分大学医学部小児科・児童精神科

　子どもの情緒や行動を適切に評価するには，専門家が子どもを直接観察して評価することが望ましいが，実際の診察や相談の場面では，子どもの限られた行動しか観察できない。そのため，何らかの行動評価尺度を用いて日頃の情緒や行動について評価することが現実的である。子どもは家庭や学校といった場面により異なる姿を示すことが多いため，行動全般について広範囲かつ系統的に項目が集められ，異なる場面でそれぞれの評価者が記入できる行動評価尺度が望ましい。また設問が具体的な行動を明確に記述しており，短時間で施行できるほうが使用しやすい。

　米国のAchenbachら(1991)が作成した行動評価尺度(ASEBA:Achenbach System of Empirically Based Assessment)は，国際的に広く用いられ，また我が国でも標準化されている(井澗ほか，2001)行動評価尺度である。Achenbachらが作成した行動評価尺度には，養育者が評価する「子どもの行動チェックリスト(親用)，CBCL」，教師による「子どもの行動チェックリスト(教師用)，TRF」，思春期の子どもが自分自身で回答する「ユースセルフレポート，YSR」などがある。

　日本語版CBCLは，4歳から18歳の子どもを対象に評価するように作成されており，社会的能力尺度(Competence Scales)と問題行動尺度(Problem Item Scales)の2つの尺度からなり，子どもの精神病理について養育者の評価を得ることができる。

　社会的能力尺度は，子どもが好きなスポーツや趣味，子どもがしている家事の手伝い，親しい友達やきょうだい・家族との関係，学業成績などについて主に自由記述により調べる。

　問題行動尺度は，現在および過去6カ月間における子どもの情緒や行動の問題に関する120項目の具体的な質問から構成されている。小学校5年生以上の読む能力があれば，15分から20分で回答できる。たとえば，「行動が年齢より幼すぎる」「よ

```
                    ┌─ ひきこもり（9項目）
            ┌─内向尺度─┼─ 身体的訴え（9項目）
            │        └─ 不安／抑うつ（14項目）
            │
            │        ┌─ 社会性の問題（8項目）
            │        ├─ 思考の問題（7項目）
総得点──────┼────────┤
            │        └─ 注意の問題（11項目）
            │
            │        ┌─ 非行的行動（13項目）
            ├─外向尺度─┤
            │        └─ 攻撃的行動（20項目）
            │
            └─ その他の問題（33項目）
```

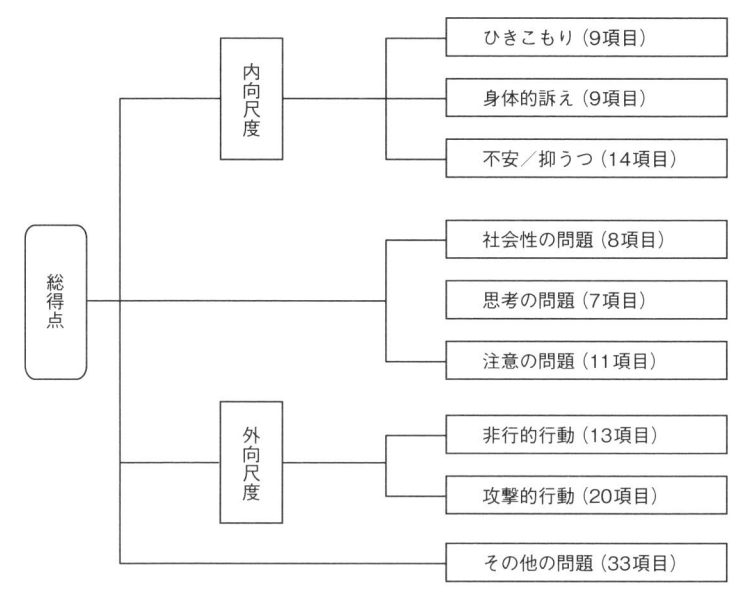

図1　CBCL, TRF, YSR の尺度構成

く泣く」「よく言い争いをする」などであり，いずれも具体的で簡易な表現である。その子どもと日常接している大人であれば，比較的容易に評価できる内容である。

　各項目について「よくあてはまる」場合は 2，「ややまたはときどきあてはまる」場合は 1，「あてはまらない」場合は 0 とする 3 件法で評価する。Achenbach らは，この 120 項目の因子分析から，「ひきこもり」「身体的訴え」「不安／抑うつ」「社会性の問題」「思考の問題」「非行的行動」「攻撃的行動」という 8 つの症状群尺度（Syndrome Scales）と，その上位因子としての内向尺度得点（Internalizing），外向尺度得点（Externalizing），総得点を設定している。

　TRF はおもに教師が子どもの行動を評価する。学業成績や学校での生活に関する自由記述項目と問題行動尺度からなっており，CBCL と同様の方法で評価する。TRF は一部の質問項目を除いて CBCL とほぼ同じ内容であり，CBCL と同様に 8 つの症状群尺度と内向尺度得点，外向尺度得点，総得点があるため，CBCL との比較が容易に行える。

　CBCL と TRF はともに妥当性と信頼性が高い評価尺度である。各症状群尺度得点，内向性尺度得点，外向性尺度得点，総得点は T 得点に換算されて，正常域・境界域・臨床域を区分するためのカットオフポイントを設定している。図 2 の横線で

示されているように，各症状群尺度得点では，T得点66点（累積度数分布の94%）以下を正常域，67点から70点（累積度数分布の95%から98%）までを境界域，70点を超えた場合を臨床域としている。内向・外向の2つの下位尺度評価および総得点では，T得点59点（累積度数分布の84%）以下が正常域，60点から63点（累積度数分布の85%から90%）までが境界域，63点を超えた場合が臨床域とされている。

各症状群尺度のプロフィールと，それぞれの症状群尺度が正常域・境界域・臨床域のどこにあるかにより，子どもの問題の特徴や深刻度を把握できる。内向・外向尺度は子どもの問題が内向性か外向性かを判断するのに有用であり，総得点は問題の深刻さを総体として概括することに役立つ。

CBCLは子どもの精神疾患の研究で広範に使用されており，素行障害についてもいくつかの報告がある。症状群尺度との関連では，攻撃的行動と非行的行動に素行障害との間の有意な相関を認めるという研究（Edelbrock & Costelo AJ, 1988 ; Kasius et al, 1997）が多く，この両症状尺度を用いて素行障害の下位分類化を試みようとする研究（Tackett, 2003）も見られる。攻撃的行動を用いて素行障害のスクリーニングを試みた研究（Hudziak et al., 2004）では，カットオフのT得点を55点にすべきとされ，両者の緊密な関連が示唆される。素行障害は疾患概念が十分に固まっているとは言いがたく，臨床単位としてその概念を明確にしようとする研究が今後も行われると予想される。その際，子どもの情緒，行動の問題を広範にとらえるCBCLやTRFは有用なツールとして機能すると思われる。

図2に，実際の素行障害と診断された14歳男子のCBCLを示す。この少年は，落ち着きのなさや多動傾向を認めており，非行的行動や攻撃的行動に加えて注意の問題も臨床域にあった。さらに不安／抑うつも臨床域に達しており，こうした子どもが情緒面でも脆弱性を併せ持つという臨床実感に合致していた。

CBCLやTRFは，診察室だけでは観察できない多くの情報を与えてくれ，また親と教師の子どもに対する認識の異同も見ることができる。子どもを包括的にとらえることができるため，診断の補助にとどまらず，その後の治療的介入の手がかりをも提供することが可能である。ただし行動評価尺度は診断に直結するものではない。評価尺度は，すべてその効用と限界を十分熟知して使用する必要がある点を最後に強調しておきたい。

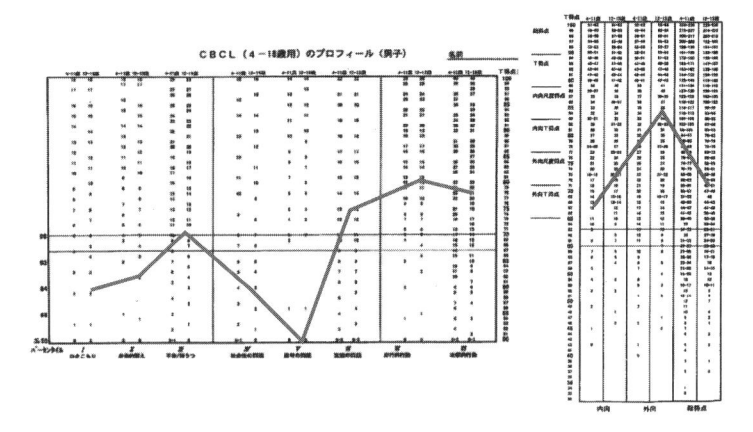

図2　素行障害事例のCBCL（例）

文　献

Achenbach TM (1991) Manual for the Child Behavior Checklist/4-18 and 1991 Profile. Burlington, VT : University of Vermont Department of Psychiatry.

Edelbrock C & Costelo AJ (1988) Convergence between statistically derived behavior problem syndromes and child psychiatric diagnoses. Journal of Abnormal Child Psychology 16 ; 219-231.

Hudziak JJ, Copeland W, Stanger C et al. (2004) Screening for DSM-IV externalizing disorders with the Child Behavior Checklist : A receiver-operating characteristic analysis. Journal of Child Psychology Psychiatry 45 ; 1299-1307.

井潤知美, 上林靖子, 中田洋二郎ほか (2001) Child Behavior Checklist/4-18 日本語版の開発. 小児の精神と神経 41 ; 243-252.

Kasius MC, Ferdinand RF, vend n Berg H et al. (1997) Association between different diagnostic approaches for child and adolescent psychopathology. Journal of Child Psychology Psychiatry 38 ; 625-632.

Tackett JL, Krueger RF, Sawyer MG et al. (2003) Subfactors of DSM-IV conduct disorder : Evidence and connections With syndromes from the Child Behavior Checklist. Journal of Abnormal Child Psychology 31 ; 647-654.

2 素行障害の医学的診断基準と評価尺度

b）評価尺度および心理検査

②行為障害チェックリスト（Conduct Disorder Check List：CDCL）

奥村雄介[1]／元永拓郎[2]
1）府中刑務所／2）帝京大学

I はじめに

　CDCLは，素行障害に関連する80項目から構成されており，不適切な行為に関する明示的な質問を文章として対象者に示し，その反応をチェックリストとして記入する自記式の心理検査であり，奥村ら（2004）がわが国で独自に開発したものである。

　この検査では，感情や価値観については質問においてほとんどふれていない。CDCLは，社会的規範から逸脱した行為の有無をある程度反映する一方，社会的規範から逸脱した行為に関する質問に，被検者がどのようにチェックするかという反応行動を分析することで，素行障害の判別と類型を試みる検査である。なお，素行障害は男子に多いことから，男子を対象とした尺度の作成を試みた。素行障害の類型化では，①暴力型，②虚言型，③未分化型および①と②の両方の特徴を併せ持つ④混合型の4つの型に分類される。CDCLについては資料に添付した。

　素行障害は必ずしも反社会性パーソナリティ障害に発展するわけではないが，反社会性パーソナリティ障害の診断基準には15歳未満の素行障害の既往が必須条件となっている。したがって素行障害のなかで反社会性パーソナリティ障害に発展するポテンシャルを持っているものを判別し，早期に対処することができれば，予防的観点からも意義深い。

Ⅱ　CDCLの理論的背景

　成人受刑者の犯罪類型をみると経験的に，第1に放浪，万引き，無銭飲食などを繰り返す意志薄弱・無力型の犯罪，第2に暴行，傷害，器物損壊などの粗暴犯，第3に窃盗，詐欺，横領などの知能犯の3つの類型が挙げられる。これら3つの類型に対して，それぞれ未分化，暴力，虚言の3因子の構造を考えた。ちなみに暴力型と虚言型の合併である混合型は反社会性パーソナリティ障害の中核群と考えられ，HareのPCL-R（Psychopathy Check List Revised）で高得点者に相当すると予測される。

　一般的に非行・犯罪は社会的規範からの乗り越え・逸脱であり，原理的には動因の亢進（アクセルの踏み込み過剰）または制御能の低下（ブレーキの故障）の2つの要素が挙げられる。制御能の低下は，社会化または規範の内在化が不十分であることを意味することから，素行障害において未分化因子（U因子：undifferentiated）と命名した。一方，動因の亢進は，非言語的なものを暴力因子（V因子：violence），言語的なものを虚言因子（L因子：lie）と命名した。因子分析の結果は，3因子の構造仮説と一致するものであった。

Ⅲ　CDCLの紹介

1. 類　型（参考資料参照）

　暴力尺度（V尺度）9項目（α係数＝0.81）
　　7, 19, 24, 36, 38, 45, 51, 65, 73
　虚言尺度（L尺度）9項目（α係数＝0.71）
　　5, 9, 22, 28, 40, 41, 44, 49, 61
　未分化尺度（U尺度）12項目（α係数＝0.83）
　　1, 3, 6, 12, 14, 15, 20, 39, 47, 50, 54, 59

　作成された暴力尺度（V尺度；鑑別所平均13.9），虚言尺度（L尺度；鑑別所平均15.4），未分化尺度（U尺度；鑑別所平均23.8）の各得点において，平均以上の得点の場合＋，平均より低い得点の場合－とした。

　上記で，未分化群は，暴力型，虚言型，混合型の3つの型のどれにも含まれないもので，未分化尺度得点が平均点を越える型である。どの型にもあてはまらないものを，その他＝（V－L－U－）とした。その他は，道路交通法違反，薬物乱用，単発性非行，単一方向性の非行などに対応しているものと考えられる（奥村，2004）。

表1　鑑別所男子の素行障害の型（男性 n=190）

型	人（縦%）	説明
暴力型（V+L-U±）	41（21.6）	他人や動物への攻撃, 他人の財産に損失や損害
虚言型（V-L+U±）	47（24.7）	嘘をつくことや盗み
混合型（V+L+U±）	39（20.5）	暴力型と虚言型の両方を併せ持つ
未分化型（V-L-U+）	22（11.6）	重大な規則違反
その他	41（21.6%）	

表2　CDCLによる非行群・素行障害群の判別

	全体集団（男性 n=251）			
	平均	標準偏差	cut-off 値	一致率
判別A尺度（n=251）	16.9	3.1	14点以上	78.9%
判別B尺度（n=190）	10.3	2.8	11点以上	70.0%
判別C尺度（n=251）	18.7	4.1	18点以上	66.5%

2. 判　別（表3参照）

非行群（n=190）とコントロール群（n=61）を判別する尺度（判別A尺度）
　7, 12, 14, 25, 30, 54, 65, 79
非行群における素行障害［+］群と素行障害［-］群を判別する尺度（判別B尺度）
　45, 46, 52, 54, 57, 68, 73
全体集団において素行障害［+］群とコントロール群を判別する尺度（判別C尺度）
　7, 12, 25, 30, 65 …（判別A尺度に含まれていた項目）
　45, 52, 68, 73 ……（判別B尺度に含まれていた項目）
　23, 59 ………………（新しく追加された項目）

ここでいう素行障害［+］群とは，非行群のなかで鑑別技官の評価から素行障害に該当するものを抽出している。

Ⅳ 標準化の手続き

1．対象と方法
[1] 対　象

　対象は少年鑑別所282名（平均年齢16.42歳±1.51），高校生148名（平均年齢17.0歳±0.74）の合計430名であった。

[2] 調査方法

　2005年9月から11月の期間，自己記入式質問紙法である改訂版CDCL調査票を用いて少年鑑別所および公立高校の2群を対象として本調査を実施した。特に少年鑑別所においてはDSM-IVを用いて心理技官による素行障害の客観的判定も行なった。

[3] CDCL項目作成の方法

　上記の3因子構造仮説に基づいて，病院，学校，福祉施設，矯正施設など各種のフィールドを持つ研究協力者のブレインストーミングにより，それぞれの因子に対応した社会的規範からの逸脱に関する質問項目を考案した。考案の際に，施設入所前の逸脱行動の記録や入所中の逸脱行動の記録を参考にした。それらの質問項目について予備調査を行ない修正し改善した。

2．分析方法
[1] 信頼性・妥当性の検討

　まず，CDCLの因子分析によって3因子が抽出された。それらの因子をもとに，暴力尺度（V尺度），虚言尺度（L尺度），未分化尺度（U尺度）を作成した。各尺度について，信頼性を内的整合性の観点から検証するために信頼性係数（α係数）を算出した。つぎに，各尺度の内容的妥当性を専門家の検討により検証した。また，DSM-IV-TRの該当項目との相関分析を行なうことで，CDCLの並存的妥当性を分析した。

[2] 類型化について

　各尺度得点において平均以上の得点の場合＋，平均より低い得点の場合－とし，暴力型＝（V＋L－U±），虚言型＝（V－L＋U±），混合型＝（V＋L＋U±），未分化型＝（V－L－U－）と分類した。

[3] 判別について

　判別分析は，充分なデータ数のある男性においてのみ行なった。まず，コントロール群（高校生男子）と非行群（鑑別所男子）との2群とCDCL各項目との関連をχ^2検定で分析した。χ^2検定で有意差がみられた項目で，肯定的自己像項目などを除いた35項目を判別分析に投入しStepwise法で項目選択を行なった。その際，正準判別関数係数0.1以上の項目を選別する基準とした。

　次に，鑑別所男子における素行障害［＋］群と素行障害［－］群の2群とCDCL各項目との関連をχ^2検定で分析した。肯定的自己像項目などの変数を除き，素行障害［＋］群と素行障害［－］群で有意差があった15項目を投入し，判別分析を行なった。その際，正準判別関数係数0.1以上の項目を選別しStepwise法で項目選択を行なった。

　また，「鑑別所の素行障害［＋］群」と「鑑別所の素行障害［－］群およびコントロール群（以下，素行障害［－］合計群と略す）」の2群について，CDCL各項目との関連をχ^2検定で分析した。肯定的自己像項目などダミー変数を除き，χ^2検定で有意差があった35項目を投入し，判別分析を行なった。その際，正準判別関数係数0.1以上の項目をStepwise法で項目選択を行なった。

　これらの分析によって得られた尺度から得点を算出し，cut-offポイントを設定した。

3. 結　果
[1] 信頼性と妥当性の検討

　「暴力型」「虚言型」「未分化型」の3つの枠組みで因子分析を行なったところ以下の因子が抽出された。

　　第1因子（暴力）　　V尺度　　9項目　　（α係数＝0.81）
　　第2因子（虚言）　　L尺度　　9項目　　（α係数＝0.71）
　　第3因子（未分化）　U尺度　　12項目　　（α係数＝0.83）

[2] 判　別
〈非行群とコントロール群の判別〉

　正準判別関数係数0.1以上の項目を選別し，最終的に8項目（表3－判別A尺度）を選択した。これにより非行群とコントロール群は77.0％で判別された。

表3　各判別尺度の項目

判別A尺度
- 7. 見ず知らずの人に暴力をふるったことがある（暴力）
- 12. よく夜遊びをする（未分化）
- 14. 軽はずみな行動が多い（嗜癖，衝動性）
- 25. 友人に誘われると悪いことでも断れない（未分化）
- 30. 喧嘩をする時はタイマン（一対一の対等の喧嘩）が多い（暴力）
- 54. あとさきを考えずにお金を消費してしまう（未分化）
- 65. カッとなって暴力をふるい，後でやりすぎたと後悔することがある（暴力）
- 79. 嘘をついてもすぐばれてしまう（虚言）

7，12，14，25，30，54，65，79

判別B尺度
- 45. むかつく相手を呼び出してリンチにしたことがある（暴力）
- 46. 言葉巧みに相手をだまして金品をせしめたことがある（虚言）
- 52. 学歴や職歴などごまかしたことがある（虚言）
- 54. あとさきを考えずお金を浪費してしまう（未分化）
- 57. 腹が立つと暴れたり物を壊すことがある（暴力）
- 68. 他人の家や車の中に許可なく侵入したことがある（暴力）
- 73. 暴力的手段で金品を奪ったことがある（暴力）

45，46，52，54，57，68，73

判別C尺度

（判別A尺度との共通項目）
- 7. 見ず知らずの人に暴力をふるったことがある（暴力）
- 12. よく夜遊びをする（未分化）
- 25. 友人に誘われると悪いことでも断れない（未分化）
- 30. 喧嘩をする時はタイマン（一対一の対等の喧嘩）が多い（暴力）
- 65. カッとなって暴力をふるい，後でやりすぎたと後悔することがある（暴力）

（判別B尺度との共通項目）
- 45. むかつく相手を呼び出してリンチにしたことがある（暴力）
- 52. 学歴や職歴などごまかしたことがある（虚言）
- 68. 他人の家や車の中に許可なく侵入したことがある（暴力）
- 73. 暴力的手段で金品を奪ったことがある（暴力）

（新たに選択された項目）
- 23. 家財や金品を勝手に持ち出したことがある（虚言）
- 59. なんとなく寄り道をして約束の時間を守れないことが多い（未分化）

7，12，25，30，65
45，52，68，73
23，59

〈非行群における素行障害［＋］群と［－］群の判別〉
　正準判別関数係数 0.1 以上の項目を選別し，最終的に 7 項目（表 3 – 判別 B 尺度）を選択した。これにより素行障害［＋］群と素行障害［－］群は 73.1％で判別された。
〈素行障害［＋］群と素行障害［－］合計群の判別〉
　正準判別関数係数 0.1 以上の項目を選別し，最終的に 11 項目（表 3 – 判別 C 尺度）を選択した。これにより素行障害群と非素行障害合計群は 74.9％で判別された。

V　考　察

　このチェックリストは，素行障害の重症例が集積していると考えられる 14 歳から 20 歳までの非行群の特性を統計分析し，調査を繰り返して標準化したものである。ただし，性差があること，女子のサンプル数が十分でなかったことから，チェックリストの実際の使用に関しては男子を対象に用いるものと位置づけたい。今後の課題として女子の使用にも耐えうるチェックリストの補正が求められている。
　類型化については，従来の素行障害研究に用いられた分類指標を考慮しつつ，新たな理論的観点から暴力型，虚言型，混合型，未分化型の 4 つに分類した。暴力型と虚言型は，どちらかといえば拮抗関係にあるが，両者の合併である混合型は悪性度が高く，将来的に反社会性パーソナリティ障害へ発展する可能性が高いと推測される。
　素行障害であるか否かの判別に関しては，閾値の設定が相対的なものにならざるを得ず，判別結果にある程度の変動がみられた。これは，そもそも DSM-IV の素行障害の診断基準が，該当する問題行動の項目数に依拠した定量的なものであり，スペクトラムをなしていることからくる不可避な結果と考えられる。
　ほとんどの肯定的自己像の項目について，非行群のほうがコントロール群より陽性率が高かったことから非行群のほうがむしろ自己肯定感が強い傾向が認められた。この結果は，客観的には社会不適応であるにもかかわらず，主観的には自己肯定的であり，自己中心性，内省力の欠如，虚栄，願望充足的な構え，幼児的万能感などの特徴を反映していると考えられる。
　回答パターンをみると，非行群ではコントロール群に比べてやや欠損値が多く，明らかに留保率が低いことから，非行少年は規範的枠組みから逸脱しやすく，短絡性，衝動性，極端さ，慎重さの欠如などの特徴を有している可能性があることが示唆された。
　最後に，自己記入式質問紙法によるチェックリストの限界について触れる。第 1

に自己申告であること，第2に言語を媒介とした検査であることから，暴力因子，虚言因子，未分化因子のなかでも，特に虚言因子に関する項目ついては再現性のある結果を求めるのは困難であり，さらなる工夫・改良を要することを付記しておく．

文　献

奥村雄介（2003）行為障害の治療学．In：松下正明ほか編：新世紀の精神科治療 第5巻「現代医療文化のなかの人格障害」．中山書店，pp.261-273．

奥村雄介（2004）行為障害の定義と分類，特に少年非行との関連について．こころの臨床 à・la・carte 23-4；391-395．

奥村雄介，野村俊明，吉永千恵子ほか（2004）少年非行と行為障害との関連について．In：齊藤万比古：児童思春期精神医療・保健・福祉のシステムに関する研究．厚生労働科学研究．

奥村雄介，野村俊明（2006）非行精神医学．医学書院．

参考資料　類型の各尺度項目
〈暴力尺度〉
7. 見ず知らずの人に暴力をふるったことがある
19. 一方的に暴力をふるって相手を傷つけたことがある
24. 気に入らない相手を仲間と複数でリンチにしたことがある
36. たいした理由もないのに暴力をふるったことがある
38. ケンカが始まったら相手をボコボコにするまでやめられない
45. むかつく相手を呼び出してリンチにしたことがある
51. ちょっと脅かすつもりが，つい手が出て相手を傷つけてしまったことがある
65. カッとなって暴力をふるい，後でやりすぎたと後悔することがある
73. 暴力的手段で金品を奪ったことがある

〈虚言尺度〉
5. 見栄を張ってつい嘘を言ってしまう
9. 一旦嘘をつくと最後までつき通す方だ
22. 人と会話をしても途切れてしまうことが多い
28. 他人の言葉など信用できない
40. 嘘を取り繕うために嘘を重ねることがある
41. 強そうな相手には手を出さない
44. その場を取り繕うために嘘をついてしまったことがある
49. 気に入らない相手を陥れるために嘘をついたことがある
61. つい嘘をついてよく後悔する

〈未分化尺度〉
1. よく待ち合わせに遅刻する
3. 生活リズムが乱れ，朝起きるべき時間に起きられない
6. 門限があっても守れない
12. よく夜遊びをする
14. 軽はずみな行動が多い
15. 人と約束をしてもなかなか守れない
20. 宿題など大事な提出をよく忘れる
39. アルバイトや仕事が長続きしない
47. 何度注意されてもやめられないことがある
50. あとさきを考えずに行動することが多い
54. あとさきを考えずお金を浪費してしまう
59. なんとなく寄り道をして約束の時間を守れないことが多い

2 素行障害の医学的診断基準と評価尺度

b) 評価尺度および心理検査

③反抗挑戦性評価尺度（Oppositional Defiant Behavior Inventry：ODBI）

原田 謙
信州大学医学部附属病院子どものこころ診療部

I はじめに

　破壊的行動障害は注意欠如・多動性障害（ADHD）における深刻な併存症である。複数のコミュニティーサンプルを用いた疫学研究によれば，ADHDの18～23%には，素行障害（CD）が併存すると言われている。CDの併存はADHD児の社会的予後を左右する重要な要因である。一般にCDの治療は有効性が低く，思春期における重症のCDに対して単独で有効性が確認されている治療法はないと言われている（AACAP, 1997）。

　一方，反抗挑戦性障害（ODD）とはCDの発達的，階層的前段階とされる。Loeberら（1991）は，CD治療の有効性の低さは，子どもが成長するに連れて人格が固定化し，問題行動に変化が生じにくくなるからであると述べている。

　ODD治療のためには，的確な診断が必要である。しかし，DSM-IVにおけるODD診断基準は，具体性に欠け，基準を満たすか満たさないかは判断しにくい印象がある。とくに，こうした行動障害の診断は，ある行動の有無を周囲の大人（主に母親）に医師が質問する形でなされることが多いが，回答者は専門家ではないがゆえに，同じ行動を観ていても回答が異なる可能性が生じる。この際，具体的で判断しやすい評価尺度があれば，その可能性をかなり軽減できると考えられる。さらにこれが自記式であれば，診断に先立つスクリーニング検査としても有用である。

　一方，過去の尺度は，反抗挑戦性を評価する項目が少なかったり，単にDSMの診断基準を並べただけで具体性に欠けるものであった。このため我々は，ODD診断の補助となる具体的で判断しやすい反抗挑戦性の評価尺度の作成を試みた（Harada, 2004）。

Ⅱ 尺度の作成

　予備面接を行いODDと診断された症例からの聞き取りをもとに，臨床的経験や他の反抗・挑戦性を測定する評価項目を参考にして反抗挑戦性評価尺度（Oppositional Defiant Behavior Inventory：ODBI）試案を作成し，未治療のODD症例と，年齢構成，性別の割合をマッチさせた一般児童にODBI試案を施行した。尺度の各項目について頻度順に四件法得点化し，2群をt検定を用いて比較し，候補となった質問項目のうち危険率の小さかったものを中心にODBI（資料参照）を完成させた。

　このODBIを新たな未治療の70例と一般児童799名に施行し，統計学的に妥当性と信頼性を検討した。結果は以下の通りである。

（1）対照のODBI得点は，性別による差違を認めなかった。
（2）妥当性
　　A．基準関連妥当性（併存妥当性）：対象の2回のODBI得点と，構造化面接におけるODD診断基準該当項目数との相関は順に$r=0.660$，0.659（$p<0.0001$），ADHD-RSに付属するODD-scale得点との相関は順に$r=0.725$，0.654（$p<0.0001$）であった。
　　B．分類妥当性：ADHD群のODBI平均得点は20.5（$SD=10.2$），ODD群の平均得点は33.3（$SD=11.6$），対照200名の平均得点は10.7（$SD=8.5$）であり，全群間で有意差を認めた（$P<0.0001$）。
（3）信頼性
　　A．内部一貫性：対象のODBI得点のCronbachのα係数は0.925と良好な結果を得た。
　　B．再現性：再テストを行い得た対象52例の一回目のODBI平均得点は29.0（$SD=12.6$），2回目のODBI平均得点は25.8（$SD=13.1$）であり，$r=0.820$（$P<0.0001$）であった。
（4）スクリーニング尺度としての妥当性
　　未治療の男児例56名と一般男児690名との比較においてODBIのカットオフ値を18〜23に変化させたときの感度と特異度の変化を図1に示した。この両者の交差する点から，カットオフ値は20点とするのが最適であると思われた。18〜23点をカットオフとした場合の陽性的中率と陰性的中率およびその値を用いた場合，対照中でODDと診断される割合を図1下部の表に示した（Harada, 2008）。

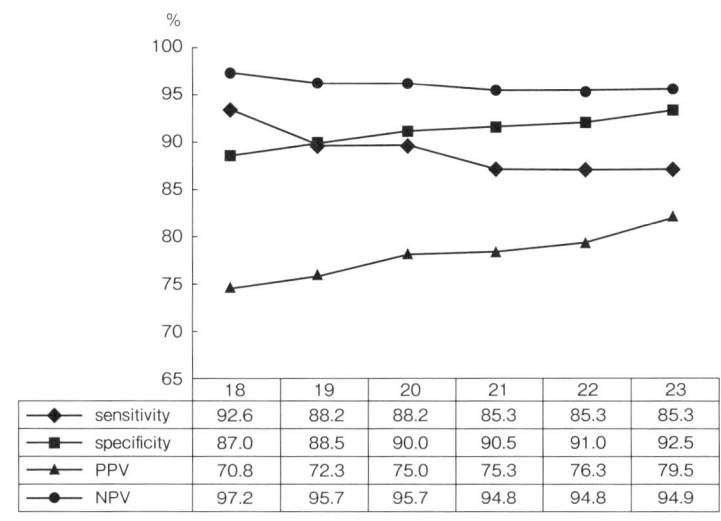

	18	19	20	21	22	23
sensitivity	92.6	88.2	88.2	85.3	85.3	85.3
specificity	87.0	88.5	90.0	90.5	91.0	92.5
PPV	70.8	72.3	75.0	75.3	76.3	79.5
NPV	97.2	95.7	95.7	94.8	94.8	94.9

Cut-off point

図1 OBDIの感度と特異度

同様に未治療の女児14名と一般女児109名の比較によるカットオフ値は19点であった。

Ⅲ　ODBIの意義

ODBIはODD診断の補助となり，また，同診断のスクリーニング尺度としても有用な評価尺度の開発を目指したものである。

この尺度の作成に当たっては，以下の3つの点に留意した。

1つ目は専門家ではない保護者が回答する際，判断しやすいことである。このため，質問項目は母親からの回答を元に具体的表現を心がけた。

2つ目は，頻度の判定がしやすいことである。DSMのODD診断は，ある反抗的行動が「しばしば」存在する場合に該当すると見なされることになっている。この場合，回答する人間によって判断する頻度の基準が異なることが推測される。本尺度は，行動の頻度をほとんどない，あまりない，しばしばある，いつもあるという4段階で回答するスタイルをとっているが，AngoldらのODD診断のための症状頻度カットオフ値に関する研究（1996）を元に，順に月1回以下，週1回程度，週2〜3回，週4回以上という具体的頻度が附記してある。

資料　ODBI 質問用紙（注意欠陥多動性障害診断治療ガイドラインより引用）

ODBI

氏名＿＿＿＿＿＿＿＿＿＿＿＿＿＿＿＿＿　年齢＿＿＿＿＿歳　性別（男／女）

この6カ月間のお子さまの様子についてお尋ねします。以下の行動はどのくらいの頻度で認められるでしょうか。当てはまるところに〇をつけてください。

	ほとんどない（月1回以下）	あまりない（週1回程度）	しばしばある（週2～3回）	いつもある（週4回以上）
1. 思い通りにならないとかんしゃくを起こす				
2. 注意されると口答えする				
3. 大人のいうことをきかない				
4. 他人が嫌がることをわざとする				
5. 自分の失敗を他人のせいにする				
6. ひがむ				
7. 兄弟や友達に意地悪する				
8. 考えや行動を否定されると口答えする				
9. 兄弟や友達をばかにする				
10. 劣等感を感じてイライラする				
11. 注意されると腹を立てる				
12. 意地悪されるとかんしゃくを起こす				
13. 自分の要求を通そうとする				
14. ひとの邪魔をする				
15. 自分が悪くても謝らない				
16. 思い通りにならないとイライラする				
17. 気に入らないと腹を立てる				
18. 恨みごとを言う				

　3つ目は，年齢による違いに配慮していることである。DSMのODD診断基準には「その問題行動が，その対象年齢及び発達水準の人に通常認められるよりも頻繁に起こる場合にのみ基準が満たされたと見なされること」という注意書きがある。しかし，これも専門家ではない保護者が回答する際には基準が解りづらい。正常対照に行った本尺度の得点は年齢・性別による差違を認めなかったため，対象の年齢・性別にかかわらず反抗挑戦性を評価でき，カットオフ値も1つで全年齢に対応できることが示された。

　本尺度は，統計学的に併存妥当性，分類妥当性，内部一貫性，再現性が良好であ

ることが示され，反抗挑戦性を計る尺度として適当であることが確認された。本尺度を臨床診断に併用することによって，ODDの診断がより的確なものになることが期待される。

Ⅳ　ODBIの使用法

本尺度の回答者は母親ないし母親代理者とする。これは，母親が一番患児の反抗挑戦性を判断しやすいと考えたからである。測定可能な年齢は6歳から15歳である。

使用者は，ほとんどない＝0点，あまりない＝1点，しばしばある＝2点，いつもある＝3点と配点し，単純に合計点を算出する。

本尺度の感度と特異度の検討からODDと判断するカットオフは20点と定めるのが最適であると考えられた（図1下表）。

文　献

American Academy of Child and Adolescent Psychiatry (1997) Practice parameters for the assessment and treatment of children and adolescents with conduct disorder. J Am Acad. Child and Adolesc. Psychiatry 36 (Suppl.)；122S-139S.

Harada Y, Saitoh K, Iida J, Sakuma A, Imai J, Iwasaka H, Hirabayashi M, Hirabayashi S, Yamada S, Uchiyama T, Ohta S & Amano N (2004) The reliability and validity of the oppositional defiant behavior inventory. European Child & Adolescent Psychiatry 13；185-190.

Loeber R, Lahey BB & Thomas C (1991) Diagnostic conundrum of oppositional defiant disorder and conduct disorder. Journal of Abnormal Psychology 100；379-390.

2 素行障害の医学的診断基準と評価尺度

b) 評価尺度および心理検査

④知能検査

田崎美佐子
杉並区子ども家庭支援センター／元東京都北児童相談所

　逸脱行動があった場合その背景として，知的能力の水準，学習到達度との差，認知構造の特徴などが考えられる。知能検査の結果わかった特徴から，それぞれの行動への関連が分析され，発達障害などの併存障害の診断の基礎となる。

　診断のための情報としてだけではなく，今後の治療プログラムを決めるうえでも発達状況の診断は大きな要素となる。

I　知能検査の種類

　知能検査の種類には，集団検査と個別検査があるが，集団検査は主にスクリーニングを目的として行われることが多い。知能検査実施の目的が知能の測定にあることはもちろんだが，一定の課題による統制された条件下での行動観察をすることも大きな目的であり，この場合個別検査を実施したほうが得られる情報は多い。

　主に使われている個別検査は以下のようである。

　　　ビネー系　　　田中ビネー知能検査（2歳〜成人）
　　　ウェクスラー系　WPPSI（3歳10カ月〜7歳1カ月）
　　　　　　　　　　WISC-III（5歳〜16歳11カ月）
　　　　　　　　　　WAIS-III（16歳〜89歳）

　ビネー法は知能の全体的発達水準を見るために有効な検査である。精神発達年齢が出るので，被検査者の教育的処遇には役立つことが多い。ウェクスラー検査では言語性IQ，動作性IQ，全検査IQが算出される。下位検査ごとのばらつきや群指数を分析していくことで，被検査者の知的構造を捉えることができる。素行障害の

場合は WISC-III を実施することが多い。

II　検査結果の解釈

1. 行動観察
　検査中に行動観察を行い，検査に向かう態度や反応の仕方の特徴を記録する。
　意欲，不安，自信の有無，テンポ（せっかち，のんびり），検査の初めと終わりでの取り組みの差，注意集中度，粘り強さなどをみる。行動特徴をつかみ，力を十分発揮したと言えるか，検査結果が妥当であるか，などを検証する。

2. 誤答の分析
　誤答の場合どのような間違え方をしているのかを見る。意欲や自信がなく，あまり考えないですぐ「わからない」と答えてしまう傾向は，素行障害の事例ではよくみられる。緊張が強い場合は検査の初めに誤答が多く，集中が弱いと後半の間違いが増えるということもある。時間制限のある課題になると得点が低い場合もある。まったく違う回答をしている場合と，惜しいところで正解には届かないがおおむね理解はできていると思われる場合とでは，結果として出た数値は同じでもとらえ方は異なる。

3. 測定数値の解釈
　ウェクスラー式知能検査によって算出される IQ は，各被検査者の得点を，その被検査者が属する年齢群のなかで比較して IQ を求める，偏差 IQ である。つまり，被検査者が所属する年齢群における被検査者の相対的位置を示す。
　WISC-III では各下位検査の粗点から年齢に応じて評価点を算出する。下位検査評価点を元に言語性 IQ，動作性 IQ，全検査 IQ が算出される。それぞれの IQ についてパーセンタイル順位と信頼区間が示される。

4. WISC-III 検査結果解釈の進め方
［1］全検査 IQ
　全体の知的水準は以下のようにとらえる。

　　　IQ130 以上　　非常に優れている
　　　IQ120 〜 129　優れている

IQ110 〜 119　　平均の上
IQ90 〜 109　　 平均
IQ80 〜 89　　　平均の下
IQ70 〜 79　　　境界線
IQ69 以下　　　 知的障害

　言語性 IQ と動作性 IQ の差が大きいときは，単純に全検査 IQ の解釈をすることはできず注意を要する。

[2] 言語性 IQ と動作性 IQ
　両者の差がおおむね 13 点以上のときは有意差があると考える。
　有意差があった場合は，言語的知能と非言語的知能の差，聴覚音声処理過程と視覚運動処理過程の問題，時間切迫の影響などを考える。

[3] 群指数
　言語理解，知覚統合，注意記憶，処理速度の 4 つの群に分け指数が算出される。言語性 IQ・動作性 IQ 以上に大切で，群指数間での個人内差の解釈が重要となる。
　「言語理解」は言語の能力水準を表す。言語表現，言語概念化，抽象的概念の言語操作，言語概念形成，言語的推理などの能力を含む。
　「知覚統合」は視覚や視覚運動に基づく知覚や認知の能力である。視覚的処理，空間，図形の認知，同時処理の能力を含む。
　「注意記憶」は聴覚的短期記憶，実行処理，視覚化の能力を表す。
　「処理速度」は処理速度，視覚的短期記憶の能力である。数を扱う能力や継次処理の能力は，「注意記憶」「処理速度」の両方に含まれる。

[4] プロフィール分析
　下位検査評価点の平均を出し，個人内で平均より高い検査・低い検査を取り出し，それらの下位検査に共通する能力・影響因を見つける。影響因としては，動機付け，熟考性，不安，転導性，注意の範囲，集中，興味などがある。
　以上の手順で個人内差の分析を行い，発達の特徴を明らかにしさまざまな行動への影響や関連性について解明していく。

Ⅲ　素行障害によくみられるパターン

1．従来の研究から

　従来，素行障害と知能との関連では，低い知的能力や学習障害を有する子どもの割合の多いことや，言語性能力や非言語的な推理する能力の低さを示す子どもの割合の多いことが指摘されている（Tramontana & Hooper, 1997）。例えば，知的能力に関しては，児童相談所の非行相談に関する全国調査（犬塚，2005）では，普通知54％，境界知16％，精神遅滞5％，不明22％という値が示され，境界〜遅滞域の割合の多さが窺われる。それらのIQの特徴に加えてAndrews & Bonta（2003）は，社会的・実際的知能の遅れを指摘しており，具体的には道徳的な理由づけの遅れ，対人認知スキル（自己コントロール，他者の理解，共感性など）の乏しさ，自己中心性があげられている。

2．児童相談所での経験から

　反社会的問題行動をもつ子どものなかでも，主に14歳未満の低年齢の子どもを対象としている児童相談所では，知能検査の結果において以下のようなパターンがよくみられる。

［1］指数全体が低い（境界線級から軽度障害）

　推理力・概念形成が未発達で判断力に乏しい。見通す力や内省力が弱く，逸脱行動にいたる経過も，場当たり的か他者に引きずられての行動が多い。

［2］言語性IQ＞動作性IQ

　群指数で見ると言語理解より知覚統合が劣るタイプである。

　動作性課題が苦手な理由は，非言語的推理能力の弱さ，有意味刺激の視知覚認知が弱く抽象的刺激の視知覚認知が強い，視覚的情報処理能力の弱さ，短期記憶の弱さなどである。例えば言葉の理解はよくても表情や語調など言外の読み取りが悪いことはよく見られる。

　言語性能力が高い群のなかでも，知識の習得や抽象的概念理解は得意だが実際的理解は悪く非言語的な力が低いタイプ（A）と，言語性IQのほうが高いとはいっても具体的思考がよいために，言語概念形成や複雑な言語指示の理解は悪いタイプ（B）がある。

　対人的トラブル（他人をいらだたせる，他人のせいにするなど）はAのタイプの

ことが多い。素行障害の事例ではBのタイプのほうが多く見られる。

[3] 言語性IQ＜動作性IQ

　動作性優位で，答えることや話すことが苦手，言語的知識の不足，視覚的手がかりが強いことが特徴である。学習の積み重ねがないために言語性課題得点が低くなることも多い。動作性優位でも非言語的推理能力は弱い場合もある。

　従来非行少年はこのタイプが多く，言語的スキルが乏しいと言われている。

[4] 言語性動作性に有意味レベルの差はない

　言語性IQと動作性IQに差はなくても下位検査のばらつきが大きいことが多い。プロフィール分析を行い具体的行動との関係を見ていくと，以下のような例が多く見られる。

- 聴覚的短期記憶が弱いために言われたことをすぐ忘れてしまう
- 社会的理解が弱いために場面の流れが読めない。集団行動が苦手である。
- 言語概念化が弱いためにことばのみでは十分にコミュニケーションが取れない。
- 推理能力が弱いため初めての課題で戸惑うことが多い。
- 流動性能力が弱いため状況の変化に臨機応変に対応することができない（流動性能力：過去の学習経験だけでは対応しきれないような新しい状況や未知の問題に対して柔軟に適応する能力）。
- 場依存型の認知様式のため，対象を認知する際に既存の枠組みや周囲の状況の影響を受けやすい。自発的に事態を構造化したり自分にとって処理しやすい状態に変換することが不得手である。

付　記

2011年1月WISC-IV日本語版が刊行された。WISC-IIIからの主な変更点を以下にあげる。

検査項目：一部削除，新検査追加
評　価　法：全検査IQと4つの指標得点の算出
　　　　　　言語性IQ，動作性IQの廃止
　　　　　　「群指数」は「指標得点」となり，「知覚統合」は「知覚推理」，「注意記憶」は「ワーキングメモリ」に名称変更

文　献

- Andrews DA & Bonta J (2003) The Psychology of Criminal Conduct. Third Edition. Cincinnati, OH : Anderson Publishing.
- 藤田和弘ほか編 (2005) WISC-III アセスメント事例集. 日本文化科学社.
- 犬塚峰子 (2005) 児童相談所における非行相談 —— 非行相談に関する全国調査から. 現代のエスプリ 462 ; 117-129.
- Michael G Tramontana Stephen R Hooper Handbook of Clinical Child Neuropsychology second edition. Chapter6 Edited by Celil R Reynolds and Elaine Fretcher-Janzen
- Tramontana MG & Hooper SR (1997) Neuropsychology of child psychopathology. In : CR Reynolds & E Fretcher-Janzen (Eds.) Handbook of Clinical Child Neuropsychology. Second Edition. New York : Plenum Press, pp.120-139.
- 日本版 WISC-III 刊行委員会 訳編 (1998) WISC-III 知能検査法. 日本文化科学社.

2 素行障害の医学的診断基準と評価尺度

b) 評価尺度および心理検査

⑤人格検査　Ⅰ テストバッテリー

今村洋子
OSSサービス株式会社（播磨社会復帰促進センター社会復帰促進部）

　顕在的な行動指標に基づいて診断される素行障害は，それだけではその背景にある発達的な問題や人格構造，精神力動を説明せず，治療についての指針も示さない。DSM-IVの診断基準によって同じ類型の素行障害と認められたとしても，抱えている問題は個々人で違っており，当該少年にとって素行障害の診断基準を満たすということが臨床上どういう意味を持つのかについて知るためには，情報源をほかに求めなければならない。そのようなときに，信頼し得る情報源のひとつが人格検査である。Kelly（1997）は，思春期の青少年を対象とする臨床では，発達的な視点をもった力動的なアプローチが診断上・治療上有用な豊かな情報を与えるとし，そのための手法として心理検査の重要性を指摘して「信頼性・妥当性のある心理検査は，DSM-IVの提供する静的で一次元的な素材を，多次元的で力動診断的な複合体に変換するレンズの役割を果たす」と述べている。

　DSM-IVの素行障害の診断基準は，他者や動物，他者の所有物に対する暴力的，破壊的行動，他者を欺き，操作し，他者の所有物を掠め取るといった屈折した攻撃的行動，そして社会規範からの逸脱行動からなっているが，これらは行為者の他者や社会，世界とのかかわり方，そして攻撃性や破壊性の程度と質およびその制御と表出にかかわる自我機能あるいは社会的認知を反映している。したがって素行障害に適用する心理検査は，自己と自己を取り巻く世界に対して抱いているイメージ，とりわけ攻撃性，破壊性や対象関係の在り様を鋭くとらえることができるものであることが求められる。

　特に反社会性パーソナリティ障害に発展していくことが懸念されるような重症の素行障害については精査が望ましく，その場合には上記した人格の側面を基本的な構造として示してくれるロールシャッハ法と，より現実的，具体的に示してくれるTAT（絵画統覚検査）を組み合わせるのがもっとも適当と考えられる。未構造のイン

クのしみに対する反応を求めるロールシャッハ法では外界へのかかわり方の様式，現実検討，衝動統制，感情調節，認知機能，防衛・適応機制についての情報が得られ，人間反応や動物反応には対象表象も示される。より構造化された場面についての物語を求める TAT では，より具体的に自己，他者，社会，世界をどうとらえ，どうかかわっているのか，現実およびイメージとしての自己と外界との関係が示される。

Gacono & Meloy（1994）は，将来反社会性パーソナリティ障害に発展する可能性の高い 13 歳から 17 歳の素行障害児 100 名に対して実施したエクスナー法によるロールシャッハデータの特徴を，健常児と比較して次のように指摘している。

① 60％程度がハイラムダスタイル（F％が高い）で，問題解決に際してのアプローチは短絡的である。
② 心的資質（EA＝SumM＋SumC）に乏しいにもかかわらずストレス耐性（D スコア）は普通域にある。
③ 感情調節は貧弱である（FC＜CF＋C）。
④ 対人関係面では，40％近くが協調的運動（COP）を出さず，怒りや反抗を示す空白反応（S）が多いが，予期に反して攻撃反応（AG）は低めである。AG が少ないことについては，攻撃衝動が自我親和的で，葛藤なしに行動化されているためと解釈できる。また，孤立指標が高く，純粋人間反応が少なく，H＜（H）＋Hd＋（Hd）と部分対象が優勢であり，社会的に孤立していて他者への関心が乏しく，対人関係態度は現実に立脚したものではなく，対象表象の統合がなされていない。さらに 80％程度の者が Kwawer（1980）の原始的対人関係様式反応を少なくとも 1 個は出しており，境界例的な精神力動の存在が裏付けられる。材質反応（T）がない者が多く，愛着能力が低い。
⑤ 自己知覚面では，他者より自分を否定的に認知する者が多く（自己中心性指標＜0.33），自己損傷感を示す不快な内容（MOR）も 70％近くに現れる。
⑥ 思考面では，人間運動知覚の際の現実吟味の悪さを示す M−が 50％の者に現れ，空想への退却（Ma＜Mp）も 30％程度に認められ，健常児を上回る。原始的な欲求状態への気付き（FM）は少ない。
⑦ 認知面では，慣習的な認知（P）は健常児より若干少ない程度だが，現実吟味（X＋％，X−％）はかなり阻害されている。

以上のアメリカでの知見が文化的背景の異なる日本でも該当すると即断することはできないが，同年齢の少年鑑別所および少年院に収容されている少年（105 名）

を一般中学生（87名）と比較した今村ほか（1994）は，上記①，②，③，また，FMが少ない点について同様の結果を得ており，両群を大きく分けているのは非行群のハイラムダと一般群の警戒心過剰であるとしている。同じデータを用いてさらに詳細な検討を加えた寺村（1997）は，エクスナー法の人格機能クラスターから40変数を選んで探索的因子分析を実施し，8因子を抽出して非行群と一般群を比較し，一般群は他者評価をかなり気にして行動するのに対し，非行群は他者評価に無頓着に行動する傾向がある，一般群が慣習的な認知をせず個人的な世界に退避して自己主張するのに対し非行群はさほど屈折した認知をしない，一般群は刺激過負荷状態でストレスに曝されているのに対し非行群はストレス面ではむしろ鈍感でストレスを抱え込まず，これが見かけのストレス耐性の高さとして示される，一般群が対人的関心や興味の幅が広く非行群は狭いといった特徴を引き出している。なお，標本数は少ないが，15名の非行中学生を健常中学生のデータと比較した浅野（2005）も，ラムダが高いこと，M, SumCが少ないが，FMの少なさはより際立っており，そのためにDスコアが高くなっていること，FC＜CF＋Cであることについて，Gacono & Meloy（1994），今村ほか（1994）と同様の結果を得ている。内的な衝動や緊張への気付きが乏しく，刺激や状況を単純化し，現実を自分の都合のよいように解釈してより直接的に欲求充足を図りやすい傾向が共通して認められる。

　対象表象や防衛機制を理解するためには，上記のような解釈のための変数の検討とともに，反応ひとつひとつを継起的に詳しく検討することが重要である。Gacono & Meloyの分析でも触れられているKwawerの原始的対人関係様式，原始的防衛（馬場，1983），また，Urist（1977）によって開発された対象表象スケールMOA（The Mutuality of Autonomy Scale）などが参考になる。MOAは，すべての運動反応について，1：肯定的，共感的で分離し，かつ自律的な関係性，2：自律性は損なわれていないが，関係は平行的で明らかな相互性にまでは至らない，3：自律性の喪失が現れ，もたれる，ぶらさがるなど外的な支えを必要としていることが示唆される，4：一方が他方の鏡映や影として描かれ，自律性，相互性の喪失が大きくなる，5：自律性への侵襲，分離を保つ能力の欠如を伴う悪意に満ちた支配のテーマ，6：自律性への著しい侵襲，悪意に満ちた一方的で破壊的な攻撃と支配，7：統制を超えた圧倒的な被支配に特徴付けられた関係性という，連続線上の7ポイントの順序尺度に沿って，自己－他者の分化度と共感的な関係性を評定するものである。平均MOA，最頻値MOA，最高対象表象スコア，最低対象表象スコアを検討することで，対象表象についての多くの情報が得られる。

　TATでは，その人の世界へのかかわり方，対象表象や防衛機制，攻撃性の在り様，

社会的な枠組みや規範への態度などがより具体的に示され，ロールシャッハ法と併せて実施することがきわめて有用である。重症の素行障害では，語られた物語中の対人関係や人物像のなかに，投影性同一視，理想化と脱価値化，分裂といった原始的防衛が示されることが多く，方向の定まらない激しく破壊的な攻撃性が示されることもある。

　TAT にはロールシャッハ法のような定式化された分析枠はないが，素行障害の精神病理をとらえるうえで有効と考えられるものに，Westen ら（1985）による対象関係論と発達論的認知心理学にもとづいた「社会的認知と対象関係スケール」（SCORS：The Social Cognition and Object Relation Scale）がある。このスケールは，①人物表象の複雑性（自己と他者をどの程度分化させ，複雑な動機と主観的体験を持つ心理的存在としてとらえることができるか），②対人関係パラダイムの情緒的色合い（対人関係をどの程度迫害的で脅威的なものとみなすか，どの程度安全で互恵的なものとみなすか），③対人関係および道徳基準への情緒的投入の能力（他者との関係がどの程度手段としてよりは目的として描かれるか，どの程度他者への深い関心と共感性をもって他者の権利や欲求を尊重した倫理的判断ができるか），④社会的因果関係の理解（人物の行動，思考，感情，意図には複雑な因果関係があることをどの程度理解し，論理的に適切に説明するか）の4側面について5段階で評定する。病理性の高い素行障害ではいずれの側面でも低いレベルにとどまることが多い。

　ロールシャッハ法や TAT は，治療教育の前後で施行することによって治療効果を測るために用いることができる点でも有用だが，MOA や SCORS の評定の変化もその測度として有効と考えられる。

文　献

浅野正（2005）14章　少年非行．In：小川俊樹，松本真理子 編：子どものロールシャッハ法．金子書房, pp.207-222.

馬場禮子（1985）境界例 ── ロールシャッハテストと精神療法．岩崎学術出版社．

Gacono CB & Meloy JR (1994) The Rorschach Assessment of Aggressive and Psychopathic Personalities. Lawrence Erlbaum Associates, Publishers.

今村洋子，藤岡淳子，寺村堅志，紀恵理子（1994）ロールシャッハテストによる中学生非行少年の人格特徴に関する研究．犯罪心理学研究第32巻特別号；98-101.

Kelly FD (1997) The Assessment of Object Relations Phenomena in Adolescents. Lawrence Erlbaum Associates, Publishers.

Kwawer JS (1980) Primitive interpersonal mode, borderline phenomena, and Rorschach content.In：J Kwawer, A Sugarman, P Lerner & H Lerner：Borderline Phenomena and the Rorschach Test. New York：International Universities Press, pp.89-109.

Orist J (1977) The rorschach test and the assesment of object relations. Journal of Personality Assessment 41 ; 3-9.

寺村堅志 (1997) 中学生非行少年のロールシャッハ反応類型に関する基礎研究. 筑波大学大学院修士課程修士論文. 未公刊.

Western D, Lohr N, Silk K, Kerber K & Goodrich S (1985) Social Cognition and Object Relations Scale (SCORS) : Manual for coding TAT data. Department of Psychology, University of Michigan at Ann Arbor.

2 素行障害の医学的診断基準と評価尺度

b) 評価尺度および心理検査

⑤人格検査　Ⅱ リスクアセスメント

寺村堅志
法務総合研究所

Ⅰ　はじめに：素行障害少年に対するリスクアセスメントの必要性

　少年刑事司法機関や児童福祉機関に係属する非行のある少年の多くは，素行障害（以下，「CD」と略記）の診断基準に該当するが，CD診断基準に該当する少年は，病因が明確な特定疾患の罹患者集団のように等質な集団ではなく，彼らの非行のパターンや予後もさまざまな経過をたどり，非行の克服を含め健全育成の推進のために必要とされる介入も一様でない。全国の少年鑑別所に収容された非行少年約1,500名を対象にCDやCDの関連障害等について包括的に検討した調査（近藤ほか，2004a, 2004b, 2004c）によれば，CD診断基準該当者は少年鑑別所入所者では半数を超え（56％），発症型と予後との関係では，小児期発症型は青年期発症型に比べ，粗暴・非粗暴行動の双方で有意に多くの問題行動歴があり，少年院収容による矯正教育を経ても，より再非行しやすい傾向にある。また，CD該当少年のリスク要因を家庭や友人関係から見ると，小児期発症型CD少年は家庭や交友関係面での問題をより多く抱え，反社会的パーソナリティ障害などのDSM-IV-TRのクラスターB群の特徴に共通する特徴をより高い割合で持つという（これに関連する海外の各種調査所見の概要は，Farrington, 2008 ; Moffitt et al., 2008に詳しい）。この一連の調査結果は，全般的にはCD診断基準該当少年の中でも小児期発症型（Moffittのいうlife-course/childhood-onset persistent typeに相当）は概して高リスク高ニーズの対象者であり，よりインテンシブな介入が必要とされるという従来からの知見を支持するとともに，類型論的障害カテゴリーとしてのCD診断の該当性のみに着目するだけでは対象者にふさわしい処遇の選択や有効な支援に結びつかないことを示唆している。

　非行臨床実務では，非行の再発や持続に寄与する資質・環境面のリスク要因およ

び非行の抑止や低下につながる保護要因ならびに処遇の重点課題となる対象者のニーズを，生物・心理・社会の各次元から多面的に分析・評価し，再非行防止や健全育成推進に資する介入計画を策定・実施することが求められる。他方，CDのある少年を含め非行少年の処遇は，少年司法や児童福祉領域の関係法令に基づく各種処分や措置などの形で処遇の大枠が定められ，介入可能な期間のタイムフレームや供与できる人的・物的資源にも制約がある。また，適正な判断を誤れば，非行の続発により社会的被害や本人の不適応を増悪させることにつながったり，もともと対象者に必要のないような過剰な介入によって，対象者の問題をかえって深化させてしまったり，その人権を不当に制限・侵害してしまう可能性もある。このため，対象者の評価では，対象者の特質を的確に捉え，選択する介入にめりはりをつけて発達や適応促進の観点から最大限の効果をめざすと同時に，非行の再発によって生ずる潜在的な被害を最小限に防止し，社会の安全増進に寄与する責務を果たすことが求められる。

　以上のような多様な要請に対処するための一助となる方法が，構造的なリスクアセスメントによる対象者評価であり，これを基盤とする処遇の実践である。リスクアセスメントは，近年，非行少年や犯罪者処遇分野における科学的な根拠に基づく実務（Evidence-Based Practice：EBP）が推進されるに伴い，諸外国では非行少年や成人犯罪者のアセスメントの重要な一要素として位置づけられている。我が国においては，成人の性犯罪者処遇分野で，カナダの認知行動療法をベースにした処遇をモデルとしたことにより，そのアセスメントの一環として構造的なリスクアセスメントが初めて導入され（橋本，2006），少年非行の実務分野でも導入に向けた関心が高まり（高野ほか，2006），以下に見るように導入に向けた本格的な動きも始まっている。そこで，ここでは，構造的な評価ツール利用によるリスクアセスメントの基本的な考え方，評価ツールの例，本邦における動向や課題について概括的に紹介する。

Ⅱ　リスクアセスメントの基本的な考え方

　カナダのAndrewsらは，非行少年や犯罪者処遇の分野において，1990年代初頭から客観的なリスクアセスメントツールによる評価法および再犯リスクの低減に焦点づけた治療的介入を中心に据えた犯罪者処遇の考え方を提唱し，実務に定着させた（Andrews & Bonta, 2006）。彼らは，犯罪者処遇分野における評価研究などの実証的知見から，再非行や再犯に寄与するリスク要因を特定し，非行や犯罪の前歴のよう

な履歴的で固定的なリスク要因（＝静的リスク：static risk）と治療的介入によって修正可能で可変性のあるリスク要因（＝動的リスク：dynamic risk これは処遇のターゲットにもなるため特に犯罪生成（犯因性）ニーズ，criminogenic needs ともいう）を区別して評価することが予後の予測や介入計画を建てる上で重要であると主張している。さらに，リスク・ニードの高低の水準に応じ介入密度を変え（＝リスク原則），非行や犯罪の生起や再発に関連性の高い動的リスク（犯罪生成ニーズ）の低減に焦点づけた介入プログラムを重点的に行い（＝ニード原則），その効果を高めるために対象者の認知・学習スタイルにマッチした処遇を行うこと（＝反応性（処遇応答性）原則）が，再犯低減や社会復帰促進に効果的な処遇の推進につながるということを確認してきた。このリスク・ニーズ・反応性の3原則に基づく処遇は，RNR（Risk-Needs-Responsivity）モデルの処遇と呼ばれる（Bonta & Andrews, 2007）。

　彼らは，メタアナリシスによる評価研究の知見から，一般再犯を支える主要な4大リスク（Big 4）は反社会的行動履歴，低い自己統制やサイコパス傾向に代表される反社会的な人格パターン，反社会的認知，反社会的な仲間関係であり，これに加えて，家庭や婚姻のとの絆の弱さ，学校・仕事への定着度の低さ，余暇活動の問題，物質乱用を合わせたものを中心的8リスク（Centrtal 8）と呼び，LS/CMI などのリスクアセスメントツールの評価・介入策定領域として重視している（Andrews et al., 2006）。なお，Andrews らのアプローチでは，基本的に個人を評価・介入の単位としているが，少年非行防止の公衆衛生モデルのアプローチでは，疫学的な知見をもとに評価や介入の単位を個人から個人を取り巻く環境（家庭，学校，同輩集団や地域社会）にまで拡張した評価や介入プログラムも広範に試みられている（Loeber & Farrigton, 1998）。このようにリスクの分析範囲に応じて評価の仕方に差異があるものの，非行少年の処遇分野では北米地域を中心にリスクアセスメントを包括的なアセスメントの一部に組み込んで評価を実施し，処遇を策定・実施する方式が浸透している（Hannah-Moffat & Maurutto, 2003）。例えば，治療的な介入の選択においてYASI（Youth Assessment and Screening Instrument）という保険統計的なリスクアセスメントツールでリスク水準のスクリーニングを行った後，ハイリスクな対象者には精密な評価を実施し，より濃密な介入を多次元的に行うマルチシステミックセラピー（MST）の受講を指定し，中リスク程度であれば攻撃性置換訓練（ART）で対処スキルの改善を図るというようなプログラム配分が公的処遇制度のなかに組み込まれるようになっている（Barnoski, 2004；Savignac, 2010）。

Ⅲ　リスクアセスメントツールの具体例

　対象者の再非行の可能性や予後に関する見立ては，従来から専門家による非構造的な臨床的判断によって行われてきたが，この手法による判断は，構造化面接などで注視点を明確に定めた構造的な臨床判断や再犯確率の推定ができる保険統計的リスクアセスメントツールによる評価より予測力が劣るとされる。対象者のスクリーニング的な評価のために，信頼性や予測妥当性などの検証を済ませたリスクアセスメントツールを使用することは，処遇選択に関する意思決定の信頼性や質を向上させ，より適正な介入の実施や資源の活用につながり，判断の透明性やアカウンタビリティを向上させることが期待される。

　表は，少年非行の実務分野で用いられている各種リスクアセスメントツールのうち，海外の機関が一定の評価基準を設け妥当性がある評価ツールとして認証したものの例である（Risk Management Authority, 2007；Scottish Centre for Crime and Justice Research, 2007）。紙幅の都合により，各ツールで評価する変数の構成などを詳しく説明することは差し控えるが，表に見るように各ツールは，性非行や暴力非行などの評価領域ごとにそれぞれふさわしいものがあるので，評価目的を考慮して使用する必要がある。また，少年の場合，発達的に可塑性に富み介入により変化しやすいことからリスク評価は定期的に行うことが必須である。また，リスクアセスメントツールには，リスク要因のみならず非行の抑止に資する保護因子の評定まで含めているものもあるが，包括的なアセスメントのなかでは，その有無にかかわらず，ストレングスやレジリエンスなど長所を伸ばす視点も欠かせない（Ward & Maruna, 2007）。さらに，評価の結果は，対象者や家族，介入に関わる関係機関等で差し支えない範囲で情報を共有し，協働的に治療的介入やリスクマネージメントに活用していくことが望ましい。

Ⅳ　本邦における現状と課題

　リスクアセスメントツールによる対象者の評価は，構造化面接法による評価と同様に，必要な情報を組織的・系統的に収集し，対象者のリスク水準や重点的な介入領域がどのような布置をなしているかを把握するのに有用であり，CDのある非行少年や各種の発達障害のある非行少年の包括的なアセスメントの中にも組み込み介入計画策定や効果検証などに活用することが望ましいと筆者は考えている。しかし，既存のリスクアセスメントツールは欧米圏で開発されたものであり，市販ツールの

表 海外の少年非行実務分野で用いられているリスクアセスメントツール例 *

ツール名	開発者	領域	説明
ASSET**	Youth Justice Board (2000)	非行一般	連合王国（イングランド・ウェールズ）の非行少年処遇チームYOTの再非行リスクなどの評価ツール（10〜18歳に適用、再非行予測には非行歴などの静的リスク評価ツールであるOGRS3を併用）。また、非行に進展する可能性のある少年の二次予防的評価にはONSETというツールが、性非行の評価にはAIMというツールが利用される。
EARL20B EARL21G	Augimeri et al. (2001)	非行一般、暴力非行	低年齢児童（6〜12歳）の反社会的行動評価ツール。家庭・児童・処遇応答性の3領域（男子用20項目、女子用21項目から構成、女子用は、養育者との関係（男子では権威との接触）、性的発達）を評価。
ERASOR Ver2.0	Worling & Curwen (2001)	性非行	性非行少年用（12〜18歳）評価ツール。5領域（性的関心・態度・行動、性暴力履歴、心理社会的機能、家庭・環境機能、治療）25項目のリスクを評価。
J-SOAP II***	Prentky & Right-hand (2003)	性非行	性非行少年用（12〜18歳）評価ツール。4領域（性欲動、衝動・反社会的行動、介入、地域社会内安定・適応）28項目を評価。
PCL/ YV****	Forth, Kosson & Hare (2003)	非行一般、性非行、暴力非行	HareのPCL-Rの少年版（12〜18歳）。構造化面接により20項目を評定（もともとリスクアセスメントツールとして開発されたものではないが、再非行リスク査定にも妥当性を有する）。
SAVRY	Bartel, Forth & Borum (2002)	暴力非行	HCR-20にならった少年用（12〜18歳）暴力リスク評価ツール。リスク3領域（履歴、社会・生活環境、臨床変数）24変数および保護要因6変数を評価。
YLS/ CMI*****	Hoge & Andrews (2002)	非行一般	AndrewsらのLSI-Rをモデルにした少年版（12〜17歳）リスク評価ツール。8領域（非行歴、家庭・養育状況、教育・雇用、仲間関係、物質乱用、余暇、人格・行動、態度・志向）42項目を評定。

* * 邦文による紹介は、菅野（2003）を参照。
* * * このツールの本邦試行例は、藤岡（2006）、大江（2007）参照。
* * * * このツールの本邦における研究利用例は、松本ほか（2006）参照。
* * * * * このツールの日本語版の検証作業については、森ほか（2010）参照（なお、森は日本語版の資料を実務家や研究者に提供している）。

場合は、事前の研修受講義務等の資格要件を充足することが必要となるものや、評定領域や項目によっては本邦の社会制度等の文脈に置き換えて評定を行わなければならないものも多く、本邦での信頼性や妥当性の確立に向けた検証を行う作業が欠かせない。

上述のように，最近では，欧米で広範に用いられているリスクアセスメントツールの日本語版を用いて，データ収集と信頼性・妥当性，処遇効果などの検証をする研究が徐々に増えてきているほか，法務省が所管する少年矯正施設（少年院・少年鑑別所）においては，我が国独自の非行少年用リスクアセスメントツール開発と標準化に向けた作業が進められている。欧米圏のツールの日本語版の標準化は，CDの特徴などについて同一のものさしによる通文化的比較を可能にし，Moffittら（2008）が指摘しているCDに関する性差・文化差など未解明の研究上の課題にさまざまな示唆を与える可能性がある。また，日本に固有の状況等を踏まえ独自のツールを開発しようという試みも，標準的なものさしの導入により，リスクの布置や処遇経過のモニタリングを通じて系統的で客観的なデータ収集が効率的にできることにより，少年非行問題に関わる機関内外のコミュニケーションや共通理解が促進され，より良い処遇選択や介入の実現につながる可能性をもたらすことが期待される。

付　記

本稿は，2006年に執筆した原稿を骨子とし，以後の動向などを踏まえ若干の修正を加えたものである。

文　献

Andrews DA & Bonta J (2006) Psychology of Criminal Conduct. (4th Ed.). Lexis/Nexis.
Andrews DA, Bonta J & Wormith SJ (2006) The recent and near future of risk and/or need assessment. Crime & Delinquency 52 ; 7-27.
Augmeri LC, Koegl C, Webster C & Levene K (2001) The Early Assessment of Risk List for Boys (EARL-20B). Version 2. Earlscourt Child and Family Centre.
Barnoski R (2004) Assessing Risk for Re-offense : Validating the Washington State Juvenile Court Assessment. Wahington State Institute for Public Policy.
Bartel P, Forth A & Borum R (2002) Structured Assessment of Violence Risk in Youth (SAVRY). Specialized Training Services.
Bonta J & Andrews DA (2007) Risk-Need-Responsivity Model for Offender Assessment and Rehabilitation. Public Safety Canada.
Farrington DP (Ed.) (2008) Integrated Developmental and Life-Course Theories of Offending. Transaction Publishers.
Forth A, Kosson D & Hare R (2003) The Psychopathy Checklist-Youth Version (PCL-SV). Multi-Health Systems.
藤岡淳子（2006）性暴力の理解と治療教育．誠信書房．
Hannah-Moffat K & Maurutto P (2003) Youth Risk/Need Assessment : An Overview of Issues and Practices. Dept. of Justice Canada.
橋本牧子（2006）刑事施設における性犯罪処遇プログラムについて．犯罪と非行 149 ;

46-60.

Hoge RD & Andrews, DA (2002) Youth Level of Service/Case Management Inventory (YLS/CMI) User's Manual. Multi-Health Systems.

ロバート・D・ホッジ，D・A・アンドリュース［菅野哲也 訳］（2011）非行・犯罪少年のアセスメント．金剛出版．

Loeber R & Farrigton DP (1998) Serious and Violent Juvenile Offenders : Risk Factors and Successful Interventions. Sage.

松本俊彦，岡田幸之，千葉康彦，安藤久美子，吉川和男，和田清（2006）少年鑑別所男子入所者におけるアルコール・薬物乱用と反社会性の関係―Psychopathy Checklist Youth Version（PCL：YV）を用いた研究．日本アルコール薬物医学会誌 41；172-187.

Moffitt TE, Arseneault L, Jaffee SR, Kim-Cohen J, Koenen KC, Odgers CL, Slutske WS & Viding E (2008) Research review : DSM-V conduct disorder : Research needs for an evidence base. J Child Psychology & Psychiatry 49-1 ; 3-33.

森丈弓，高橋哲，菅原健一，丸山もゆる，相澤優，石黒裕子，内山八重，小野広明，吉澤淳，大渕憲一（2010）3G リスクツールによる非行少年のリスクアセスメント（4）．犯罪心理学研究 48；176-177.

大江由香，森田展彰，中谷陽二（2007）性犯罪少年の諸特性と性非行の反復傾向との関係―日本語版 J-SOAP-II の適用性の検討．犯罪学雑誌 73-6；165-173.

近藤日出夫，大橋秀夫，渕上康幸（2004a）行為障害の実態について．矯正医学 53；1-11.

近藤日出夫，大橋秀夫，渕上康幸（2004b）行為障害の亜型について．矯正医学 53；12-20.

近藤日出夫，大橋秀夫，渕上康幸（2004c）行為障害と注意欠陥多動性障害（ADHD），反抗挑戦性障害（ODD）との関連．矯正医学 53；21-28.

Prentky R & Righthand S (2003) Juvenile Sex Offender Assessment Protocol-II (J-SOAP-II). OJJDP Juvenile Justice Clearinghouse.

Risk Management Authority (2007) Risk Assessment Tools Evaluation Directory (RATED Ver.2). RMA Scotland.

Savignac J (2010) Tools to Indentify and Assess the Risk of Offending Among Youth. National Crime Prevention Centre, Public Safety Canada.

Scottish Centre for Crime and Justice Research (2007) Research and Practice in Risk Assessment and Risk Management of Children and Young People Engaging in Offending Behaviours : A Literature Review. RMA Scotland.

菅野哲也（2003）英国における非行少年の調査票―リスクアセスメントシステム構築の試み．犯罪と非行 137；33-41.

高野務，石川亨，大槻眞人，佐々木浩之，野村順一，大原健功（2006）少年非行におけるリスクアセスメントの研究．家裁調査官研究紀要 2；65-92.

Ward T & Maruna S (2007) Rehabilitation. Routledge.

Wilson E & Hinks S (2011) Assessing the predictive validity of the Asset youth risk assessment tool using the Juvenile Cohort Study. Ministry of Justice UK.

Worling J & Curwen M (2001) Estimate of risk of adolescent sexual offences recidivism : The ERASOR Ver.2. In : MC Calder (Ed.) : Juveniles and Children who Sexually Abuse: Frameworks for Assessment. Russell House Publishing, pp.372-397.

Young S (2009) Literature Review : Risk Assessment Tools for Children in Conflict with the Law. Irish Youth Justice Service.

Youth Justice Board (2000) Asset. UK : Youth Justice Board.

Youth Justice Board (2008) Assessment, Planning Interventions and Supervision : Source Document. UK : Youth Justice Board.

2 素行障害の医学的診断基準と評価尺度

c) 医学的・神経学的検査

林田文子
埼玉社会保険病院神経精神科

I はじめに

　素行障害に関して，現在のところ単独的かつ特定の要因は想定されていない。海外における研究などからは，環境要因と器質要因が相互に影響しあっていることが示唆されている（Mandel, 1997）。とりわけ，遺伝や周産期障害は，何らかの脳内神経伝達の異常をもたらし，多動・衝動性，不注意，認知障害や，養育における「扱いにくさ」といった気質などの個体の要因を生じさせると考えられている。これらの脆弱性をもつ子どもに対して，養育・保育・教育を中心とした環境因子が複雑に絡み合い「素行障害」が発現するのではないかという説が最近は有力である（原田ほか，2005）。海外の養子研究，双生児研究では，遺伝などの器質要因の影響が，環境要因よりも「素行障害」に対して有意の影響が認められる，とするものもある。

　要因とされる器質因子として，脳波異常や，ソフトサイン陽性，また稀に染色体異常などを認める事例もあるが，素行障害に特有な所見を認める神経学的検査は確定されていない。しかしながら，医学的検査や神経学的検査を行う意味がない訳ではなく，個体の特徴を評価し，ほかの病気との鑑別するためには必要である。またそれにより治療の方針や見通しをもつ上で有用な所見が発見されることもある。以下に，日常臨床のなかで行う可能性の高い医学的検査・神経学的検査について述べる。

II 素行障害への医学的検査・神経学的検査

1. 脳波検査

　素行障害に特異的な脳波所見はないものの，素行障害の患児に脳波異常の所見がみられることは多い。てんかんにおける性格変化や，発作後の意識のはっきりしな

い状態で攻撃的・衝動的な行動が出現したり，社会規範による抑制がうまく効かなくなることもある（Devinsky & Bear, 1984；Elliot, 1992）。意識障害を伴う大発作を起こすような場合だけでなく，小発作や短時間の意識消失を伴うようなけいれん発作も，詳しく病歴を聴取し，見逃さない注意が必要になる。

なお攻撃性や衝動性と関連を示唆されている脳の部位としては，外側視床下部後部，扁桃核，眼窩前頭前皮質などが挙げられている。それらの部位を巻き込む可能性のあるものとして前頭葉てんかん，若年性ミオクローヌスてんかん，側頭葉てんかんなどがあり，特に若年性ミオクローヌスてんかんは思春期に発症し，覚醒後数時間以内に数秒程度の両上肢のピクつきないしは全身けいれんを伴う大発作が出現するのが典型的な病像である（Kanemoto et al., 1999；Luria, 1980）。いずれにせよ，これらの疾患には抗てんかん薬が症状の改善に有効なことがあり，治療方針の決定に対して脳波検査は重要な意味をもつ。

そのほか，素行障害に併存する可能性が高い注意欠如・多動性障害（以下，ADHD）でも，高率な脳波異常の所見が以前より指摘されている。徐波の混入の高さはさまざまな文献で報告されており，これらは診断に使用できるものではないが，生物学的な神経系の未熟さや脆弱性を示すと考えられている。

2．頭部 MRI などの画像検査

脳波検査同様，画像検査においても素行障害特有の所見というものはない。研究レベルでは，PET や fMRI を用いた画像研究において，外側視床下部，扁桃体，眼窩前頭前皮質 "Orbit-frontal Cortex（OFC）" などが注目されており，不安や怒りなどの負の情動処理には，扁桃体や OFC が関与することが示唆されている（Weiger & Bear, 1988）。

臨床的には，脳損傷や脳腫瘍，先天的な脳奇形の一部で，攻撃性や衝動性の症状を呈するとの報告がある。交通事故の頭部外傷による OFC の損傷や，ヘルペス脳炎後遺症による扁桃核の病巣と関連して，攻撃性の亢進を認めた例も報告されている。OFC の障害では，他者の情動反応に対して自然な情動的応答が困難となり，その結果抑止が上手くきかず逸脱行動として暴力行為が出現すると想定されている（Blair & Clipolotti, 2000；村井・上田，2005）。脳炎や，頭部外傷の既往があるものは，前後の性格変化やそのほかの症状を確認し，頭部 MRI などの画像検査を行うことも重要であろう。

3. ソフトサイン

素行障害を呈する児童の検査所見で，ソフトサインがみられることはしばしばあるが，診断特異性はない。しかし，自閉症や学習障害，ADHDなどほかの発達障害においても，ソフトサインの陽性所見がみられることは多く，何らかの生物学的な神経系の未熟さや脆弱性に関連している可能性が示唆される。

4. 血液検査など

そのほかの医学的検査同様，血液検査において素行障害特有の検査データというものはない。ただし，物質乱用（アルコール，覚醒剤などの薬物）の症例にも素行障害が多くみられることもあるゆえ，年長者の患者においては特に注意しておく必要がある。また，非常に稀ではあるが，攻撃性や衝動性，情緒的な不安定さをもつ可能性のある疾患として，甲状腺ホルモン耐性症，脆弱X症候群，G-6-PD欠損症，フェニルケトン尿症などがあり，病歴で疑われるときには，スクリーニング検査を行う。

また，かつて染色体異常の疾患であるXYY症候群が犯罪に関連するとした報道がなされたこともあったが，現在は否定されている。一生気づかれない場合も多く，最近は個性の範疇とする見方が一般的である。外見的には高身長，多動，ときに性器異常や腎臓異常の報告があり，知能についての見解はばらつきがある。しかし，暴力性との関連性は否定されるものの情緒的な不安定さや，生物学的に何らかの脆弱性は有しており，背景にこのような疾患が潜む場合には，診断告知や治療の方向性を検討していくうえでも検査が重要な意味をもつ。

Ⅲ　おわりに

以上，日常臨床のなかで行いうる医学的・神経学的検査について概説した。いずれにせよ，「素行障害」特有の検査所見というものはなく，併存障害や，除外診断を検討し，治療の方針をたてるべく必要な検査を組み合わせていく。詳細な病歴と，診察の上で，適宜判断していくことが肝要であろう。

文　献

Blair RJR & Clipolotti L (2000) Impaierd social response reversal : A case of "aquired sociopathy". Brain 123 ; 1122-1141.

Devinsky O & Bear DM (1984) Varieties of aggressive behavior in temporal lobe epirepsy. Am. J. Psychiatru 141 ; 651-656.

Elliot FA (1992) Violence : The neurological contribution : An overview. Arch .Gen. Neurol. 49 ; 595-603.

原田謙, 今井淳子, 酒井文子 (2005) 行為障害. 精神科治療学 20 ; 286-287.

Kanemoto K, Kawasaki J & Mori E (1999) Violence and epilepsy : A close relationship between violence and postictal psychosis. Epilepsia 40 ; 107-109.

Luria AR (1980) Higher Cortical Functions in Man. New York : Basic Books.

Mandel HP (1997) Conduct Disorder and Under-Achievement. John Willey & Son.

村井俊哉, 上田敬太 (2005) 眼窩前頭皮質損傷による情動・社会行動の変化. 精神科治療学 20 ; 271-277.

Weiger WE & Bear DM (1988) An approach to the neurology of aggression. J.Psychiatr.Res. 22 ; 85-98.

3 素行障害の併存障害

a) 発達障害

原田　謙
信州大学附属病院子どものこころ診療部

I　はじめに

　心理社会的要因は反社会的行動を生じる主要な原因と考えられてきた。子どもの反抗的行動の発現要因に関する研究（Gard & Berry, 1986；Patterson et al., 1989）は，過度に制限や要求の多い養育，不十分な親のしつけや監督，制限と自立を巡る適切に解決されない親子間の葛藤などを子どもの反抗の促進要因としてあげている。いわば，「氏より育ち」を原因として重視するのがかつての心理学的立場であった。しかし，近年，素行障害（CD）との相関で注目を集めているのは，ADHDをはじめとする発達障害の併存である。
　本稿では，CDと発達障害の併存について筆者が行った調査をもとに解説する。

II　CDと発達障害の併存

　筆者は平成9（1997）年から児童自立支援施設の嘱託医をしており，入所した子ども全員に面接を行っている。そのなかには，幼いころに発達障害を指摘されたり，現在もその特徴を示す子どもが少なくない。そこでCDと発達障害の併存について調査を行った。
　対象はA，B 2つの児童自立支援施設，C少年院の入所児と信州大学医学部附属病院を受診した18歳以下の素行障害児，男児54名，女児3名，計57名である。これらの対象児の親ないし担当施設職員に半構造化面接を行い，素行障害児における発達障害の併存状況を調査した（Harada, 2009）。この結果を図1に示す。これらの行動・発達障害は以下の3つのタイプに分けて考えることが臨床上有用であると思われた。

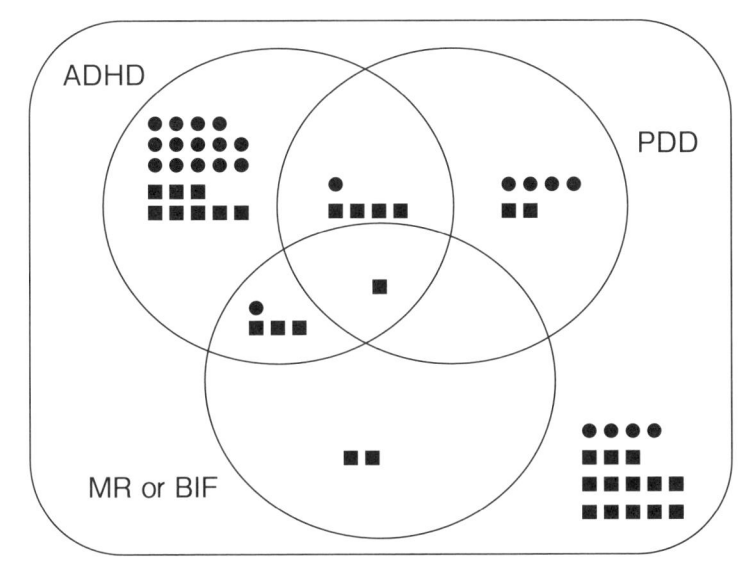

図1　素行障害と発達障害の併存

注：●は反抗挑戦性障害を併存する例，■は併存しない例を示す。
　　ADHD：注意欠如・多動性障害，PDD：広汎性発達障害，MR：知的障害，BIF：境界知能（FIQ が 70 ～ 79）。

　第1のタイプは ADHD，とくに反抗挑戦性障害（Oppotisional Defiant Disorder；ODD）の特徴を持つ ADHD が基底に存在するものである。調査では ADHD と診断された症例は 32 名（56％）であり，そのうちの半数が ODD を併存していた。

　ADHD 児は，診断基準項目にも採用されているように衝動統制が悪い。これは，感情面でいえば些細なきっかけから怒りの抑制がきかなくなることにつながる。また，ADHD 児は多かれ少なかれ社会的な認知障害を併せ持っている。このため，対人関係で相手の曖昧な表現や表情を誤って認知し，「自分ばかりがないがしろにされている」と被害的に解釈する可能性がある。

　さらに Barkley は ADHD の基本障害として実行機能の障害を想定している（Barkley et al., 1992）が，ADHD 児は未来を予測して計画を立てることや，過去の行動を振り返り今後の行動を修正することが難しいといわれている。このため問題解決能力が低く（Spitz et al., 1998）。一旦身に付いた反社会的行動もなかなか変えられないと考えられる。

　第2のタイプは（特に言語性）知能の低いものである。今回の結果では，IQ70

未満の知的障害（MR）ないし，IQ70～79の境界知能と診断された症例は7名（13%）。

古くから，反社会的行動を起こすもののなかに精神遅滞者が含まれることは注目されてきた。Zagarら（1989）は，約2,000人の非行少年を対象に発達障害と破壊的行動障害を調査し，IQ70以下は15%，70～79は26%に認められると報告した。

言語能力は自己制御や感情調整に重要な役割を果たすと考えられている。すなわち，自分の思考や感情にラベルし分類すること，行動戦略を選ぶために他者とコミュニケートすること，論理的に物事を考えることなどには言語能力が大きく影響する。言語能力に制限のある子どもは，柔軟に，率直に，適応的な方法で他者と接することが難しい（Greene & Doyle, 1999）。例えば，「むかついたから火をつけた」というように自分の感情や思考を的確に表現できないために短絡的な行動に走ったり，「金を貸さないあいつが悪い」などと利己的な論理の元に反社会的行動を展開すると考えられる。

第3のタイプは広汎性発達障害の併存である。このタイプは57名中12名（21%）と従来報告されていた割合よりも多かった。これは対象が病院受診者や，年齢層の低い児童自立支援施設の子どもを含んでいるからであると思われた。このタイプは問題行動が広汎性発達障害症状の延長線上にあることが特徴的であった。すなわち，ある例は，特定のものに対する独特のこだわりがあり，強盗，窃盗を繰り返していたし，別の例は，対人関係上のトラブルから，しばしば興奮して暴力を振るっていた。

杉山ら（2000）は，アスペルガー症候群と暴力行為の関連を報告している。彼らによれば，アスペルガー症候群のなかのごく一部の子どもは，ファンタジーと現実の切り替えが困難であること，対人的過敏性やいじめられ体験から暴力行為に至るとしている。また，十一（2004）は，広汎性発達障害にみられる症候を医療的観点から分類するとともに，基本契機に基づいて触法行動をa. 従来型，b. 性衝動型，c. 理科実験型，d. 高次対人過負荷型に分類している。

このタイプは，近年司法領域で注目を集めている。彼らは，その行動を予測しがたいこと，罪悪感が欠落し内省が難しいこと，適切な診断がなされていない場合，周囲から誤解されやすいことなどから看過できない一群であると考えられた。

Ⅲ　CDの発現過程と発達障害

　しかし，どの発達障害にしてもCDを呈さない子どものほうが大多数であるから，発達障害がCDの直接の原因であるとは考えにくい。それよりも，これらの発達障害に強く現れるような個体の脆弱性が，CDの発現に何らかの影響を及ぼすと考えた方が理にかなっていよう。発達障害児がCDに至る過程を考えてみたい。

1．就学前 ── 行動・発達障害と不適切な養育の悪循環（図2）

　子どもの反抗的行動の発現要因に関する心理学的研究は，暴力を含む過度に制限や要求の多い養育，不十分な親のしつけや監督，これらを巡る親子間の葛藤などを反抗の促進要因として重視してきた。

　さらに，行動・発達障害的特性をもつ子どもは，結果を考えずに行動する，何度も同じような間違いを繰り返す，こだわりが強いなどの言動ゆえに，叱責や罰を受けやすい。悪気がないのに自分を否定される彼らは，親に対する怒りを抱く一方，自己評価が下がって抑うつ的となる。言語能力が低く，感情や理性のコントロールが難しい行動・発達障害の子どもは，こうした気持ちを行動で表現することが多くなる。例えば，反抗的態度，やる気がない，弟や妹をいじめるなどである。

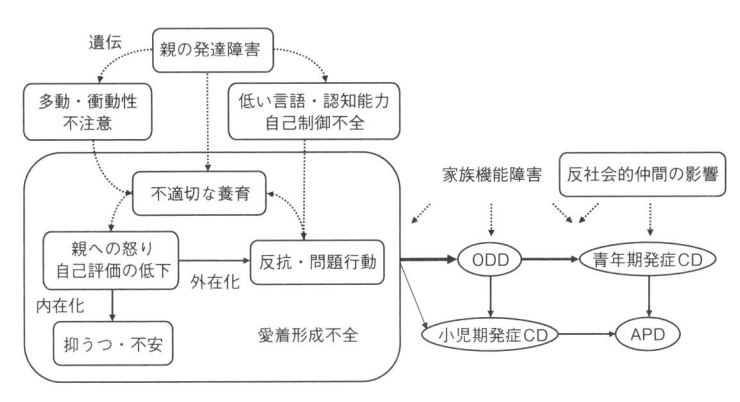

図2　行動・発達障害と愛着形成阻害の経過
ODD：反抗挑戦性障害，CD：素行障害，APD：反社会性パーソナリティ障害。
実線は移行，点線は影響を示す。

これに対して親は、厳し過ぎる、拒絶的になるなどの不適切な養育に傾きやすくなる。過去の失敗に学ばない彼らに叱責は有効でないことが多いが、不全感を強めた親はさらに不適切な養育を重ねることとなりやすい。これが強まれば虐待と判断されるレベルともなろう。逆に虐待的養育が遺伝子に基づく形質を発現させるトリガーとなり、子どもの脳神経回路の機能に異常をもたらす可能性も示唆されている。親自身が、共感性に乏しい、こだわりが強いなど発達障害的特性があったり、不適切な養育を受けて育っていれば、なおさらこの傾向が強まる。

こうして特性と不適切な養育が相互に強め合うという悪循環が繰り返されると、親子の愛着は適切に形成されることなく幼児期を過ごすこととなる。子どもの怒りが強く、"恨み"となって性格に根付くほどになれば、ODDと診断されるレベルに至ると考えられる。

2. 就学後にCDに至る経過

[1] 小児期発症のCDへの発展

愛着形成が不十分な子どもは小学校就学時期にCDを呈することがある。DSMによれば「小児期発症例は通常男性にみられ、身体的攻撃性を伴い、仲間関係が破綻している。より早期にODDと診断されるかもしれない。成人後も問題が持続しやすく、後に反社会性パーソナリティ障害に発展するリスクが高い」とされ、CDの重症型とも言える。筆者の経験から言うと、日本における小児期発症のCDは、直接暴力に訴えるということは少なく、症例のように嘘や盗みといった形で現れるものが多い印象がある。ちなみに"怒られるのが怖い"という恐怖が強いと、子どもは嘘をつくようになる。嘘をつくことで得をすることを学習すると、嘘をつくことが癖になる。その延長線上に盗みがある。

[2] 青年期発症のCDへの発展

子どもがODDを呈する背景にはさまざまな家族機能の障害が存在することが多い。こうした場合、それらは親子関係を悪化させる方向に働くと同時に、子どもを家庭外の交流へと促す。ODD児やCD児はこうした経過全般において、通常の友人・教師に受け入れてもらえず孤立しやすいが、この時、彼らを受け入れてくれるのは同じような特性・境遇をもつ子どもたちである。このため彼らは青年期に入る頃から反社会的な集団に属することが多くなる。一方、家族機能の障害とはしばしば、同一化すべき適切な大人像が得られないことでもある。実行機能や言語・認知機能が低く、被影響性の高い彼らは、反社会的な先輩や大人に同一化し、CD（青年

期発症型）を呈すると考えられる。

一部には愛着を巡る親子の葛藤がそれほど強くなかったり，強固な抑圧によって，思春期まで怒りや攻撃性が顕在化しない子どももいる。こうした子どもはどちらかというといわゆる「いい子」で小学生時代を過ごすことが多いと思われる。また，女児のCDの大半はODDの診断を満たさず，直接CDを呈するという（Keenan et al., 1999）。

Ⅳ　治療と支援

上記のODD／CDの成立過程を考えれば，治療は子どもの年齢や病態と，親のニーズや治療を受け入れる柔軟さに合わせて複合的に行うことが有用である。

1. ODDと小児期発症のCDに対する治療ストラテジー

ODDや小児期発症のCDであれば親が適切な対応を学ぶペアレントトレーニング（PT）によって相応の変化が期待できる。子ども自身に対するソーシャルスキルトレーニング（SST）も有効である。

近年，攻撃性の治療において薬物療法の有効性を示す報告がなされているが，薬物療法は，PT，SST，学校や家庭での適切な対応などにとって代わるものではなく，あくまで補助的に用いるべきであると筆者は考えている。

［1］ペアレントトレーニング（あるいは親ガイダンス）

PTは，オペラント条件づけの原理 ── 望ましい行動には正の強化子（ほめる，ごほうびなど）を用いて強化し，望ましくない行動には，後続刺激を遮断する（注目しないなど）か，負の強化子（罰則）を与えて消去する ── を利用し，子どもに対する適切な接し方を親が学ぶものである。以下の項目をロールプレイなどを用いて，数人のグループで学ぶ。PTが行えない場合，PTに準じて親ガイダンスを行う。

①改善を期待する行動やルールは，スモールステップで目標を定める。
②定めた目標は目立つところに貼る（視覚化）。
③反省を求めるよりも適切な行動を明確に指示する。
④適切な行動をとった場合には完璧でなくともほめる。
⑤良くない行動や反抗的態度をとった場合には注意を与え，一定時間，注目を止める。望ましい行動を始めたらほめる。

⑥注意を反復しても改善がない場合や自分や他人を傷つける場合には警告を与えた上で，罰を与える。
⑦スケジュール表やトークンエコノミーを有効に活用する

[2] ソーシャルスキルトレーニング

SSTは，問題行動を引き起こす状況において，対処するスキルを練習することで，子どもの不適切な行動を減らすものである。PTと同じくオペラント条件づけを用いて必要なソーシャルスキルを学習していく。子どもが自らの考えや気持ちをコントロールし，新たな解決法をみつけていくことで他者と適切にかかわれるようになることを目標としている。

発達障害をもつ子どもは発達障害に対するSST（感情の表現，困った時の助けの求め方など集団での適応を高めるためのスキル）を先に学ぶことが理想的である。その上で，怒りをコントロールするスキルを学ぶ。

[3] 薬物療法

多動・衝動性を伴うCDに対しては，methylphenidateの投与が考慮される。現在の日本で使用可能な製品はOROS-methylphenidateで，0.6～1.2mg/kgを目安に，18mg錠と27mg錠を組み合わせて使う。非定型抗精神病薬については，risperidoneがもっともよく研究されていて，多くの文献で破壊性行動障害に対する有効性が示されている（例えば，Reyes, 2006）。経験上，少量（0.1～1mg）1日1回投与で効果を示す例が多い。数は少ないが，olanzapine, quetiapineについても有効性を示唆する報告がある。これらも副作用に注意して少量を用いる。

激しい攻撃性を示す子どもの一部には脳波異常を示すものがいるが，経験上，こうした症例は痙攣を起こしていなくても抗てんかん薬の投与を考慮すべきである。また，時に統合失調症と同量程度の抗精神病薬を必要とする例もある。

[4] 学校との連携

学級担任を中心に，養護教諭，発達障害コーディネーター，スクールカウンセラーらと連携をはかる。発達障害を含めて，その子どもに関する共通認識を持ってもらい対応を協議する。子どもに対する対応はPTと同様の説明を行う。嘘や盗みに関しては明確な証拠がなければ深く追求せず，正直な行動をほめて強化してもらう。係や委員会活動において子どもに役割を与え，達成感を感じさせる，勉強以外の得意分野（運動，芸術など）で子どもの能力を引き出すなどの配慮もお願いする。

2. 青年期発症のCDに対する治療ストラテジー

上記の治療・支援法は，青年期発症例でも同様に有効であり得るが，この時期の治療は，親と子どもの動機付けが明確でないと難しい。親だけが途方に暮れていることも多い。

[1] PT，SST，薬物療法

親にはPTで適切な対応を学んでもらうにしても，子どもは親の変化に疑心暗鬼となることが多い。このため，親は焦らず，諦めず，地道な努力を続けることが求められるし，治療者はそれを支え続ける必要がある。

青年期のCDに対するSSTは矯正施設などかなり強固な枠組みのある状況でないと施行しがたい。彼らは大人の意思に従って改善しようという動機づけが乏しいからである。薬物も有効であり得るが，自己評価の低い彼らは薬をのむことイコール"異常"と解釈し，薬を飲みたがらない。このため，丁寧な説明をした上で，本人の同意が得られれば投薬を考慮する。

[2] 学校との連携

親との関係はこじれていることも多いので，親とは違う大人が子どもを支え，親に協力する必要がある。現在の日本では学校スタッフがこの役割を担わざるをえない。

学校スタッフが，発達障害を正しく理解し，適切な対応を学んでおくことは前提条件であり，その上で学校側に以下のような配慮を依頼する。

- 子どもの居場所（相談室，保健室など）を確保する
- 子どもが信頼でき，話ができる大人が対応する
- 成績に対する要求水準を下げ，学力に見合った目標を設定する
- 結果よりも努力に対して賞賛を与える
- 部活動，特に運動部への参加を薦める（気分転換と反社会的でない仲間との交流を増やすため）

彼らが示す反社会的な行動は適度に律しなければならない。その上で，表面的には受け入れがたい行動にとらわれず，その行動の基底にある「ありのままの自分を認めて欲しい」という欲求を受けとめる必要がある。

[3] 支援会議

　親や学校スタッフだけでCDの子どもを支援することはたやすいことではない。この時役に立つのはケア会議である。ケア会議とは，支援センター，児童相談所，警察，市町村関係者など，その子どもにかかわる人間が集まり，複数の視点から対応を協議するものである。行き詰まった状況を打開するために誰がどんな役割を担うかを検討し，確認する。例えば，家で暴れる子どもに関しては，いつ警察を呼ぶのかに関するコンセンサスを得ておく必要がある。

　児童相談所の一時保護や少年鑑別所への入所は，子どもに枠をつけるという意味で有効に働くことがある。明らかに医学的治療の有効性が予想される場合には，通院や服薬を約束してもらうこともある。筆者の経験では，少年院に入ることで劇的に行動が変化し，以後の治療がスムーズになった子どももいる。これらの連携を潤滑に運ぶためには日頃の関係づくりが重要である。

V　予後と予防

　Storm-Mathisenら（1994）は，75例のCDを20年追跡し，その1/2は，社会的に適応しているものの，1/3は反社会性パーソナリティ障害と診断され，1/4が薬物を乱用し，1/4が不安障害を呈していたと報告している。このように，CDの予後は決して楽観できるものではない。一方，筆者の経験からすると，CDレベルの行動を示す子どもは，治療に対する動機付けが難しく，病院で治療できる症例は限られている。

　齊藤ら（1999）は，ADHDから破壊的行動障害への変遷を"DBDマーチ"と概念化したが，その際指摘されているように，ODD段階は破壊的行動障害の進展を止める臨界点と考えられる。したがって治療的介入は，ODD段階かCDへの移行期，年齢でいえば10歳前後までに開始することが望ましいと思われる。近年，破壊的行動障害の予防効果の報告がなされ始めており（Reid et al., 1999），今後この分野での研究が発展することが期待される。

文　献

Barkley RA, Grondzinsky G & Dupaul GJ (1992) Frontal lobe functions in attention deficit disorder with and without hyperactivity : A review and research report. J. abnor Child Psychol 20 ; 163-188.

Gard GC & Berry KK (1986) Oppositional children : Taming tyrants. J Clin Child Psychol 15 ; 148-158.

Greene RW & Doyle AE (1999) Toward a transactional conceptualization of oppositional defiant disorder : Implications for assessment and treatment. Clin Child Fam Psychol Rev. 2 ; 129-148.

Harada Y, Hayashida A, Hikita S et al. (2009) Impact of behavioral/developmental disorders comorbid with conduct disorder. Psychiatry and Clinical Neurosciences 63 ; 762-768.

Keenan K, Loeber R & Green S (1999) Conduct disorder in girls : A review of the literature. Clin Child Fam Psychol Rev. 2 ; 3-19.

Patterson GR, DeBaryshe BD & Ramsey E (1989) A developmental perspective on antisocial behavior. Am Psychol 44 ; 329-335.

Reid JB, Eddy JM, Fetrow RA et al. (1999) Description and immediate impacts of a preventive intervention for conduct problems. Am J Commun Psychol 27 ; 483-517.

Reyes M, Buitelar J, Toren P et al. (2006) A randomized, double-blind, placebo-controlled study of risperidone maintenance treatment in children and adolescents with disruptive behavior disorders. American Journal of Psychiatry 163 ; 402-410.

齊藤万比古, 原田謙 (1999) 反抗挑戦性障害. 精神科治療学 14 ; 153-159.

Spitz ML, Coy K, Deklyen M, Smith C, Jones K & Greenberg MT (1998) Early-onset Oppositional Defiant Disorder : What factors predict its course? Seminars Clinic Neuropsychiat 3 ; 302-319.

Storm-Mathisen A & Vaglum P (1994) Conduct disorder patients 20 years later : A personal follow up study. Acta Psychiatr. Scand. 89 ; 416-420.

杉山登志郎, 辻井正次, 石川道子, 神谷真巳 (2000) 暴力的な噴出を繰り返すAsperger症候群の症例検討. 小児の精神と神経 40 ; 303-312.

十一元三 (2004) 広汎性発達障害を持つ少年の鑑別・鑑定と司法処遇 ── 精神科疾患概念の歴史的概観と現状の問題点を踏まえ. 児童青年精神医学とその近接領域 45 ; 237-245.

Zagar R, Arbit J, Hughes JR, Busell RE & Busch K (1989) Developmental and disruptive behavior disorders among delinquents. J. Am. Acad. Child Adolesc. Psychiatry 28 ; 437-440.

3 素行障害の併存障害

b) 脳器質性疾患（てんかんなど）

市川宏伸
東京都立小児総合医療センター

I　はじめに

てんかん発作そのものに対しては精神科に限らず，神経内科，脳外科，小児科などでもその治療が行われている。しかし「てんかん精神病」という言葉が存在するように，てんかんに伴ってさまざまな精神症状が出現する。これらの症状は，①一時性精神障害あるいは朦朧状態，②長期にわたる際に生じる性格変化，③てんかんの素地にもとづく精神病に大別される。これらのいずれも素行障害との関連を持つ可能性がある。

II　朦朧状態

意識の流れが突然に変わり，周囲の状況をうまく理解できないため，状況にそぐわない行動をとり，この間の記憶がない状態を朦朧状態と呼んでいる。けいれん発作の前，あるいはけいれん発作に引き続いて生じることもあるが，けいれん発作と関係なく生じることもある。持続時間は数時間から数日と考えられており，報告では暴行，徘徊，殺傷などの素行障害と結びつくものもある。朦朧状態において引き起こされた傷害の内容については，ためらいがないため激しい場合もあるが，記憶していないことが多い。多くは発作に引き続いて起きるため，その鑑別は容易であるが，挿間期に生じる場合は見逃すこともある。

Ⅲ　精神運動発作

　精神機能および運動機能の変化を示す発作である。①意識障害のみ，②記憶，認識障害を伴う，③情動症状を伴う，④精神知覚症状を伴う，⑤精神運動症状，⑥これらの複合型に分けられる。②，③，④を精神発作と呼ぶことがある。②では健忘や既視感など，③では恐怖，悲哀，怒り，歓喜，不安，抑うつなど，④では巨視，変形視などがみられる。⑤では口部の動き，常同な発語，歩き回るなどの自動症が含まれる。これらの発作では，この間の意識は完全には消失せず，この間の体験を後で語る患者もいる。脳波上は側頭葉に発作波がみられることが多いが，一般に大脳辺縁系の刺激で生じるとされている。好発年齢はなく，一般に難治性で性格変化や持続的精神症状を伴うことがある。carbamazepine，phenytoin などの薬物が使われる。

　素行障害と関連するのは②〜⑤間での病態である。10歳の女子が夜間に大声を出し自宅で暴れて，家人が対応に困って救急車で病院に運んだ自験例がある。側頭葉に限局した脳波異常がみられた，投薬を受けたが，本人は翌朝記憶してなかった。この場合は，発達とともに脳波異常は改善され，薬物を徐々に減量して改善をみている。

Ⅳ　周期性不機嫌

　てんかんの既往のある患者が，特別な原因なくあるいは些細な誘因で不機嫌，刺激的，抑うつ，不安などになる状態である。一般には，てんかんの挿間期に生じた精神症状とされている。軽度のてんかん性朦朧状態，てんかん性の性格変化に心因的に誘発されたもの，てんかん発作の前駆症状などの見方がある。衝動行為，自傷，他傷などがしばしばみられ，司法の対象になることもある。carbamazepine などの抗てんかん薬などが使用される。

　自験例では，幼少時期にてんかんの診断を受け，抗てんかん薬の服用履歴のある男子がある。思春期になり，受験がうまくいかなかったことを契機に不登校気味となり，これを注意した父親をナイフで刺し，救急病院に運ばれた。本人はこの間の記憶が喪失しており，「また同じようなことをしたら大変だから治療してほしい」と来院した。ちょっとした思い込みで興奮すると自分でも抑えられないことを認めており，過去にも似たことが起きていた。脳波上は，はっきりとした異常波は認めなかったが，状況から周期性不機嫌として carbamazepine を中心とした薬物治療と環境調整を行った。

Ⅴ 脳波異常と衝動行為

児童・青年期の治療を行っていると，周囲からは理解できない"切れやすさ"を示す子どもに会う。性格だけでは説明が不十分であるが，本人も家人もその対応に困っている場合がある。このなかの一部は他者に対して攻撃的とされる行動をとることがあり，素行障害とも接点を持つ。

脳波を調べてみると，発作は認めないが"てんかん性の脳波異常"の見られるものがある。脳波上は陽性棘波や 6 & 14Hz のファントム波などが代表的である。治療にはカルバマゼピンをはじめとした抗てんかん薬を使用する。多くの抗てんかん薬は気分安定作用を認めることが知られており，気分の安定にも役立つ。

Ⅵ 発達障害

知的障害の程度が重いほど合併する疾患が多いことが知られており，てんかん発作はその代表例である。広汎性発達障害や注意欠如・多動性障害などでも素行障害との合併が知られている。

1. 精神遅滞（知的障害）

発達期に生じる知的水準の低さを伴う社会適応の悪さが問題となる。全体的な判断の難しさや自己コントロールの悪さから生じる興奮，非社会的行動が生じることがある。知的水準が低いほど刹那的で，計画性は乏しい。軽度の精神遅滞では妄想的な発想に基づいて素行障害に合致する行動をとることがある。環境調整や対症療法的な薬物治療が行われる。

2. 広汎性発達障害

知的障害のある広汎性発達障害では，自傷，他害，破壊などの攻撃的行動が学童期以降にみられることが知られている。多くは極端な"こだわり"行動などとともに生じる。これらの場合も脳波異常などを認める場合は脳波の改善が有効である。知的障害がない場合は，独特な考え方や行動様式にもとづく行動がみられ，これらのなかには反社会的な行動もみられる。独特な思考様式を理解できないと治療も困難である。

3. 注意欠如・多動性障害

注意欠如・多動性障害では，三大症状のなかに不注意，多動と並んで衝動性が挙げられている．小学校低学年では，「質問中に答え始める」「順番を守れない」「割り込んでしまう」くらいであるが，成長とともに身体も大きくなり，"切れやすく"なることがある．注意の仕方や，相手の行動に対して一方的に思い込んで衝動的行動が出現することがある．時には級友に怪我人が出ることもあり，教育上は授業の実行が難しくなる"学級崩壊"との関連も話題になっている．

素行障害のうち，小児期発症型については，注意欠如・多動性障害との関連が論じられていた．静かな落ち着いた環境では安定しやすいが，大勢の人々がいる状況では混乱を来たしやすい．学級内で怪我人が生じるような結果になる場合には，入院治療の対象にもなる．一部の人々では，脳波異常を伴い，脳波の改善で衝動行為も改善される例もある．環境の調整とともに，抗てんかん作用を持つ気分安定薬や抗精神病薬を使用することもある．

Ⅶ　器質性障害など

てんかん以外にも感染症（脳炎や髄膜炎など），脳腫瘍，頭部外傷，脳血管障害，自己免疫疾患（SLEなど），内分泌疾患（甲状腺障害など），薬物の中毒症状でも，何らかの精神症状や行動障害が出現することがある．多くは器質性あるいは機能的な障害があると推定されるものである．これらのなかには易刺激性，興奮などが含まれており，爆発的な攻撃的行動などもある．無感情や自己コントロールの悪さがみられ，欲求や衝動が社会的慣習を無視して生じるため，非社会的な行動となって犯罪行為に至ることもある．原因となる疾患への治療が第一選択となる．

Ⅷ　おわりに

これらの併存障害をもつ素行障害は，意識の変化，自己コントロールの悪さ，易刺激性や興奮に基づくものが中心である．原因が推定されれば，これに対して対応する必要がある．

文 献

「てんかんの精神症状と行動」研究会 編（2004）てんかん —— その精神症状と行動．新興医学出版社．

加藤正明，保崎秀夫，笠原嘉ほか編（1978）精神医学事典．弘文堂．

融道男，中根允文，小見山実ほか監訳（2005）ICD-10 精神および行動の障害 新訂版．医学書院．

3 素行障害の併存障害

c) 情緒障害（不安障害，気分障害など）

市川宏伸
東京都立小児総合医療センター

I はじめに

　素行障害と診断された場合にも，その背景に気分障害や不安障害などが隠されていることがある。その背景には，親子関係，一貫性のない養育，保護者の頻繁な交替などなんらかの家族病理が存在していることがある。

II 気分障害

1. 発達障害に関係するもの

　低年齢から，何らかの発達障害を有している場合は，対人関係のとり方やコミュニケーションのとり方に問題を抱えていることが多い。知的水準が高い場合は，思春期以降になって気分障害様の症状を呈する場合がある。「社会に受け入れられるように，本人なりに努力する」ことがうまくいかない経験の反復に続いて生じる。これらの経験のなかで発想が逆転して，「自分が社会に受け入れられないのは，社会が悪いのではないか？」という被害感が生じると，統合失調症様の幻覚・妄想や気分障害様の気分変動が生じることがある。通常は気分障害は単一うつ病エピソードが中心だが，この場合は躁病エピソードを伴う比率が相対的に高いように思われる。特に躁病エピソードと思われる際に，長期間の徘徊，窃盗，取っ組み合いの喧嘩など素行障害と判断される症状が出現する。

　自験例では，幼児期に広汎性発達障害と診断された男子の例がある。思春期以降，社会適応がうまくいかないため，単身で閉居的生活を送っていた。「どうして社会適応できないのか」と疑問に感じ，気分の変動が生じていた。ある日，テレビ放送の内容に疑問を感じ，電話で抗議したが，全く取り合ってくれなかったため，直接テ

レビ局に出向いた。受付が取り合ってくれないため，受付を破壊して警察に逮捕された。警察でも自分の非は認めないため，起訴となり弁護士が介入して発達障害の存在が明らかになった。「社会の誤りを正したい」という発想から抗議をしたが，本人の論理的思考が社会に受け入れられなかった例である。

もう一例も幼少児期から広汎性発達障害が認められていた例である。知的水準は正常域であるが，小学校では他児との交流はなく，成績は下位で昆虫にのみ興味を持っていた。最下位の学業成績で中学校（通常学級）を卒業し，入学容易な高校に進学した。非行グループにいじめられたのが契機で「悪口が聞こえる」「他人の視線が気になる」などの被害的言動が出現して，同時に気分の変動が出現した。家人が無理に登校を促進したところ，それまでは寡黙で動作緩慢であったのに，多弁，多動，不眠となった。易怒的で，自宅からお金を盗んで数日間帰宅せず，見知らぬ人と些細なことで喧嘩となり，警察に保護された。治療歴がある精神科病院に入院となり気分安定薬で短時間に安定した。その後も似たようなエピソードを反復しており，短周期型の躁病エピソードと判断された。

気分障害の躁病エピソード中に素行障害の症状を呈したと考えられた。このような症状は，躁病の治療とともに早急に収まることが多かった。

2. 発達障害に関係しないもの

素行障害の診断を受けた例にも，その後の経過を調べると気分障害の範疇と考えられるものがある。ここでは，自験例を二例挙げてみる。

一例は，施設生活で問題が生じて精神科に受診した男子である。幼少時期から両親の不和があり，4歳の時に離婚して父が引き取った。養母との折り合いが悪く，指示に従わず，家庭内で現金を盗む，他人のものを盗るなどの行為があった。6歳時に養護施設に預けられるが大きな問題なく過ごしており，10歳時に家庭引き取りとなった。その後，半年ほどして2週間くらい自宅に帰らず，万引きをして警察に補導され，再び養護施設に預けられた。養護施設では，いつもはおとなしいが，時折他児と大喧嘩して怪我をさせたり，施設から抜け出してしばらく帰ってこないことがあった。近くの児童精神科で素行障害の診断を受け，抗精神病薬を服用した。その後も似たエピソードがあり，施設を退所になったが，家庭対応困難なため，筆者の病院に入院となった。病院内でも通常はおとなしく目立たないが，しばらくして無断離院して，数週間後に警察に保護された。離院中は睡眠時間は短く，ある程度の全能感を認め，多弁になることがわかった。その後，lithium carbonateの投与により，安定した生活を送るようになった。

もう一例は思春期になって易怒的になり，家庭内で暴力が出現した女子である。小学校まではおとなしく手のかからない優等生であった。私立の女子中学校に入学するが，"いじめ"にあった際の担任の対応が不満で，担任に対して易怒的になり不登校となった。学校医からは，素行障害を疑われたが，登校を促進する母と喧嘩になり，自宅から飛び出した。中学2年の夏に，母との喧嘩の後に自ら"不登校の矯正機関"に入所した。数カ月後に多弁，易怒的となり，職員や入所者と喧嘩をして飛び出してしまった。数週間後には戻って落ち着いていたが，気分障害を疑われ筆者の病院を受診した。病棟では対人関係はよかったが，性周期と平行した気分変動を認め，lithium carbonate の投与で安定していった。

　2例とも行動上の問題があり，素行障害を疑われたが，lithium carbonate が有効であった。誘因のはっきりしない気分変動があり，躁病エピソードに基づく素行障害用の症状がみられ，診断的（DSM）には双極Ⅰ型障害の診断が下せた。躁病エピソードは数週間以内であり，うつ病エピソードは明確でなかった。

Ⅲ　神経症性障害

　神経症圏と考えられる障害には，不安障害，転換・解離性障害，適応障害などが挙げられる。

1. 不安障害

　この障害には，パニック障害，社会恐怖，強迫性障害，外傷後ストレス障害，全般性不安障害などが挙げられる。外傷後ストレス障害や全般性不安障害では集中困難，易刺激性または怒りなど素行障害の症状に繋がるものが出現することがある。最も素行障害と関係するのは心的外傷性ストレス障害であろう。

　自験例では，小学校高学年から不登校となり自宅閉居を続けていた男子が信頼していた家人に激しい乱暴を振るった。彼は中学の卒業に際して，一念発起してアルバイトなどを志して，以前から相談して励ましてくれていた，同居中の叔父に相談した。今回も何らかのアドバイスをもらえると思っていたのに，予想に反して，「お前にそんなことができるわけがない」と一蹴された。絶望感に打ちひしがれ，叔父の存在がある限り将来への希望が失われと短絡的に感じて，数日後の夜，寝込んでいる叔父を金属バットで襲った。叔父は頭部を打撲し重傷を負い，本人は警察に収監された。これは急性の心的外傷性ストレス障害と思われるが，その後の調査では，この間の記憶は保たれており，解離性障害の存在は明確ではなかった。それまでの

生育歴では,「おとなしい子どもだが,自分の存在が否定されるような場面では,思わぬ暴力の出現がある」とされていた。過去にも突発的な暴力は出現していたが,刹那的なものであった。

2. 解離性障害

意識,記憶,同一性,環境などについての感覚間の正常な統合が部分的あるいは完全に失われる。身体的運動コントロールの統合が失われる転換性障害を伴うことが珍しくない。

この間に,手首自傷(最近は手首に限定されず,前腕から上腕あるいは腹部や大腿まで見られる)などの行動が出現することがある。多くは自己破壊的な内容であり,他人に対することはまれである。

3. 適応障害

同定される社会心理的ストレス因子に反応して,著しい情緒的または行動的症状が出現する。これらには,抑うつ,不安などを伴うものもあるが,①行為の障害を伴うもの,②情動と行為の混合した障害を伴うものでは,不登校などに伴う家庭内の破壊,乱暴な言動など,他人の権利あるいは年齢相応の社会的規範や規則を犯すなどの行為が出現する。

Ⅳ おわりに

気分障害,不安障害,適応障害などでも素行障害の範疇にある症状が出現することがある。かならずしも一般的とは言えず,気分障害でも躁病エピソードに伴うことが多いし,不安性障害でも外傷性ストレス障害,適応障害でも行為の障害を伴うものに限定されていた。素行障害の"反復して持続する"という特徴は必ずしも満たしていなかった。

文 献

市川宏伸(1996)双極性感情障害の一例. In:樋口輝彦,神庭重信 編:感情障害とリズム障害 ── 思春期青年期ケース研究4. 岩崎学術出版社, pp.91-113.
高橋三郎,染谷俊幸ほか訳(2004)DSM-IV-TR 精神疾患の診断統計マニュアル. 医学書院.
融道男,中根允文,小見山実ほか監訳(2005)ICD-10 精神および行動の障害 新訂版. 医学書院.

3 素行障害の併存障害

d) パーソナリティ障害と精神病性疾患

来住由樹／中島豊爾
岡山県立岡山病院

　原則的には，素行障害は18歳未満にもちいる診断であり，パーソナリティ障害は18歳以上で用いる診断である。よってパーソナリティ障害は，併存症として検討するよりは，時系列に伴う予後の問題として検討することが必要となる。一方精神病性障害は，合併ないし先行疾患として検討する必要がある。なお我が国における素行障害の研究の歴史は浅く，多くの引用文献が海外のものとなる。

　注意欠如・多動性障害をもつ子どもの一部が，年齢の進行にともない，素行障害，そして反社会性パーソナリティ障害へと移行するDBDマーチ（齊藤・原田，1999）とよばれるプロセスの提示がなされており，必要な介入が予後を変えうるとの視点から重要である。また早期介入の有効性については，多動性障害の群に，素行障害を含む群と，含まない群とがあり，介入による可塑性にはそもそもの違いがあるとの指摘（齊藤ほか，2004）もある。

　素行障害の併存症と，経過を分ける考え方は重要であり，併存症には他章で述べられているとおり，不安性障害，気分障害（うつ病），注意欠如・多動性障害などの罹患率が高い。ICD-10では，これらの疾患は除外診断規定とはなっているものの，DSMでは特に規定はなく，これは診断を巡る混乱をもたらしているとともに，併存症の視点から，今後の素行障害の位置づけを検討するうえでは，可能性をも内包している。

　素行障害の予後に関する指摘では，反社会性パーソナリティ障害がもっともよく研究されている。素行障害から，反社会性パーソナリティ障害への移行について，その促進因子の研究も行われており，リスク因子として，知的機能と教育レベルの低さ，両親他の家族因子，小児期発症等が示されている（Essau, 2003a, 2003b）。

　また幼児期の診断と治療介入についての研究も報告（Kim-Cohen et al., 2005）されており，5歳で素行障害と診断された184事例について，7歳児での診断は，51％

が素行障害ありで，49%が素行障害なしであった。また5歳のとき，中等度以上の素行障害の75事例では，28%のみが診断基準を満たさなかった。なお診断基準を満たさなくなった群においても，学業や行動上の困難を抱えていた。5歳児の素行障害群は，低社会層，片親，崩壊家族，両親の精神病理の問題をより多く有していた。また身体虐待，親からの愛情の希薄な対応を受けていた。またこれらの事例は，遂行能力が低く，IQ が低く，注意欠如・多動性障害を多く有していた（Moffitt, 2003）。神経発達の脆弱さと，環境因子が影響を相互に与え，反社会的人格形成を促進していると推測されている。

また双子研究（Simonoff et al., 2004）では，10～25年間小児期から経過を追い，小児期と成人期の精神障害と，心理社会機能と，心理社会的および認知機能のリスク因子について検討している。それによると，小児期の素行障害と，多動性障害とが，成人期の反社会性パーソナリティ障害のリスク因子なるとされ，促進因子として，識字障害（Reading Problem），低 IQ，非行仲間の存在が抽出されている。

児童青年期の素行障害の罹患が，統合失調症のリスク因子となるとの報告は散見され（Kim-Cohen et al., 2003 ; Robins & Price, 1991），また児童青年期の統合失調症の診断に先行して，前駆期に万引きや家出などの行動上の障害が先行して顕在化することは日常臨床においても経験することである。またさらに，統合失調症に，素行障害ないし反社会性パーソナリティ障害が併存するときには，薬物依存症のリスクが上昇するとの報告（Mueser et al., 2006）がある。

誕生コホート研究（Kim-Cohen et al., 2003）により，1,037人について，11，13，15，18，21，26歳と経過を追い，精神医学的診断を行い，小児期の精神障害と，成人期の精神障害との比較を行った研究によると，11～15歳の素行障害は，不安性障害（AOR2.5），薬物依存（AOR3.5），摂食障害（AOR4.6），統合失調症型障害 schizophreniform disorder（AOR2.8），反社会性パーソナリティ障害（AOR5.8）と相関していた。

なお素行障害への介入研究は現状では途上であり，具体的な提示はできない段階である。

文 献

Essau CA (2003a) Course and outcomes. In : Essau CA (Ed.) : Conduct and Oppositional Defiant Disorders. London : Lawrence Erlbaum Associates, pp.61-94.
Essau CA (2003b) Epidemiology and comorbidity. In : Essau CA (Ed.) : Conduct and Oppositional Defiant Disorders. London : Lawrence Erlbaum Associates, pp.33-59.

Kim-Cohen J et al (2003) Prior juvenile diagnoses in adults with mental disorder : Developmental follow-back of a prospective-longitudinal cohort. Arch Gen Psychiatry 60-7 ; 709-717.

Kim-Cohen J et al. (2005) Validity of DSM-IV Conduct Disorder in 4.5-5-year-old children : A longitudinal epidemiological study. Am J Psychiatry 162-6 ; 1108-1117.

Moffitt TE (2003) Life-course-persistent and adolescence-limited antisocial behavior. In : Lahey BB, Moffitt TE & Caspi A (Eds.) : Causes of Conduct Disorder and Juvenile Delinquency. New York : Guilford, pp.49-75.

Mueser KT et al. (2006) Conduct disorder and antisocial personality disorder in persons with severe psychiatric and substance use disorders. Schizophr Bull. 32-4 ; 626-636.

Robins LN & Price RK (1991) Adult disorders predicted by childhood conduct problems : Results from the NIMH Epidemiologic Catchment Area project. Psychiatry 54-2 ; 116-132.

齊藤万比古, 原田謙 (1999) 反抗挑戦性障害. 精神科治療学 14-2 ; 153-159.

齊藤万比古, 奥村雄介, 大塚峰子, 市川宏伸 (2004) 医療・保健・福祉の対象としての行為障害とは何か. こころの臨床 23-4 ; 378-390.

Simonoff et al. (2004) Predictor of antisocial personality. British J psychiatry 184 ; 118-127.

3 素行障害の併存障害

e) 物質乱用

松本俊彦
独立行政法人国立精神・神経医療研究センター精神保健研究所薬物依存研究部／自殺予防総合対策センター

I はじめに

素行障害（Conduct Disorder：CD）は，後年のアルコールや薬物の乱用・依存といった物質使用障害（Substance Use Disorder：SUD）を予測する重要なリスク要因である（Harty et al., 2004）。物質 —— 特に規制薬物 —— を使用する契機には，仲間集団内の圧力のはたす役割が大きく，男性では，反社会的集団に属する同性の仲間の勧めが，そして，女性では，反社会的集団に属する異性との交際が，それぞれ初使用の契機となることが多い（和田，1991）。

その一方で，SUDは，CDの転帰に影響を与え，後年の犯罪性・反社会性を促進し，暴力犯罪と財産犯罪いずれのリスクも高める要因でもある（Burke et al., 2003）。とりわけ規制薬物を使用するようになることで，反社会的集団との関係はより直接的かつ濃厚になって，それ以後，さまざまな犯罪による逮捕・補導歴が著しく増加する傾向が知られている（和田，2004）。また，アルコール乱用が，保護観察の失敗や多種方向性の犯罪傾向と密接に相関することも明らかにされている（松本ほか，2006）。

これらの知見は，CDとSUDが相互に悪化を促進し，悪循環を生み出すことを意味している。しかし，それとは反対に，SUDの改善に伴って，さまざまな非行や反社会的行動も改善に向かうことも知られている（Burke et al., 2003）。したがって，CDの治療においては，SUDを看過することなく介入することには，重要な治療的意義がある。

本稿では，CD青年におけるSUDの臨床的特徴，評価方法，ならびに治療の実際について概説したい。

Ⅱ 青年期における SUD の臨床的特徴

1. 物質使用に対する「底つき感」が乏しい

　使用期間が短いためにまだ心身の障害を自覚している者は少なく，成人のように経済的損失や家族を失う心配もない。また，仲間との絆を実感するなど，物質使用にまつわる肯定的体験を持っている者も多い。こうしたことが治療意欲の乏しさに影響し，治療意欲を引き出すのに難渋することがある。

2. 乱用薬物の種類

　最も広く見られる乱用物質は，アルコールである。規制薬物にかぎっていえば，近年減少傾向にあるとはいえ，有機溶剤が最も多く，次いで大麻，覚せい剤，MDMA の順となる（松本，2005）。男性の場合には，有機溶剤もしくは大麻といった Gate way drug から覚せい剤へと進行するパターンが典型的であるが，女性の場合には，最初からいきなり覚せい剤を使用する者も多い。規制薬物ではないが，ブタンガス（ライターガス）は，中学生において，Gate way drug としての役割を果たすことがある（松本，2005）。

3. 物質摂取量や身体依存・離脱症状は重症度を反映しない

　若年者の SUD では，依存の重症度に比して，物質酩酊時の精神症状や問題行動（暴力や自己破壊的行動）が重篤な場合がある。薬物摂取量や耐性上昇・離脱症状の有無や DSM-IV-TR の物質依存の診断基準を根拠に依存の重症度を評価すると，介入をすべき症例を看過してしまう可能性がある。

4. 重複障害が高率である

　若年 SUD 患者の 60〜70% に，CD とは別に，何らかの他の精神障害（重複障害）が併発している（松本，2005）。併発することが多い DSM-I 軸精神障害としては，気分障害，精神病性障害，摂食障害，外傷後ストレス障害などがあり，なかには，境界性パーソナリティ障害としての特徴を有する者もみられる。また，幼少期における注意欠如・多動性障害（Attention-Deficit/Hyperactivity Disorder : ADHD）の挿話は，CD とは独立して，SUD の早期発症を促す要因である（Biederman et al., 1998 ; Horner, 1997）。SUD 患者のなかには，青年期にも ADHD 症状が遷延している者も少なくなく，しばしば否定的な自己像や抑うつ気分・焦燥感・不安を改善するために物質に耽溺する（Biederman et al., 1998）。

III 診断と評価

　DSM-IV-TR において，SUD には「依存」と「乱用」という下位カテゴリーがある。「依存」と診断するには，物質摂取を止める努力をして失敗した経験がある，もしくは，コントロール喪失の挿話があること，さらには，耐性上昇や離脱症状などの身体依存の兆候があることが必要である。物質使用期間が比較的短い若年者の場合には，まだ依存の水準に達している者は少なく，その診断の大半は「乱用」となってしまう。実際，規制薬物の使用や未成年のアルコール摂取は，ほぼ無条件にこの診断に該当してしまうという問題があり，何をもって介入の対象とするかが明確ではない。したがって，CD に併発した SUD については，「どの程度の乱用なのか」という観点から評価する必要がある。そこで，下記に示す自記式評価尺度を用いて，その重症度を評価することが有用である。

1. Drug Abuse Screening Test（DAST-20：表1）（Skiner, 1982；鈴木ほか，1999）

　これは，違法薬物や医療用薬物の乱用のスクリーニングを目的とした20項目からなる自記式評価尺度であり，世界各国で汎用されている。肥前精神医療センターによって作成された日本語版 DAST-20 は，標準化はなされていないものの，すでにわが国でも汎用されている。2点以上で薬物問題が示唆される。DAST-20 を用いた調査（松本ほか，2006）によれば，少年鑑別所入所者の 17.5% に薬物問題が認められている。

2. Quantities-Frequencies（QF）スケール（表2）（鈴木ほか，1994）

　若年者のアルコール問題を評価するには，成人向けの評価尺度では問題を見落とすという問題があるが，この QF スケールは，若年者のアルコール問題を評価するのに優れ，すでに日本語版の信頼性と妥当性も確認されており，簡便かつ有用である。この尺度は，若年者のアルコール摂取量・頻度に関する2つの質問からなり，4～6点の場合には問題飲酒者とされる。QF スケールを用いた調査（松本ほか，2006）によれば，少年鑑別所入所者の 52% に問題飲酒者が認められている。

　原則として，すべての CD 患者はこれらの評価尺度によるスクリーニングが必要である。その結果，「問題あり」とされた者については，SUD を治療目標の1つに加え，その状況の推移をモニタリングしていくべきである。

　治療に際しては，規制薬物だけでなく，アルコールも対象とする必要がある。若

表1 日本語版 Drug Abuse Screening Test（DAST；鈴木ほか（1999）より引用）

次の薬についての質問のなかで，自分にあてはまるものに「○」をつけてください。

1	あなたは医療目的（病気を治すこと）以外に薬物を使用したことがありますか？	
2	あなたは処方薬（病院からもらった薬）を乱用したことがありますか？	
3	あなたは一度に2種類以上の薬物を乱用しますか？	
4	あなたは薬物を乱用しないで1週間を過ごすことができますか？	
5	あなたは薬物使用を止めたいときには，いつでも止められますか？	
6	あなたは薬物使用の結果として，ブラックアウト（記憶が飛んでしまうこと）やフラッシュバック（薬を使っていないのに，使っているような幻覚におそわれること）を経験したことがありますか？	
7	あなたは自分の薬物乱用を悪いこと，あるいは，いけないことといつも思いますか？	
8	あなたの家族はあなたが薬物に関係することをいつもこぼしていますか？	
9	薬物乱用のために，あなたと家族の間に問題が生じたことがありますか？	
10	あなたは薬物使用のために友達を亡くしたことがありますか？	
11	あなたは薬物使用のために，家族をかえりみなかったことがありますか？	
12	あなたは薬物乱用のために，学業や仕事に支障を来したことがありますか？	
13	あなたは薬物乱用のために仕事を失ったことがありますか？	
14	あなたは薬物の作用のせいで，ケンカをしたことがありますか？	
15	あなたは薬物を手に入れるために，違法行為をしたことがありますか？	
16	あなたは違法性薬物の所持で，逮捕・補導されたことがありますか？	
17	あなたは薬物を止めたときに，気分が悪くなったり，イライラがひどくなったりするような，禁断症状を経験したことがありますか？	
18	あなたは薬物使用の結果として，身体の調子を崩したことがありますか？（記憶喪失，けいれん，出血，肝炎など）	
19	あなたは薬物問題で誰かに助けを求めたことがありますか？	
20	あなたは薬物乱用についての治療プログラム（精神科での治療）を受けたことがありますか？	

表2 QFスケール（鈴木ほか（1994）より引用）

あなたはお酒をどのくらいの頻度で飲みますか？	0）飲まない，または，年に1～2回
	1）月に1～2回
	2）週に1回
	3）週に2回以上
飲むときにはどのくらいの量を飲みますか？ （ビールを飲むとしたとき）	0）（ビールなら）コップに1杯
	1）（ビールなら）コップに2杯
	2）（ビールなら）コップに3～6杯
	3）（ビールなら）コップに6杯以上

年者のアルコール使用は成人後のアルコール依存発症のリスクを著しく高めるだけでなく，あらゆる犯罪のリスクを高め，保護観察の失敗や多種方向性の犯罪傾向とも関係するなど，CDの経過に悪影響をもたらす。また，薬物乱用者の場合には，薬物だけでなく，アルコールを止めることも治療課題とする必要がある。というのも，薬物の再使用にいたる誘因として最も重要なのが，アルコール使用だからである。

以上のことを念頭におき，SUDに対する介入の是非を検討する。

IV　青年期のSUDに対する治療の実際

1. 診察室におけるSUD患者への対応の原則

[1] 主体性を重視する

本人を強引にコントロールしようとせず，ねばり強く動機の掘り起こしを行っていく。物質の弊害を大袈裟に説明して脅したり，説教をするのはあまり有効とはいえない方法である。

[2] 受診をねぎらう

受診したということ自体が，「物質を止めたい」「生活を変えたい」という気持ちの表れである。物質摂取が止まらないことよりも，治療につながっていることを重視したかかわりが大切である。長期的なSUDの良好な転帰に関係するのは，「物質を使用しないこと」ではなく，「治療を継続していること」である。

[3]「正直さ」を評価する
　物質への渇望や再使用を告白した場合には，その正直さを評価する。SUDの治療で重要なのは，治療場面において正直になれることである。

[4] 再使用は治療を深めるチャンスと捉える
　再使用に際しては，その誘因となったトリガーを同定し，今後の対処スキルを話し合う。「意志を強く持って」物質を使わないことではなく，あくまでも「賢くトリガーを避ける」ことの大切さを伝えていく必要がある。

[5] 依存性の高い向精神薬を処方しない
　後述する重複障害の治療のために薬物療法を要する場合があるが，ベンゾジアゼピン系，もしくはバルビツレート系の向精神薬のように依存性が高く，アルコールとの交差耐性を持つ薬剤を不用意に投与しない。

[6] 就労を焦らせない
　「嫌なことを忘れるために」物質を使うという対処をしてきたために，欲求不満耐性が低く，社会的能力は低い。早すぎる就労や社会参加が挫折を招き，さらに，就労によって得た収入が物質の入手を可能とし，再使用へとつながりやすい。DARC（Drug Addiction Rehabilitation Center）通所や専門医療機関の外来プログラム参加を中心とした1週間の日課を作成し，3カ月～半年はクリーンな状態（アルコールや薬物を摂取していない状態）での生活習慣を確立することを優先する。

[7] 重複障害を見逃さない
　他のいかなる精神障害が併存する場合にも，まずは乱用物質の解毒が優先されるが，クリーンな状態になったときに，併存する精神障害に対する治療を行わなければ，クリーンを維持することが困難となる場合がある。

2. 初期乱用者に対する援助
[1] 本人への対応
　初期乱用者の場合，教師，警察官，保護観察官，弁護士の勧めで医療機関に受診することが多い。使用様態は集団使用で，使用間欠期に精神病症状はないという軽症の病態である。その分，本人は，「その気になればいつでも止められる」「絶対に使わないと決意したから，もう病院で治療する必要はない」と考えている場合が少

なくない。

　この場合，いたずらに長期の通院を本人に強いても成果は上がりにくく，かえって逆効果の場合もある。むしろ短期の教育的セッションでひとまず介入を切り上げ，その後の再使用の際して有効な介入ができるような布石を打っておく。

　初期乱用者に対する介入のあり方としては，肥前精神医療センターにおける初期介入プログラムは参考となろう。これは，1～2週間隔での3回の外来受診を1セットとした介入である。初回診察でSUDの評価を行うとともに，アルコール・薬物がもたらすさまざまな心身の障害と医学的検査の必要性を説明する。そして，2回目の診察の際に頭部MRIや血液検査を実施し，3回目に医学的検査の結果にもとづいて今後の援助計画を話し合う。その結果，本人が治療を継続する場合もあるし，家族との相談だけが継続となる場合もある。

　このようにして一度治療を終結させた後に，物質の再使用が明らかになって再度受診した際には，専門病院への継続的通院を提案すれば良いし，乱用物質がアルコールである場合には，これに加えて，本人に抗酒剤の服用を提案しても良い。さらに，通院の過程で再使用がくりかえされるようならば，その段階で入院を検討する。

[2] 家族への対応

　初期乱用者の対応で重要なのは，家族の相談継続である。相談を継続するなかで家族システムに変化が生じ，間接的に本人の行動を変化させることができる。また，再使用に際しての治療的介入の機会も捉えやすくなる。同時に，専門病院や都道府県精神保健福祉センターの家族教室，薬物依存の家族の自助グループであるナラノン（NAR-ANON；http://www4.ocn.ne.jp/~nar633/index.html）や全国薬物依存者家族連合会（薬家連；http://www.yakkaren.com/）も紹介する。若年の薬物依存者は養育者と共依存関係にあることが多いが，養育者が子どもの薬物使用を解決しようとして躍起になるなかで，かえって共依存が深刻化することがある。家族内システムが変化し，コミュニケーションの悪循環が改善することによって，本人が治療場面に登場するようになることは少なくない。

3. 進行した依存に対する援助

[1] 解毒入院と依存症治療プログラム

　依存が進行したSUD患者では，物質を自力で中断できなくなっていることが多く，入院による解毒が必要になる。任意入院が原則であるが，中毒性精神病の症状が重篤であれば医療保護入院も検討する。

狭義の解毒は1週間程度あれば十分であり，精神病症状がある場合でも薬物療法により遅くとも2週間以内に消退する。しかし実際には，薬物の最終使用から約1カ月程度は薬物渇望が続いており，情動が不安定な状態にあることも多い。したがって，解毒終了後に専門病棟で入院治療を継続し，集団精神療法，薬害教育などからなる依存症治療プログラムに参加することが望ましい。地域に専門病棟がなければ，入院中に近隣のDARC（全国に60カ所以上ある）に通わせても良いであろう。

　いずれにしても，こうしたSUDの入院治療は本人の同意なしには成り立たない。したがって，本人が望まなければ解毒治療終了後に入院治療はいったん終了となり，外来通院に切りかえる。退院に際しては，通院の過程で再使用があれば，再入院して治療プログラムに参加することをあらかじめ約束しておく。

[2]　治療中断時の対応

　当然ながら退院したものの通院につながらず，物質使用が続いている場合もある。この場合には家族だけでも来院してもらい，対応を話し合う。本人の「底つき」を早めるために尻拭い行動（イネイブリング：本人の脅迫に圧倒されて不用なお金を渡す，過干渉になっている，など）について再検討し，必要に応じ家族に行動の変化を促す。

　また，幻覚・妄想，興奮などの精神症状から自傷他害のおそれがあれば，警察官通報により精神科救急システムに乗せる。閉鎖の精神科救急病棟で解毒および精神症状の治療を行った後に，SUD専門病棟での入院治療の継続が勧められることになるであろう。

[3]　司法的対応の検討

　精神症状が明らかではないが，家のなかでのあからさまな薬物使用が続いている場合には，司法的対応も選択肢の1つとなる。矯正施設の入所には，薬物をある一定期間切り，自分の今後について考える時間を手に入れるという点で意義がある。もちろん，施設のなかで一定期間薬物を使わないこととSUDからの回復とは別次元の話であることを理解すべきであるが，逮捕や矯正施設入所が，本人の治療動機を掘り起こす可能性はある。ただし，この場合も，家族の相談継続が，矯正施設出所後の本人の地域支援の成否を握る。

　なお，司法的対応を一歩進めた治療戦略として，肥前精神医療センターが福岡県弁護士会と連携して実現した試みがある（八尋ほか，2003）。それは，薬物自己使用によって鑑別所に入所した少年審判に弁護士が付き添い人として参加し，審判の

過程で医療機関の治療プログラムを提示して試験観察処分となるようはたらきかけるという，いわば現行法における社会内処遇による治療的ダイバージョンである。同様の新しい司法サポート・システムの試みは，DARCと連携しながら薬物依存者の更生を支援する団体である，APARI（アジア太平洋地域アディクション研究所 Asia-Pacific Addiction Research Institute : http://www.apari.jp/npo/）でも実施している。家庭裁判所に対して，薬物依存治療施設への入所を条件に，少年院収容ではなく，社会内処遇を申請するという方法であり，薬物関連事犯の再犯率低下に優れた効果を上げている。

V　おわりに

　一般精神科医や児童精神科医のなかには，物質乱用をたんなる非行・犯罪と捉えて，医療的援助の対象とは考えない者もいる。けれども，最近になって一部の少年院にDARCのメンバーがメッセージを送りに行っているものの，少年鑑別所においては，依然として，SUDに対する教育はなされていない現状にある。また，SUDに関するプログラムを用意している矯正施設でさえも，薬物の弊害についての教育にとどまり，「どのような状況がトリガーになるのか」「アルコールや薬物への渇望が高まったときにはどう対処すればよいのか」という対処スキルを伝えることはできていない。その意味では，精神医療が担うべき役割は大きく，さらに，司法関連諸機関や民間薬物依存更生施設と連携しながら，治療を勧めていく必要があると思われる。

　ともあれ，物質乱用はCDの転帰に大きな影響を与える要因である。したがって，CDを扱う児童青年精神医学の専門家は，物質乱用に関する知識を十分に持つと同時に，利用できる社会資源に関する情報も十分に持っておく必要がある。

文　献

- Biederman JWT, Mick E, Faraone SV et al. (1998) Does attention-deficit hyperactivity disorder impact the developmental course of drug and alcohol abuse and dependence? Biol Psychiatry 44 ; 269-273.
- Burke JD, Loeber R & Lahey BB (2003) Chapter 3, Course and outcomes. In : CA Essau (Eds.) : Conduct and Oppositional Defiant Disorders. London : Lawrence erbium associates, publishers, pp.61-94.
- Harty SC, Thorn NK, Kalmar JH et al. (2004) The effect of childhood conduct disorder and cognitive functioning on adolescent substance use. CNS. Spectr. 9 ; 661-666.

Horner BR (1997) Prevalence and implications of attention-deficit hyperactivity disorder among adolescents in treatment for substance abuse. J Am Acad Child Adolesc Psychiatry 36 ; 30-36.

松本俊彦 (2005) 薬物依存の理解と援助 ──「故意に自分の健康を害する」症候群. 金剛出版.

松本俊彦, 岡田幸之, 千葉泰彦ほか (2006) 少年鑑別所男子入所者におけるアルコール・薬物乱用と反社会性の関係 ── Psychopathy Checklist Youth Version (PCL : YV) を用いた研究. 日本アルコール薬物医学会誌 41 ; 59-71.

Skiner HA (1982) The drug abuse screening test. Addict. Behav. 7 ; 363-371.

鈴木健二, 松下幸生, 樋口進ほか (1994) 未成年者の問題飲酒スケール ── Quantity-Frequency Scale (QF Scale). アルコール研究と薬物依存 29 ; 168-178.

鈴木健二, 村上優, 杠岳文 (1999) 高校生における違法性薬物乱用の調査研究. 日本アルコール・薬物医学会雑誌 34 ; 465-474.

和田清 (1991) 薬物依存の発生因をめぐって. 精神医学 33 ; 633-642.

和田清 (2004) 有機溶剤吸引の入り口としての喫煙 ── 1994年千葉県中学生調査より. 学校保健研究 45 ; 512-527.

八尋八郎, 谷川誠, 村上優ほか (2003) 若年薬物乱用者に対するダイヴァージョン・プログラムの整備に関する研究. 厚生労働科学研究費補助金 医薬安全総合研究事業,「薬物依存・中毒者の予防, 医療およびアフターケアのモデル化に関する研究 (主任：村上優)」平成14年度研究報告書, 69-85.

4 注目すべき要因

a) 社会的環境

冨田 拓
国立武蔵野学院

I はじめに

　素行障害に関連する要因について，そのリスクファクターや保護因子を考える際にまず問題になるのは，素行障害の診断がつく対象が均質の群ではない，という点である。DSM-IV-TR の記述自体，その下位分類である小児期発症型と青年期発症型がその特性においても，予後においても異なった群であることを認めている。であれば，その両者のリスクファクターもまた，当然異なるはずである。また，特に社会環境について取り上げる場合，素行障害の診断そのものが社会との関係において初めて成り立つ性質のものであり，診断基準の判定そのものが，対象が置かれた社会的環境の影響を直接的に受けるものである，という問題もある。例えば，犯罪率は地域によって大きく変動するが，これは素行障害の診断基準の判定にも影響を及ぼす可能性がある。

　またこれと重なり合う問題として，ある行動がリスクファクターであると同時に診断基準そのものに該当してしまう場合，これをどう考えるべきなのか，という問題もある。例えば，反社会的環境の一つである好ましくない友人関係は，強いリスクファクターとして知られているが，素行障害の診断基準の〈重大な規則違反〉に含まれる基準 13, 14, 15 は，そのいずれも，そのような友人関係と直接的に関連している。その点を置いても，社会的環境の因子は，その多くが必然的に相互に影響し合うものであり，単独の因子を取り上げて論ずるのは自ずから限界がある。そのため，さまざまなリスクの累積的 cumulative な影響を論じたり，あるいは非行の進展の経路 pathway を想定して，そこへの多因子の影響を論じているものが多い。ここで特に問題となるのは，対象となる児童・少年がまだ発達途上にあるため，同じ因子であっても，年齢によりその影響が変化することもありうるということである。

Ⅱ 素行障害のリスク因子と保護因子

　一般に，リスクファクターの数が多いほど，またそれらが早く出現するほど，非行のリスクは高くなる（Mrazek & Haggerty, 1994 ; McCord, 1993）。Stouthamer-Loeberら（2002）は都会の若年者のハイリスク群において，リスクファクターの数が，重大で持続的な非行のリスクと直線的な相関を持つことを示している。家族のファクターと児童自身のファクターの間の相互作用が早期からの暴力をもたらし，それが仲間からの拒絶や新しいネガティブな相互作用へと導く，というように多重の相互作用のループが働いているのだと考えられる（AACAP, 1997）。

　ただし，これらの相互作用は極めて複雑なので，ここでは「環境」を，次の5つのレベルに分けて記述する（表）。

1. 家族環境

　虐待および不適切な養育環境については他の項に譲り，ここではそれ以外についてのみ触れる。貧困の影響は以前から指摘されているとおりである。また，筆者らの本研究における知見によれば，児童自立支援施設退所後の予後を悪化させる，圧倒的に強い因子は，家族の犯罪歴であった。

　また，しつけの役割は学童期を通じて重要だが，その重要性は思春期中期には減少する。その理由として，Feldman & Weinberger（1994）は，内的な心理構造が発達し，自己統御がしつけより重要になるためだとしている。

2. 地域コミュニティ

　犯罪統計学は，荒廃した，あるいは放置された物理的空間と，犯罪行動のリスクの増加との間の明確な関係を示してきた（Newman, 1972 ; Taylor, 1989）。

　先に述べたように，家族の貧困レベルが素行障害発症のリスクファクターとなりうるが，周囲の地域の貧困レベルも，素行障害の発症に影響するとされる。また，居住している民族の不均一性，居住の移動性の高さも関連するとされる。

　Brooks-Gunnら（1993）は，国ベースの研究である the Infant Health and Development Project において，3歳時に，近隣に住む管理職・専門職の数が少ないことと，児童の問題行動の報告が多いことが相関すること，5から6歳時において，近隣の低収入者の存在と児童の外向きの問題行動の量が相関することを見いだしている。また，the Pittsburgh Youth Study において，Loeber & Farrington（1993）は，13から16歳の少年において，低い社会経済的地位の近隣の存在が非行や犯罪行為の増

表　素行障害のリスクファクター：社会環境因子

1）家族環境
貧困な親機能（拒絶，一貫性のなさ，厳しすぎること）
虐待
不適切な行動の教育
家庭の貧困
夫婦間の葛藤
離婚（片親）
家族の犯罪
家庭内の薬物乱用，精神障害の存在

2）地域コミュニティ
コミュニティの暴力への親和性
貧困
失業
不十分な住宅供給
過密
（近隣の不利・貧困）
（組織化されていない近隣）
（武器の入手しやすさ）

3）学　校
（学業成績の悪さ）
（留年）
（学校との絆の弱さ）
（学業に対する向上心の低さ）
（学校に対する意欲の低さ）
（組織化及び機能の低い学校）

4）仲間関係
友人関係の障害
（逸脱あるいは非行のある兄弟。友人との関係）
（友人からの拒絶）

5）メディア環境
メディアによる暴力への過剰な暴露
（メディアによる暴力の描写）

※（　）を付した項目は対象が素行障害に限定されていない，非行一般のリスクファクターである。
(American Academy of Child and Adolescent Psychiatry, 1997 ; 原田, 2005 ; Kandel et al., 1989 ; Loeber et al., 2000 ; Quinton et al., 1993 ; Rutter, 1979 ; Rutter et al., 1990)

加と相関し，また非行の激しさや頻度とも相関することを示している。Loeber によれば，近隣住民の影響は，高年齢の思春期児童に比べて，低年齢の児童に対してより強く働くとしている。

　また，Gorman-Smith（2003）は，家族機能を改善しようとする試みと同等に，近隣のサポートと家族とのつながりを助けることが有用かもしれない，としている。

3. 学　校

不登校，ひきこもりについては他の項に譲るが，表に示すとおり，質の低い学校教育の影響は数多く指摘されているところである。もちろんその一方で，学校での良い学習習慣（Werner & Smith, 1992）や，向社会的な学校の雰囲気（Rutter, 1979）が保護因子として働くことも示されてきている。

4. 仲間関係

仲間関係が極めて強い因子であることは，経験的にも明らかであるにもかかわらず，家族環境などの影響に関する研究などに比べて十分な検討が進んでいない要素である。

多くの研究が，社会から逸脱した仲間に巻き込まれることが非行の初発に最も大きな影響を与え，また暴力の悪化の一番の原因であろう，としている（Dishion et al., 1995 ; Hawkins et al., 1992）。一方，しつけの技能と仲間の影響との関係に着目した研究もある。Dishon ら（1991）は，見守ることに乏しく，かつ強圧的なしつけは，子どもを社会から逸脱した仲間に巻き込まれやすくし，また，彼らからの影響をより受けやすくすることを示している。一方，Zinmmerman & Arunkumar（1994）は，家族の感情的な結びつきが，逸脱した仲間からの影響を緩和する事を見いだしている。

Quinton ら（1993）は，非行のない仲間や，良い友達（安定した対人関係や，良いしつけに対する許容力などで示される）の選択が，犯罪行為の継続に対する保護因子として働くことを示している（Kandel et al., 1991 ; Quinton et al., 1993 ; Rutter et al., 1990）。

なお，仲間関係は学齢期に重要性を獲得し，思春期にその重要性が最大となる（Snyder et al., 1986 ; Vincent et al., 1992）。しつけの重要性が後退する時期に，仲間関係がより大きな存在として立ち現れてくるわけだが，それもまた，しつけの影響を強く受けるのだと言えるかもしれない。

5. メディア環境

Murray（1980）によると，他のリスクファクターを抱えている児童は，リスクファクターを持たない児童に比べて，監督なしに漫画やその他のプログラムのなかの暴力を見ることによって，暴力行為をより生じやすい傾向にあることが示されている。実際の暴力の目撃もまた，同様の結果をもたらすという報告がある一方，前青年期から青年期の男児を対象とした実験では，テレビの暴力場面の視聴で攻撃的

行動が減少したという報告もある。(Feshbach, 1988)。Anderson & Dill (2000) は、暴力的なテレビゲームをすることが、攻撃行動や非行と関連すると報告しており、攻撃的な性格および男性とより関連が深いとしている。なお、Browne & Hamilton-Giachritsis (2005) の系統的レビューによれば、テレビ、ビデオ、コンピューターゲームなどの暴力的シーンは、短期的には年少の子ども、特に男子に対して攻撃的な行動傾向を強めるような影響があることが認められている。しかしより年長の子どもに対してはそのような影響について一致した結論は得られておらず、また長期的な影響についてはどの年齢層に対しても一致したエビデンスは得られていないとされており、この分野のリスクについては、今後の検討がさらに必要であろう。

Ⅲ　終わりに

　これまで取り上げてきた議論と方向性が異なるが、やはりリスクファクターを巡る論議として、素行障害の下位分類の問題がある。小児期発症型と青年期発症型との比較において、青年期発症型の場合、彼らの問題行動は青年期に限定されており、リスクファクターそのものが少ないため、青年期発症型の素行障害は、正常の青年期における反抗の拡大であるとし、この2つの下位分類は全く異なる発症原因を持つとする説（Moffitt, 1993）がある。また一方、重大な非行に数年先行して多くの問題行動がなされるのが普通であるとして、発症時期による単純な2分法を支持しない立場（Loeber & Farrington, 2000）もある。これらの論議は、リスクファクターから病因や鑑別診断を探ろうとするわけで、いわば通常の論議の逆の方向性を持つとも言える。つまり、初めに述べたとおり、素行障害診断そのものの均質性が確かではないために、診断とリスクファクターとの関連も複雑なものにならざるを得ないのである。この点についての一つの解決策として、素行障害の複数の発展経路 pathway とリスクファクター・保護因子との関連を見ていく、という最近の流れ（Frick, 2006 ; Loeber & Farrington, 2000 ; Wikstrom & Sampson, 2003）に期待ができるかもしれない。これらは今後、介入戦略を立てるうえでも、極めて有用な視点を提供してくれる可能性があるものと考えらえる。

文 献

American Academy of Child and Adolescent Psychiatry (1997) Practice parameters for the assessment and treatment of children and adolescents with conduct disorder. Journal of the American Academy of child and Adolescent Psychiatry 36 (Suppl..10) ; 122S-139S.

Anderson CA & Dill KE (2000) Video games and aggressive thoughts, feelings, and behavior in the laboratory and in life. J Pers Soc Psychol. 78-4 ; 772-790.

Brooks-Gunn J, Duncan GJ, Klebanov PK & Sealand N (1993) Do neighborhoods influence child and adolescent development? American Journal of Sociology 99-2 ; 353-395.

Browne KD, Hamilton-Giachritsis C (2005) The influence of violent media on children and adolescents : A public-health approach. Lancet 365-9460 ; 702-10.

Dishion T, Patterson G, Stoolmiller M & Skinner M (1991) Family, school, and behavioral antecedents to early adolescent involvement with antisocial peers. Developmental Psychology 27-1 ; 172-180.

Dishion TJ, Andrews DW & Crosby L (1995) Antisocial boys and their friends in early adolescence : Relationship characteristics, quality, and interactional process. Child Development. 66 ; 139-151.

Essau CA (Ed.) (2003) Conduct and Oppositional Defiant Disorders. Epidemiology, Risk Factors, and Treatment. New Jersey : Lawrence Erlbaum Associations Inc.

Feldman SS, Weinberger DA (1994) Self-Restraint as a mediator of family influences on boys' delinquent behavior : A longitudinal study. Child Development 65-1 ; 195-211.

Feshbach S (1988) Television research and social policy : Some perspectives. Special Issue : Television as a social issue. Applied Social Psychol Annual 8 ; 198-213.

Frick PJ (2006) Developmental Pathways to Conduct Disorder. Child Adolesc Psychiastric Clin N Am 15 ; 311-331.

Gorman-Smith D (2003) The social ecology of community and neighborhood and risk for antisocial behavior. In: CA Essau (Ed.) : Conduct and Oppositional Defiant Disorders. Epidemiology, Risk Factors, and Treatment. New Jersey : Lawrence Erlbaum Associations Inc., pp.117-136.

原田謙 (2005) 反抗挑戦性障害と行為障害. 児童青年精神医学とその近接領域 46-3 ; 285-295.

Hawkins JD, Catalano RF & Miller JY (1992) Risk and protective factors for alcohol and other drug problems in adolescence and early adulthood : Implications for substance abuse prevention. Psychological Bulletin 112 ; 64-105.

Kandel D, Davies M (1991) Friendship networks, intimacy, and illicit drug use in young adulthood : A comparison of two competing theories. Criminology 29-3 ; 441-469.

Lahey BB, Moffitt TE & Caspi A (Eds.) (2003) Causes of Conduct Disorder and Juvenile Delinquency. New York : The Guilford Press.

Loeber R & Farrington DP (2000) Young children who commit crime : Epidemiology, developmental origins, risk factors, early interventions, and policy implications. Development & Psychopathology 12 ; 737-762.

Loeber R & Wikstrom PH (1993) Individual pathways to crime in different types of neighborhoods. In : DP Farrington, RJ Sampson & POH Wikstrom (Eds.) : Integrating Indivisual and Ecological Aspects of Crime. Stockholm : National Council for Crime Prevention, pp.169-204.

McCord J (1993) Conduct Disorder and antisocial behavior : Some thoughts about processes. Special Issue : Toward a developmental perspective on conduct disorder. Development & Psychopathology 5 (1-2) ; 321-329.

Moffitt TE (1993) Adolescence-limited and life-course persistent antisocial behavior : A developmental taxonomy. Psychol Rev 100 ; 674-701.

Mrazek P & Haggerty R (eds.)（1994）Reducing Risks for Mental Disorders : Frontiers for Preventative Intervention Research. Washington D.C. : National Academy Press.

Murray J (1980) Television & youth : 25 years of research & controversy. Boys Town, NE : Boys Town Center for the Study of Youth Development.

National Institute of Justice (1995) Violence by young people : Why the deadly nexus? National Institute of Justice Journal 229 ; 2-9.

Newman O (1972) Defensible space. Crime Prevention through Urban Design. New York : Macmillan.

Quinton D, Pickles A, Maughan B & Rutter M (1993) Partners, peers, and pathways : Assortative pairing and continuities in conduct disorder. Special Issue : Milestones in the development of resilience. Development and Psychopathology 5-4 ; 763-783.

Rutter M (1979) Protective factors in children's responses to stress and disadvantage. In : M Kent & J Rolf (Eds.) : Primary Prevention of Psychopathology : Vol.3 : Social Competence in Children. Hanover, NH : University Press of New England, pp.49-74.

Rutter M, Quinton D, Hill J (1990) Adult outcomes of institution-reared children;Males and females compared. In : LN Robins, M Rutter (Eds.)：Straight and Devious Pathways from Childhood to Adulthood. New York : Cambridge University Press, 135-157.

Snyder JJ, Dishion TJ, Petterson GR (1986) Determinants and consequences of associating with deviant peers during preadolescence and adolescence. Journal of Early Adolescence 6-1 ; 20-43.

Stouthamer-Loeber M, Loeber R, Wei E et al. (2002) Risk and promotive effects in the explanation of persistent serious delinquency in boys. J Consult Clin Psychol 70 ; 111-123.

Taylor CS (1990) Dangerous Society. Michigan State University Press.

Vincent J, Houlihan D, Mitchell P (1992) Predictors of peer helpfulness : Implications for youth in residential treatment. Behavioral Residential Treatment 7 ; 45-53.

Werner E & Smith R (1992) Overcoming the Odds : High Risk Children from Birth to Adulthood. New York, NY : Cornell University Press.

Wikstrom POH & Sampson RJ (2003) Social mechanisms of Community Influences on Crime and Pathways in Criminality. In : BB Lahey, TE Moffitt & A Caspi (Ed.) : Causes of Conduct Disorder and Juvenile Delinquency. New York : The Guilford Press.Wolff S (1977) Nondelinquent disturbances of conduct. In : M Rutter & L Hersov (Eds.) : Child Psychiatry : Modern Approaches. Oxford : Blackwell Scientific Publications LTD.（非行に含まれない行動障害．In：高木隆郎 監訳（1982）最新児童精神医学．ルガール社．）

Zimmerman MA & Arunkumar R (1994) Resiliency research : Implications for schools and policy. Social Policy Report ; Society for Research in Child Development 8 ; 4.

4 注目すべき要因

b) 虐待および不適切な養育環境

犬塚峰子
大正大学

I　はじめに

　最近のさまざまな調査研究は，家族環境が他の要因とともに反社会的行動の発現に重要な役割を演じていることを示している。家族のリスクファクターは単独で作用するわけではなく，遠因（経済的困窮，家族崩壊，大家族など）と近因（虐待とネグレクト，親の精神障害《うつ病，薬物依存など》，低い養育機能など）がそれぞれ複雑に絡み合い，さらに子どもの遺伝的・体質的要因と相互に影響しあって反社会的行動を生じさせている（Wasserman & Seracini, 2001）。そして家族のリスクファクターが幼児期より色濃く影響している場合は，反社会的行動を低年齢で発現させそれを持続させる傾向があるという（Andrews & Bonta, 2003 ; Taylor et al., 1999 ; Wasserman & Seracini, 2001）。家族要因としては，上記のものに加えて親の犯罪歴や一人親家庭，DVの存在などが挙げられる。親の犯罪歴や精神障害は遺伝的体質的な要因としても作用しているが，そのほかの要因は，さまざまな組み合わせで子どもの心身の発達に対して有害な影響を与え，以下のような問題を生じさせるに至る。その問題とは，安心と信頼に基づいた人間関係の樹立が不十分であること（愛着障害），大事な人間関係を崩壊してしまった体験を抱えること（愛情剥奪体験），適切な社会規範や行動コントロール力が育まれないこと（社会化の未発達），虐待や逆境的環境により強いストレスを被ること（外傷体験）などである。これらのことについて詳しく述べるとともに素行障害とつながっていく道筋を示す。

Ⅱ　乳幼児期の愛情と保護の不足と中断

1. 従来の調査・研究より

　養育者との安定した愛着関係の樹立がパーソナリティの健やかな発達の基礎となることを示した Bowlby（1979）は，早期の母子分離と盗みには有意の正相関があることを実証した。さらに Bowlby は幼小児期における愛着対象の喪失がパーソナリティ発達に及ぼす影響についてのさまざまな研究を概観し，乳幼児期に愛着の絆が突然あるいは繰り返し破綻した場合に，長じてからパーソナリティ障害とうつ病となる可能性が高いことと，持続的な非行行動と自殺が起こりやすいことを指摘している。

　Winnicott（1975）は，多数の非行少年の相談に与った経験から同様の結論を導き出している。幼児期早期には適切な環境を得て愛着関係を育み健康な情緒発達を遂げていた子どもが，1，2歳～5，6歳に家族の崩壊や親との別離や親の抑うつ状態などにより愛情や世話の供給が中断されるようなことを体験した場合，子どもの心に反社会的傾向が芽生えるという。この時点で適切な修復（失われたよいものの再体験）がなされないとその後の成熟過程が阻止され，パーソナリティ障害（人格の貧困化，社会化障害など）が結果として起こり，反社会的行動が発現しやすくなることを示し，その修復の重要性と行動化を適切に管理しながら子どもに治療を提供する必要性が指摘された。

　従来の非行概念を「素行障害」の名の下に疾患概念として定義した，米国精神医学界の精神疾患の診断統計マニュアル（DSM-IV）では，その「素行障害」の環境的要因として「ネグレクトと虐待」に加えて「早期からの施設での生活」「保護者の頻繁な交替」などを挙げている。保護者の交替の一般的な原因のひとつは離婚であるが，養育者の喪失そのものだけでなく，家族内の葛藤に晒されていることも反社会的行動の発現と関連があると報告されている（Juby & Farrington, 2001）。そして一人親家庭でも一方の親との良好な愛着関係が存在すれば，両親がそろっていても愛着の絆が不十分である家庭よりも素行障害の発現の確率が低くなり，両親と良好な愛着関係を持っている家庭の子どもは素行障害の発現が最も低いという報告がある（Cookston, 1999 ; Griffin et al., 2000 ; Rankin & Kern, 1994）。Hirschi（1969）は，養育者や他者への愛着の存在は，非行の抑止力として働くと述べている。

　日本では最近，主に 14 歳未満の子どもの非行の相談に携わっている児童相談所による初めての全国調査（犬塚ほか，2006）が実施されたが，それによると養育者の変更を経験している子どもの数は全非行相談事例（11,555 件）の 50％に上り，そ

のうち乳幼児期に変更を経験しているものは44%，3歳未満は24%，2回以上の変更の経験者は21%であった。一人親家庭がほぼ半数（48%）を占めていて実父母家庭数（42%）を上回り，「無関心・放任」の親が30%に達した。この数字からは，育ちの過程で愛情と保護の中断や不足を経験している子どもが多いことが推定される。養育者の変更を経験した子どもは経験のない子どもより低年齢で反社会的行動（盗み，無断外泊など）を示し，心理的問題を抱えている割合が高く（87%），非行行動の改善率が低いということが明らかになった。

2. 愛着の問題・障害から素行障害へ

　養育者との安定した愛着関係の樹立は，人や世界に対する信頼と安心の感覚と自分自身をかけがえのない大事な存在と感じる自己尊重の感覚を育んでいき，自己調節の技術を身につけ，他者への共感性と思いやりの能力を築いていく。そして信頼感で結ばれた親への同一化の過程で，養育者の価値観や規範を内在化し向社会的な行動を身につけていく。こういった愛着の絆が築かれる乳幼児期に，前述したような不利な養育環境に晒されたり，養育者との別離体験がなくても家族ストレスや養育者自身の問題などで養育者の関心がほかに独占されていてその子どもに注がれない状況に置かれたりすると，愛着形成が障害される。そのため，これらの人格の基礎が脆弱なものとなり，世界は不安と悪意に満ちたところと感じられるようになる。人への信頼や共感が育たず，人との関係は表面的で，支配－服従の関係を傾きやすい。養育者との信頼関係を樹立できないため，社会規範を学び内在化していくというプロセスは起こりにくく，他人の気持ちや苦痛を思いやれず，罪責感も育まれにくい。自分を否定的に眺めるようになり，自信が形成されず自分をかけがえのない存在と感じられない。そして感情や衝動のコントロール力も未熟なままで留まり，「不当に扱われた」あるいは「与えられるべきものが与えられなかった」という被害的な思いと不安と怒りに強く捉えられたまま成長していくため，反社会的行動に及びやすい。低年齢で最もよく起こる反社会的行動は虚言と盗みである。

　また低い自己評価を否認し，幼児的な万能感を投影して誇大的な自己イメージを作り上げる場合もあり，空想のなかで育ててきた万能感に満ちた自分を守ろうとして反社会的行動に及んだと解釈できる事例も稀ではない。

　これらのパーソナリティの問題は，低年齢から反社会的問題を抱える子どもたちの多くにみられる。しかし愛着の問題を抱えている子どもすべてが反社会的行動を発現するわけではない。信頼できる大人との出会いと育ち直りの機会に恵まれず，パーソナリティの未発達さが引き起こす社会での適応の悪さが非行文化との交わり

を促し，支える環境（居場所）がなくなった場合に発現の危険性が非常に高くなる。愛着関係は幼児期を過ぎていても親や親以外の大人と再形成することができるため（Bowlby, 1988），素行障害を含む後年の精神的問題へのリスクを低くするためには，これらの子どもたちにあたたかで安定した環境を準備し，行動化を規制しつつ一貫性のある人間関係を築き，再度安心と信頼の感覚を育むことが何よりも重要である。

Ⅲ　不適切な養育態度（方法）

　養育者は子どもに社会化を促すという重要な役割を担っている。それは2つの次元で行われており，ひとつは前に述べた愛着関係の樹立で，それを通じて人と思いやりの気持ちをもった良好な関係を結ぶ力を育み，自己調節の技術を身につけることである。そしてもうひとつはこの愛着関係を基盤に，向社会的な規範や価値を教え，ルールに従って行動をコントロールできるようにし，これらを内在化させることである。

　愛情と保護の不足・中断ほど数は多くはないが，甘やかしや過干渉や一貫性のない躾や体罰を伴う厳格な躾が子どもの自律性や社会化の発達を損ない，それが反社会的行動の要因となっていると考えられる事例が散見される。甘やかしと愛情剥奪が混在していることも少なくない。前述の全国児童相談所の調査でも養育者の不適切な養育態度のうち「甘やかし」は19％，「過干渉」は14％，「厳格」は14％にみられた。

　養育者の溺愛や過保護は，子どもの自己コントロール力や忍耐力や規範意識の発達を損なってしまうため，不快なことから逃げ安易な方向に逸脱する傾向が強く，反社会的行動に手を染めてしまうことも少なくない。養育者が子どもの意志に反して過度の期待や価値観を押し付けたり厳しすぎるルールを課したりする場合も，子どもの本来の意志や要求を抑制し主体性の発達を損なってしまうため，規範の内在化が起こりにくく，養育者への反発と代償的満足を求めて反社会的行動に向かっていくことがある。

　一方で，養育態度の問題がなくても，子どもが困難な気質（不注意，攻撃的，衝動的など）を持つときは，自己コントロール力を育み社会化を促すのは困難で，養育が不適切になりがちである。この場合は，ペアレントトレーニングなどの養育技術を教えるような援助も必要となる。

Ⅳ 虐 待

1. 従来の調査・研究より

　最近のいくつかの調査は，反社会的問題行動を持つ子どもの多くが被虐待体験を有していることを実証している。藤岡（2003）によれば，英語圏の非行と虐待の疫学調査からは，非行少年・犯罪者のうち，子ども時代に被虐待体験が認められる者は，約50〜90％であり，逆に被虐待体験があった者のうち，長じて犯罪者になった者は，10人中おおむね1.5人〜2.3人という結果が出されているという。日本でも非行少年の被虐待体験の実態調査が実施され，少年院在院者の調査（法務総合研究所，2001）では50％（男子50％，女子は57％），児童自立支援施設入所者の調査（国立武蔵野学院，2000）では49％（男女差なし）に被虐待体験があり，内容としては万引きがコントロール群に比べて有意に高かったという。

　前述の全国児童相談所の非行相談に関する調査（犬塚ほか，2006）では，24％に被虐待歴があり，重複して虐待を受けていることが多く，身体的虐待61％，ネグレクト52％，心理的虐待27％，性的虐待は5％であった。平均初発非行年齢は11.32歳で被虐待歴のない子どもの12.08歳と比べて有意に低く，より低年齢で単独で非行行動を生じやすいことが示された。さらに何らかの心理的・精神的問題を抱える割合が高く（93％），そのなかでも衝動的・攻撃的傾向を有する割合は42％と非常に高い値が示された。

2. 被虐待体験から反社会的行動へ

　虐待的環境におかれている子どもが最初に示す反社会的行動はそのつらい環境からの回避として了解されるが，虐待的環境から離れ安全な居場所を得てからも非行行動が長期続く場合があることや，虐待的環境にいたころにはなかった非行行動が新たに出現する場合もあることからは（犬塚，2004；滝川ほか，2005），回避だけでは説明できないメカニズムの存在が推定される。このメカニズムについては愛着障害，行動の学習，外傷体験，解離，脳障害などさまざまな観点から論じられている。

［1］虐待の回避・虐待的環境に対する反応

　虐待を受けている子どもが初期によく行う家出や盗みや金品持ち出しなどの非行行動は，虐待を回避し虐待の被害から逃れるための適応行動と理解され，助けを求めるサインとして受け止め，虐待的環境の改善が援助の第一となる。しかしそれが反復長期化する過程で，非行文化や不良仲間との出会いなどにより，回避の意味を

薄めて楽しさやスリルを求め常習化していき，粗暴・傷害や薬物依存や性的逸脱行動を示すなど非行行動がエスカレートしていくことも少なくない（橋本，2004）。

[2] 愛着の問題

虐待的環境の中では親との安定した信頼と安心の関係を築けず，愛着関係の中断を経験することも多いため，愛着の問題を抱えることが多い。そのため「II 幼児期の愛情と保護の不足と中断」で述べたように反社会的行動を起こしやすい傾向を有する。

[3] 反社会的行動の学習

行動心理学的研究は攻撃的な行動パターンが学習されやすいことを示しているが，暴力を自ら受けていたり，父から母へのDVなど家庭の中で暴力を目撃したりして，子どもが頻繁に暴力場面に遭遇すると，暴力を学習しそれを模倣して実行するということが起こるという。最近の脳の研究において，ある行為をするということと見るということが同じニューロン（ミラーニューロン）で司られていることが発見され，模倣行動や自分がされたことを人に繰り返してしまう傾向を脳レベルで説明するものとして注目されている（岡田，2005）。

[4] 外傷体験（トラウマ）の影響

虐待という長期に及ぶ反復的な強いストレスを蒙る状態においては，発達途上である子どもの身体・脳，感情，認知，行動にさまざまな影響が与えられる（他に特定されない極度のストレス障害「DESNOS」：Kolk, 1996）。これらの情緒・行動上の問題が反社会性を帯びることも少なくない（Greenwald, 2002）。

①感情コントロールの欠如，怒りを調節することが困難

危険を予測して警戒的で緊張が強く，些細な刺激でも過敏に反応しやすく，感情のコントロールが悪い傾向がある。そのため感情を爆発させたり，怒りの感情が行動化され暴力などの攻撃的行動に及んでしまうことがある。

②外傷体験の侵入的再体験

何かの刺激で外傷記憶が思い出されると，恐怖や怒りや悲しみの交じり合った強い感情が惹起され，パニックや突発的な激しい攻撃行動を生じさせる。または侵入症状に伴うつらい感情を麻痺させるために，薬物やアルコールなどに依存していくこともある。さらに自分が受けたトラウマを他者に加害を与えるというやり方でくりかえし再現してしまうこともよく知られている。

③解離，感情麻痺，現実感の希薄

　自分の生活歴の一部や特定の出来事を忘れてしまったり，感情や感覚を麻痺させたり，意識を切り離したり，現実感，実在感を失わせたりするなどさまざまな「解離」を使用して，つらい状況から自分を守り，何もなかったかのように毎日を過ごしていることも多い。これは虐待的環境のなかでは生き延びるための適応的な行動と考えられるが，虐待以外のあらゆることに対しても，感じない，考えない状況を作り出してしまい，他者の痛みや感情にも鈍感になるため，極端な行動になりやすい。自分が行った反社会的行動についても「意識がとんで」覚えていなかったりすることもある。藤岡（2001）によれば，非行少年・犯罪者を含め，被害者から加害者の相に転回していく人にとっては，この感情麻痺がストレスに対する主要な対処法になっていることが多いという。

[4] 脳への影響

　最近の脳科学の進歩は，子ども時代の激しい虐待は脳の一部の発達を阻害し，脳自体の機能や神経構造に永続的なダメージを与えることを明らかにした。その脳障害としては，左半球の発達の遅れ，左半球の海馬や偏桃体の萎縮，前頭前野や脳梁の未発達，小脳虫部の異常などが指摘されており，これらの変化は，ストレス反応系の過度の活性化をもたらし，怒りや攻撃・衝動行為や警戒反応を生じやすくするという。いずれも虐待という危険に満ちた過酷な世界の中で生き残るために，その不利な環境に適応しようとした結果とも考えられる。このことについてタイチャー（2006）は「極端なストレスは，さまざまな反社会的行動を起こすように脳を変えていく」と述べている。

[5] 被害者から加害者への転回

　以上のように虐待は反社会的行動を生じやすい傾向を作り出すが，反社会的行動を発現するのは，虐待を受けた子どもの一部である。家族が崩壊しておらず，虐待者以外の家族や身近な大人や友人と絆といえる信頼関係が保たれていて子どもを支える環境があり，家庭，近隣に犯罪・非行文化が存在しない場合（あるいは非行文化と接する機会となる「家出」を実行しない場合）は，反社会的行動を起こすことが少ないか，もし起こったとしても常習化していくことは少ないという（松田，2006）。

　反社会的行動が固着し人格の歪みが大きくならないうちに，早期に援助することが望まれる。脳の神経生物学的な変化が起こっていても適切な援助によって回復と

成長が促されるという。適切な枠組みのある安心できる養育環境を提供し、人との安心と信頼の関係を築き、自己肯定感や自己有能感を回復・獲得することが援助の基本である。そして信頼できる人との関係を通して基本的習慣や対人関係のスキルや社会のルールなどを学び、認知のゆがみを修正し、行動のコントロール力を忍耐強く育む。さらに生活の場が安心できる居場所となった段階では、感情の言語化や外傷体験の侵入症状に対する治療も重要となる。

文　献

American Psychiatric Association (1994) Diagnostic and Statistical Manual of Mental Disorders, 4th ed. (DSM-IV). Washington DC : APA. (高橋三郎, 大野裕, 染矢俊幸 訳 (1995) DSM-IV 精神疾患の診断・統計マニュアル. 医学書院.)

Andrews DA & Bonta J (2003) The Psychology of Criminal Conduct. 3rd. Anderson.

Bowlby J (1979) Effects on behavior of disruption of an affectional bond. In : The Making and Breaking of Affectional Bonds. London : Tavistock Publications.

Bowlby J (1988) A Secure Base : Clinical Implications of Attachment Theory. Routledge & kegan Paul. (二木武 監訳 (1993) 母と子のアタッチメント —— 心の安全基地. 医歯薬出版.)

Cookston JT (1999) Parental supervision and family structure : Effects on adolescent problem behaviors. Journal of Divorce and Remarrige 32 ; 107-122.

Greenwald R (Ed.) (2002) Trauma and Delinquency. The Haworth Maltreatment & Trauma press.

Griffin KW, Botvin GJ, Scheier LM, Diaz T & Miller NL (2000) Parenting practices as predictors of substance abuse, delinquency, aggression among urban minority youth : Moderating effects of family structure and gender. Psychology of Addictive Behaviors 14 ; 174-184.

橋本和明 (2004) 虐待と非行臨床. 創元社.

Hirschi T (1969) Causes of Delinquency. University of California. (森田洋司, 清水新二 監訳 (1995) 非行の原因 —— 家庭・学校・社会へのつながりを求めて. 文化書房博文社.)

法務総合研究所 (2001) 少年院在院者の被害経験に関する調査. 法務総合研究所研究部報告 11.

藤岡淳子 (2001) 非行少年の加害と被害. 誠信書房.

藤岡淳子 (2003) 非行と児童虐待. 臨床精神医学 32-2 ; 167-171.

犬塚峰子 (2004) 児童福祉における行為障害. 心の臨床 à・la・carte 23-4 ; 396-401.

犬塚峰子, 蓑和路子, 清田晃生, 瀬戸屋雄太郎 (2006) 児童相談所における非行相談に関する全国調査 (2). 厚生労働科学研究 (こころの健康科学研究事業)「児童思春期精神医療・保健・福祉の介入対象としての行為障害の診断親日治療援助に関する研究」平成 17 年度報告書.

犬塚峰子 (2006) 児童相談所における非行相談 —— 非行相談に関する全国調査から. 現代のエスプリ 462 ; 117-129.

Juby H & Farrington DP (2001) Disentangling the link between disrupted families and delinquency. British Journal of Criminology 41 ; 22-40.

国立武蔵野学院 (2000) 児童自立支援施設入所児童の被虐待体験に関する研究.

Van der Kolk B (1996) The complexity of adaptation to trauma ; Self-regulation stimulus discrimination, and characterological development. In : B Van der Kolk, AC McFarlsne & L Weisaeth (Eds.) : Traumatic Stress. Guilford. (西澤哲 監訳 (2001) トラウマチック・ストレス. 誠信書房.)

松田美智子 (2006) 虐待と非行 ── 少年院在院者の場合. 現代のエスプリ 462 ; 84-94.

岡田尊司 (2005) 悲しみの子どもたち. 集英社.

Rankin JH & Kern R (1994) Parental attachments and delinquency. Criminology 32 ; 495-515.

滝川一廣, 四方燿子, 高田治他 (2005) 児童虐待に対する情緒障害児短期治療施設の有効利用に関する縦断的研究. 平成16年研究報告書. 子どもの虹情報研修センター.

Taylor TK, Eddy JM & Biglan A (1999) Interpersonal skills training to reduce aggressive and delinquent behavior. Clinical child and Family Psychology Review 2 ; 169-182.

マーチン・H・タイチャー監修, 友田明美著 (2006) いやされない傷. 診断と治療社.

Wasserman GA & Seracini AM (2001) Family risk factors and intervention. In : R Loeber & DP Farrington (Eds.) : Child Delinquents. Sage Publications, Inc.

Weiner IB (1992) Delinquent behavior. In : Psychological Disturbance in Adolescence, 2nd Edition. New York : Wiley & Sons.

Winnicott DW (1975) The antisocial tendency. In : Through Paediatrics to Psychoanalysis. New York : Basic Books. (北山修 監訳 (1990) 反社会的傾向. In : 児童分析から精神分析へ. 岩崎学術出版社.)

4 注目すべき要因

c) 不登校・ひきこもり

境 泉洋[1]／近藤直司[2]
1)徳島大学大学院ソシオ・アーツ・アンド・サイエンス研究部／2)東京都立小児総合医療センター児童・思春期精神科

I はじめに

本稿では，不登校・ひきこもりといった非社会的問題の全体像について，また，不登校・ひきこもりの問題と素行障害に代表されるような反社会的問題との関連について述べる。

II 不登校

不登校児童・生徒とは，「何らかの心理的，情緒的，身体的あるいは社会的要因・背景により，登校しないあるいはしたくてもできない状況にあるため，年間30日以上欠席した者のうち，病気や経済的な理由による者を除いたもの」とされている（不登校問題に関する調査研究協力者会議，2003）。

文部科学省（2006b）によると，2004年度の全国の小・中学校における不登校の児童・生徒数は，小学生23,318人，中学生100,040人の合計123,358人であり，2001年をピークに減少傾向をたどっている。これを児童・生徒数全体との割合で見ると，小学校では0.32％，中学校では2.73％となっている。学年別に見ると，学年が上がるにつれて不登校児童・生徒数は増加しており，とくに小学校6年生から中学校1年生の間で大きく増加している。

不登校の分類として不登校問題に関する調査研究協力者会議（2003）は，以下の7つの様態に分類している。

　①学校生活に起因する型：嫌がらせをする生徒の存在や教師との人間関係など，明らかにそれと理解できる学校生活上の原因から登校せず，その原因を除去

することが指導の中心となると考えられる型。
②あそび・非行型：遊ぶためや非行グループに入ったりして登校しない型。
③無気力型：無気力で何となく登校しない型。
④不安などの情緒的混乱の型：登校の意志はあるが身体の不調を訴えて登校できない，漠然とした不安を訴えて登校しないなど，不安を中心とした情緒的混乱によって登校しない型。
⑤意図的な拒否の型：学校に行く意義を認めず，自分の好きな方法を選んで登校しない型。
⑥複合型：上記の型が複合していていずれかが主であるかを決めがたい型。
⑦その他：上記いずれが主であるか決めがたい型。

Ⅲ　不登校と素行障害

　こうしたさまざまな様態のうち，あそび・非行型の不登校児童・生徒に社会型素行障害や非社会型素行障害と診断されるものが含まれるものと思われる。不登校問題に関する調査研究協力者会議（2003）によれば，不登校児童・生徒のうち，あそび・非行型に分類されているのは小学校で 0.7％，中学校で 13.6％であり，これらの事例が中学生年代において急激に増加してくることがわかる。
　また，家庭内暴力と不登校の関連も以前から指摘されている（稲村，1994）。三原・市川（1986）は，不登校と家庭内暴力の関連から不登校児 140 名を 3 群に分類している。①許容できない暴力を振るうものは 26 例（18.6％），②許容できる程度の暴力を振るうものは 39 例（27.9％），③暴力のみられないものは 75 例（53.6％）であるとされており，不登校事例の約半数に親への暴力が生じていることになる。これらの事例には，社会型素行障害と非社会型素行障害に加えて，家庭限局性素行障害が含まれてくることになる。

Ⅳ　ひきこもり

　青年期のひきこもりについては，統合失調症や気分障害，社会恐怖（社交不安障害）などによって生じているケースがある一方で，その背景要因となるような精神症状を見出しにくいケースが多いことも指摘され，今日的なひきこもりケースは精神障害を背景としない，あるいは，現行の診断基準には馴染まないほど病理性が軽いのではないかという見解も示されていた。しかし，諏訪・鈴木（2002）は，精神

保健福祉センターで実施しているひきこもり青年の活動グループに参加していた14例の精神医学的診断を検討し，社会恐怖，強迫性障害，妄想性障害，広汎性発達障害がそれぞれ2例ずつ，身体表現性障害，うつ病性障害，注意欠如・多動性障害，境界知能が1例ずつであったこと，そして従来の診断カテゴリーには分類できないとされる「一次性ひきこもり」は2例のみであったことを報告している。さらに近藤ほか（2007）やKondo et al. (2012) は，本人に会うことができたケースのDSM-IV診断を検討した結果，情報不足により，診断を保留したケース以外は，すべてがいずれかの診断カテゴリーに分類されたことを報告し，軽度精神遅滞や広汎性発達障害などの発達障害，あるいは，パーソナリティ障害やその傾向，社会的な刺激を回避した状態にある恐怖症性不安障害や身体表現性障害などに注目を要することを指摘している。

　また，ひきこもりケースの実数については，いくつかの疫学調査が行われている。金ほか（2002）は，福岡県において高校1年から20歳代までを対象として調査を行った結果，現在ひきこもり状態にある人は1.27%，過去にひきこもっていた者は2.50%であったと報告している。また，三宅ほか（2003）は，岡山，鹿児島，長崎において疫学調査を行い，0.85%の世帯にひきこもり状態にある人がいることを明らかにしている。三宅ほか（2003）は，これらの結果から推測値の下限として，全国の約41万世帯にひきこもり状態にある人がいる可能性を示唆している。さらに三宅ほか（2004）は，栃木県と山形県において，一般住民の無作為抽出サンプルを対象に訪問式面接調査を実施した結果，0.67%の世帯でひきこもり状態にある人が存在したことから，現在，約32万世帯にひきこもり状態の人がいる可能性を示唆している。これらの疫学調査の結果から，おおよそ全国で30万〜40万人の人たちがひきこもり状態にあるものと推測される。

V　ひきこもりと家庭内暴力

　伊藤ほか（2003）の地域保健におけるひきこもりへの対応ガイドラインによれば，ひきこもりケースのうち17.6%には，本人から親に対する家庭内暴力が存在するとされている。また，境・中村（2006）は，本人と家族が別居している理由として本人の暴力・暴言が42.5%に上ることを明らかにしている。近藤ほか（2006）は，保健福祉事務所や児童相談所などを対象に，自宅への訪問を実施した思春期ひきこもりケースについて調査を行っている。対象となった54例のうち，暴力や他者への残虐な行為があるケースは19例（35.2%）であった。暴力の対象は母親（13例）

がもっとも多く，次いで，兄弟が多かった。暴力の頻度については，月に2～3回が6例と最も多く，ほぼ毎日と回答しているケースは5例，週に2～3回と回答しているケースは3例であった。暴力の程度としては，病院に行くほどではないと回答したケースが13例であったが，訪問を要するようなケースでは，家庭内暴力はかなり頻度が高く，家族全体の生活に深刻な影響を及ぼしているものと推測された。

ひきこもり状態を示すケースでは，あそび・非行型，あるいは社会型素行障害の診断基準を満たすようなタイプは少ないものと考えられる。ひきこもりケースに素行障害がみられるとすれば，家庭内暴力や残酷さを伴うような家族への嫌がらせや，自家金銭を略取し，通信販売やインターネットなどで高額の買い物をするなどの問題が続いている場合などが考えられる。

VI　ひきこもりと犯罪との関連

ひきこもりの問題が犯罪と結び付けられて取り上げられるようになったのは，2000年に起こった新潟県柏崎市の少女監禁事件や西鉄バスジャック事件の報道がきっかけであり，これらの報道により，ひきこもり問題と犯罪との関連が過剰に問題視されるようになったように思われる。

上記，近藤ほか（2006）の調査では，54例のうち4例（7.41％）に盗癖，放火，刃物所持などの問題が認められている。自宅への訪問という強力な介入を必要とするようなケースに限定された調査対象であることから，ひきこもりケース全体のなかで犯罪性を併せもつものはごく一部であると推測されるが，家庭内の殺人にまで至るようなケースがあるのも事実であり，有効な介入・支援のあり方について，さらに検討を深める必要がある。

文　献

不登校問題に関する調査研究協力者会議（2003）今後の不登校への対応の在り方について（報告）．文部科学省．
稲村博（1994）不登校の研究．新曜社．
伊藤順一郎，吉田光爾，小林清香，野口博文，堀内健太郎，田村理奈，金子麻子（2003）「社会的ひきこもり」に関する相談・援助状況実態調査報告．In：伊藤順一郎 編 10代・20代を中心とした「ひきこもり」をめぐる地域精神保健活動のガイドライン ── 精神保健福祉センター・保健所・市町村でどのように対応するか・援助するか．pp.114-140.
金吉晴，堀口逸子，森真琴（2002）若年者におけるひきこもり事例の有病率に関する予備調査．地域精神保健活動における介入のあり方に関する研究．平成13年度総括・分担研究報告書，13-17.

近藤直司, 石川信一, 境泉洋, 新村順子, 田上美千佳 (2007) 思春期における非社会的行動 (ひきこもり) と行為障害の関連に関する研究. 平成18年度厚生労働科学研究 (こころの健康科学研究事業) 児童思春期精神医療・保健・福祉の介入対象としての行為障害の診断及び治療・援助に関する研究 (主任研究者：齊藤万比古) 研究報告書.

近藤直司, 岩崎弘子, 小林真理子, 宮沢久江, 藤井康男, 宮田量治 (2006) ひきこもりの個人精神病理と治療的観点についての研究. 平成17年度厚生労働科学研究費補助金 (こころの健康科学研究事業). 思春期・青年期の「ひきこもり」に関する精神医学的研究 (主任研究者：井上洋一) 研究報告書.

Kondo N, Sakai M, Kuroda Y, Kiyota Y, Kitabata Y, Kurosawa M (2012) General condition of hikikomori (prolonged social withdrawal) in Japan : Psychiatric diagnosis and outocome in the mental health welfare center. Int J Soc Psychiatry, Epub ahead of print.

文部科学省 (2006) 平成16年度児童生徒の問題行動等生徒指導上の諸問題に関する調査.

三原龍介, 市川光洋 (1986) 登校拒否の臨床的研究 —— 家庭内暴力による分類を中心に. 児童青年医と近接領域 27-2 ; 110-131.

三宅由子, 立森久照, 竹島正, 川上憲人 (2003) 地域疫学調査による「ひきこもり」の実態調査. 心の健康問題と対策基盤の実態に関する研究. 平成14年度総括・分担研究報告書, 141-151.

三宅由子, 立森久照, 竹島正, 川上憲人 (2004) 地域疫学調査による「ひきこもり」の実態調査. こころの健康に関する疫学調査の実施方法に関する研究. 平成15年度総括・分担研究報告書, 75-78.

境泉洋, 中村光 (2006) データ分析とまとめ. In：ひきこもり家族調査委員会：ひきこもり家族の実態に関する調査報告書. pp.7-45.

諏訪真美, 鈴木國文 (2002) 「一次性ひきこもり」の精神病理学的特徴. 精神神経誌 104-12 ; 1228-1241.

第Ⅲ部

素行障害の治療

1 素行障害の治療

齊藤万比古 [1] ／宇佐美政英 [2]
1) 恩賜財団母子愛育会附属愛育病院／2) 国立国際医療研究センター国府台病院

I　はじめに

　素行障害概念が臨床現場に初めて登場してから四半世紀がたった現在においても，素行障害への介入技法は未だ確立されたとはいえない。それはアメリカ精神医学会（APA）が規定した診断基準（DSM）が改訂されるたびに素行障害の下位分類が大きく変更される（APA, 1980, 1986, 1994）など，いまだ素行障害概念が未成熟な流動性の高い疾患概念であるためと考えられる。このような概念上の混乱に加えて素行障害の診断基準が反社会的な行動上の問題だけで規定されており，その疾患概念が精神病理的な側面に関する記述を持ち合わせていないために，素行障害が精神科医療機関の診療対象であるのか否かについての議論が繰り返され，その治療技法についてまで議論が深まらない現状にある。

　我々が本書で示す介入方法は，我が国において実際に素行障害児に対して行われている治療技法である。本書ではこれらの治療技法をもとに，医療機関による治療の対象となるとしたら，それはどのような素行障害なのかについて述べ，さらに医療機関以外の各種専門機関による素行障害児への介入の現状についても触れてみたい。

II　素行障害への介入方法

　素行障害への介入方法は，素行障害と診断された児童に関わる機関の専門領域ごとに分けてとらえられるべきであろう。その領域は，①医療による介入，②福祉による介入，③司法による介入，の三つに分けることができる。さらに，これらの専門領域別の介入方法に加えて地域の医療機関，教育機関，福祉機関が集まって，激しい

行為の問題のために一機関だけでは対応困難な事例に対して地域の資源を有効利用した介入を行う「多機関による地域連携」も重要な介入方法の一つである。これら四つの介入方法については，第III部第2章〜第7章に詳細が述べられている。

III 医療機関の素行障害診療の現状

　医療機関における素行障害診療の現状を見ると，「素行障害は医療機関の診療対象なのか」という問いに対してわが国の医療機関が未だ明確な答えを見いだしていないことは明らかであり，素行障害を取り扱う臨床現場がこの点をめぐって今後も混乱を続ける可能性は極めて高い。そのような混乱をすこしでも改善していくためにも，我々は素行障害に対する治療の有効性とその限界について明確な指標を設定する必要があると考えた。そこで，我々は平成17（2005）年にわが国の医療機関における素行障害診療の現状を把握する目的で全国調査（「II素行障害の評価・診断 1. 素行障害の評価診断」を参照）を行った。この調査は日本児童青年精神医学会および日本小児神経学会の医師会員648名（精神科212名，児童精神科116名，小児科134名，小児神経科175名，その他11名）から回答を得ることができた。その集計結果から全回答のうち91%が何らかの条件を満たしていれば素行障害は医療機関の診療対象であるという回答であった。さらに医療機関が素行障害の診療を行う条件として「併存障害の有無」という回答が最も多く全体の74%に認め，次いで「他機関連携の有無」という回答であった。このような結果になったことは，医療機関が素行障害のみの診断しか確定しない事例に対して有効な治療手段を持ち合わせていないこと，しかし併存障害を認める素行障害事例においては，併存障害の治療を優先して行うことで併存障害の症状の軽快に伴って行為の問題も軽快する可能性があることによるのではないだろうか。また素行障害は反復性と多様性を持った反社会的行動によって定義された精神疾患であるために，医療機関単独ではたとえ併存障害を認めたとしても対応が困難な場合があり，十分な治療行為が行えない可能性がある。そのため行為の問題の重大さに応じて，児童相談所や警察との連携を行いながら治療行為を行っていく必要があるという医療機関としての素行障害診療の限界を指し示していると思われる。

　このような調査結果と我が国の現状を考慮して「CDの医療介入の必要性を判別するためのフローチャート」（図1）を作成した。

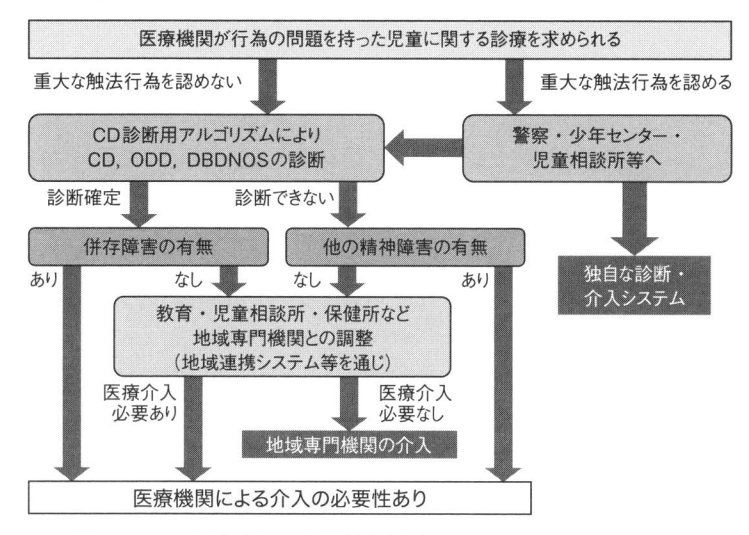

図1 CDの医療介入の必要性を判別するためのフローチャート

Ⅳ　CDの医療介入の必要性の判別のフローチャート

　このフローチャートは，行為の問題を持った児童が医療機関を受診してきた際に，外来診療にあたる医師がその児童の問題は医療機関の診療対象であるか否かについて判断していく手順を示したものである。この手順には三つの大きなクリティカル・ポイントがある。それは，①重大な触法行為の有無，②素行障害以外の精神疾患の有無，③地域の他の専門機関による介入の必要性の3点である。

① 重大な触法行為の有無については，殺人や強盗などの重大な触法行為はもはや背景に精神疾患を認める事例や年少事例であったとしても，何よりも司法的な介入が優先されることを手順は示している。また万引きなどの軽微な触法行為に関しては，警察と同調しながらも医療的な介入が必要になることもあるため，図1のような手順とした。

② 素行障害以外の精神疾患の有無については，我々の全国調査でも併存障害の有無は素行障害児が医療機関の診療対象であるか否かに関する重大な判断基準となっている。すなわち，素行障害事例が医療機関を受診した際には，併存障害の有無を確認することが，その後の医療的介入をどのように行うべきか決定するうえで極めて重要である。

③ 併存障害を認めずに素行障害しか精神疾患を認めない事例に関しては地域の各種専門機関との協議を積極的に行っていくべきである。この協議によって必要に応じた地域の専門機関，例えば児童相談所や警察などによる介入を治療に取り入れていくべきである。また，素行障害のみの診断であった事例でも抑うつ，不安，衝動性の亢進，リストカット，自殺念慮などを認めるために精神科医療機関以外の専門機関が単独では対応が困難であり，本来主に関わっていくべき専門機関の介入の前に医療的介入が求められることがあるため，積極的な協議と多機関連携を行っていくべきである。

V 素行障害の治療

　素行障害に関しては確固とした治療技法がなく，実際の臨床の現場では素行障害を持つ児童に対して個人精神療法，薬物療法，認知行動療法，集団療法など，さまざまな治療技法を組み合わせて治療が行われている状況である。もちろん素行障害に加えて重大な併存障害として別の精神疾患を認めるのならば，その併存障害の治療体系に沿った介入方法を優先すべきであろう。

　しかしながら，素行障害の治療において臨床家が最も気をつけなくてはならないことは，どの治療技法を選択すべきかではなく，どのような治療構造のもとで治療を行っていくべきかを決定することである。ここでいう治療構造とは反社会的な問題行動を持つ素行障害事例に対して法的な強制力を持って治療を導入できる環境か，それとも本人の意思を尊重した任意による治療なのかである。例えば，医療機関による素行障害への介入に関しては外来治療と入院治療の二つの治療構造レベルがある。外来治療に関しては精神療法や薬物療法など本人の治療意欲に応じたアプローチと，親ガイダンスなどや学校との対応方法の協議といった環境調整を行うことが主体になる。これらは強制力に乏しく，本人の主体的参加が前提となってくる。一方で入院治療に関しては外来治療で行える内容に加えて，強制的な治療介入が可能となる。また生活全般に関与することが可能となるために行動療法的なアプローチや，非行集団との交遊など不適切な刺激の遮断と適切な環境下での生活の提供といった環境調整も可能となる。もちろん精神科医療では，素行障害を持つ児童の入院治療を導入する際においても精神保健福祉法が規定する入院の要件に準拠して行われなければならない。

　これら治療構造の違いは福祉領域では，児童相談所への通所相談なのか，情緒障害児短期治療施設や児童自立支援施設への入所なのかという例があげられる。司法

領域でも保護観察なのか少年院への入所なのかによって治療構造が異なることになる。このように各領域には固有な治療構造があり，どの治療構造のもとで治療行為を行っていくべきかについては，対応機関によってその決定が司法的判断を経なければならない場合も，治療者が行為の問題の重篤さを判断して決定できる場合もある。どちらにしても重大な触法行為を認める場合や暴力性・衝動生・興奮が著しい場合には，物理的にも確固とした治療構造が必要であり，多くの場合には少年法や精神保健福祉法による強制力を持った治療環境のもとで治療が行われることが望ましいと考えている。

Ⅵ　最後に

素行障害は児童思春期に特有な精神疾患であり，その主症状が反社会的な問題行動であることから医療機関だけでなく，司法，教育，福祉の各分野の専門機関が治療に関与することが多い。そもそも，最初に素行障害概念を規定した精神医学においても，素行障害は疾患概念もその治療技法も未だ確立しておらず，今後の調査研究が期待される未成熟な障害概念であるといってよいだろう。しかしながら，近年わが国では重大な少年犯罪に社会的注目が集まり，同時に素行障害診療への注目も高くなっている。そのため，行為の問題をかかえた子どもたちに関わる精神科医療を含む各領域の専門家たちはその治療・支援経験を共有し，今後の素行障害支援の発展を目指していかなくてはならない。本書で紹介した治療方法や取り組みについても現時点で医療・福祉・教育・司法の各種専門機関で実際に行われている介入技法であるが，今後さらなる検討を続け，より有効な技法として発展させていかねばならない。

文　献

American Psychiatric Association (1980) Diagnostic and Statistical Manual of Mental Disorders, 3rd ed. (DSM-III). Washington DC : APA.（高橋三郎，大野裕，染矢俊幸 訳 (1982) DSM-III 精神疾患の分類と診断の手引き．医学書院．）

American Psychiatric Association (1986) Diagnostic and Statistical Manual of Mental Disorders, 3rd ed. Revised. (DSM-III-R). Washington DC : APA.（高橋三郎，大野裕，染矢俊幸 訳 (1988) DSM-III-R 精神疾患の診断・統計マニュアル．医学書院．）

American Psychiatric Association (1994) Diagnostic and Statistical Manual of Mental Disorders, 4th ed. (DSM-IV). Washington DC : APA.（高橋三郎，大野裕，染矢俊幸 訳 (1995) DSM-IV 精神疾患の診断・統計マニュアル．医学書院．）

2 医療機関による介入

a）外来治療

来住由樹／中島豊爾
岡山県立岡山病院

　行為上の障害を有する児童・青年への対応は，医療，保健，福祉，司法，教育機関ともに日常的に対応を求められているが，その介入，治療には，いずれの機関も限界感をもっている。精神科医療の立場から，援助と治療を検討するには，精神医学的アプローチを可能とする構造形成が必要となる。特に，年齢が青年期であるときには，医療機関が医療に専念できる構造づくりが不可欠であり，とりわけ司法機関に違法行為への明確な対応を行うよう要請することが必要となることも多い。

　また本人特性を理解し支援することが必要であり，その場合，合併精神障害の診断は，治療上有効であるので，広汎性発達障害，注意欠如・多動性障害，精神遅滞，解離性障害，気分障害，依存症などについて除外診断とせずに，重複診断するアプローチが有効であると考えられる。

　薬物治療などの狭義の精神科治療は，合併精神障害（基盤精神障害）への治療となり，それを機軸として，必要な環境条件の整備などのための介入を要するときには，機関連携のなかで枠組みを設定することとなる。

　また行為上の障害をもつ青年は，本人特性や診断だけでなく，生活基盤にも併せて介入することが必要であることが多く，児童養護施設，児童自立支援施設などの関与が必要となることもあり，児童福祉と矯正教育と児童青年期精神科医療との関係についての留意することが必要である。また医療と福祉，保健，教育などの関係機関が，専門性に基づいた責任をもった関与を同時並行して行うことが必要となることが多い。

　しかし対象者が14歳，15歳，18歳，20歳の区切りを越えるごとに，児童相談所，児童福祉施設，教育機関，家庭裁判所などの少年司法の関与は順に弱まり，連携先の確保が困難となる。また機関連携のためには基盤法規の相互理解が必要で，精神保健福祉法のみならず，児童福祉法，児童虐待防止法，少年法，警察官職務執

行法，などの理解をとおして，他機関の基盤理解と共通言語をもつことが重要であるが，相互の理解にはまだ多くの困難がある。なお司法介入が行われた後も，精神科医療機関を含む各専門機関が，専門性に基づき責任をもった関与を協働して行うことが重要である。そのためには，関係機関が，課題や目標を共有することが大切であり，責任をもった機関が調整機能（ケースワーク）を維持しつづけることが不可欠であった。なお医療，児童福祉圏ごとに，情緒障害児短期治療施設，児童養護施設，児童自立支援施設，精神科医療機関の現況について相互に理解し，家庭裁判所と少年法上の施設（少年院他）の現況についても理解したうえで，必要な連携を事例ごとに構成することが必要となる。

これらの精神科治療や援助が，単独機関では困難な場合，難しい事例であればあるほど，援助機関が孤立しがちとなり，結果として対象者は安定せず，援助機関は混乱し疲弊していく。

実際の診療現場では，まずは素行障害ないし行為上の障害の程度とその診断とともに，並存する精神医学診断を行い，並存疾患をターゲットとした薬物療法などの精神医学的治療を行いつつ，行為上の障害を促進する因子と，阻止する因子を査定し，介入手法を組み立てることを意識しつつも，診断と薬物療法のほかには，踏み込んだ治療を構成できないことも多いのではないだろうか。現実的には，関与機関（児童福祉施設，教育機関など）が行っている援助を，精神科医療の立場からエンパワーしていく関与が，現状では，精一杯のように考えられる。

2 医療機関による介入

b) 入院治療

成重竜一郎
日本医科大学精神医学教室

I 素行障害と医療

　素行障害は医学的な診断であるが、現時点において素行障害に対して医療機関が介入できる部分は極めて限定的であるといえる。一つには重度の行為の問題は触法行為、犯罪行為として医療機関よりもむしろ司法領域での介入が中心となるためであり、また患者本人が行為の問題自体を病的なものとして捉え、それに対して治療意欲を持って医療的な介入を求めることが非常に稀であるためでもある。さらには医療機関側に素行障害そのものに対する定式化された有効な治療法が十分にないということもあげられるだろう。

　それでは実際に医療機関が素行障害の患者に関与することが少ないのかというと決してそうではなく、素行障害を含め行為の問題を主訴、あるいは主な問題として医療機関を訪れる患者は多い。そしてそうした素行障害患者に対して入院治療が選択されることもしばしばある。

　小児専門の精神科病院である都立梅ヶ丘病院を例にとると、平成15（2003）年4月1日から平成17（2005）年3月31日の期間における入院治療例中、主診断あるいは副診断として素行障害と診断されていた症例は679例中75例であり、入院治療例の1割強は素行障害の症例であることがわかる。ただしこのなかには広汎性発達障害や統合失調症を背景として行為の問題を呈した例は含まれておらず、そうした例まで考えた場合、医療機関が行為の問題に対して入院治療で対応することは決して稀なことではないといえる。

　ただし冒頭に述べたとおり、医療機関が素行障害への介入の中心ではないということは、実際に素行障害入院患者の詳細を検討することでも示唆される。先に示した都立梅ヶ丘病院の素行障害入院治療例75例のICD-10における下位分類を見る

と，多動性素行障害（F90.1）が26例（34.7%），家庭限局性素行障害（F91.0）が11例（14.7%），非社会性素行障害（F91.1）が23例（30.7%），社会性素行障害（F91.2）が11例（14.7%），反抗挑戦性障害（F91.3）が4例（5.3%）である。このなかで社会性素行障害での入院例は素行障害入院例全体の1割強にすぎないが，社会性素行障害はいわゆる「非行集団」に属して行為の問題を呈する例が含まれ，素行障害の中核群というべき分類である。素行障害入院例において社会性素行障害例の割合が小さいことは医療機関が素行障害の介入において中心的な役割を果たしていないことの傍証となるだろう。

一方で，都立梅ヶ丘病院における素行障害入院治療例では，多動性素行障害が大きな割合を占めているが，この分類は多動性障害に行為の問題を併発した例であり，発達障害例における行為の問題が医療的関与の対象となりやすいことが示されている。

発達障害に関しては広汎性発達障害例における行為の問題も無視できない。前述の素行障害例と同じく平成15（2003）年4月1日から平成17（2005）年3月31日の期間における都立梅ヶ丘病院入院治療例中，広汎性発達障害の高機能例で行為の問題が原因で入院治療を受けた例は679例中53例であり，この数は多動性素行障害例よりも多い。これら全例を素行障害と同等とみなすことはできないにしても，広汎性発達障害においても行為の問題に関して医療機関の果たす役割は大きいと言えるだろう。

それでは素行障害の患者に対して設定できる入院治療の目標，言い換えれば医療機関として素行障害の患者に対してできることを考えると，次の4つを挙げることができる。以下に挙げる事項は実際に臨床場面において素行障害患者に対して入院治療という形で行われていることでもある。

Ⅱ　暴力，攻撃的行動のコントロール

これは医療機関において「治療」という形で行われるものそのものであり，薬物療法，精神療法，行動療法などが実際に臨床場面において行われている。

薬物療法に関しては，非定型抗精神病薬の risperidone，気分安定薬である lithium carbonate，sodium valproate において素行障害に対する一定の有効性が示されており，入院治療のなかでも多く使用されている。またそのほかの抗精神病薬，気分安定薬，抗うつ薬が症状によっては選択されることも多く，多動性障害例に対しては methylphenidate や atomoxetine の使用も選択される場合がある。こうした薬物療法は素行障害そのものを改善させることにはなりにくいが，自分自身の力で抑えがた

い衝動性や攻撃性をコントロールすることに関しては有効である場合が多い。精神療法に関しては，素行障害患者の多くにおいて自尊心の低さ，自己評価の低さ，劣等感が顕著であり，そうした自己否定的感情が攻撃性や自暴自棄的な逸脱行動に結びついていることが多いため，精神療法において支持的な状況のなかで自己肯定感を高めることの有効性は高いと思われる。加えて素行障害患者のなかには表現力が乏しく自らの悩みや葛藤をうまく言語化できないためにストレスを上手くコントロールできない例も多く見受けられる。そうした患者の自己表現力向上のために精神療法的アプローチは有効であると思われる。行動療法に関しては入院環境という一定の枠のなかで，攻撃的行動や問題行動に対して時には行動制限を含めたはっきりとした否定的メッセージを与えていくとともに，適切な行動や攻撃的行動や問題行動を抑えられたことに対して肯定的メッセージを与えていくという形で行われ，それにより自ら行動をコントロールする力を高めていくことを目標としていく。その結果として適切な行動が増えることによって自己肯定感自体が高まることも期待できる。

Ⅲ　適切な社会的経験の提供

素行障害症例においては養育環境の問題から適切な愛情を受けられなかったり，十分なしつけや教育が受けられなかったりすることがあり，また患者自身の逸脱的行動によって学校生活や人間関係が破綻してしまっていることがよく見られる。またひきこもりに家庭内暴力を併発しているような場合には，患者自身の社会的能力がそもそも低いうえに，家族以外との対人交流が乏しいために社会的能力を高める機会がほとんど得られない場合も多い。親子関係，友人関係，学校生活など年齢相応の社会的刺激が十分でない場合，必要な社会性が身につかないだけでなく，社会的経験によって得られる精神的な成長，発達も滞り，そのことが患者の社会適応力をより低下させることへつながる。入院によって不適切な社会環境から離し，年齢相応の適切な社会的経験ができる環境に入れることは，素行障害患者の精神的成長を促すこととなり，行動修正につながる可能性が考えられる。また入院生活における病棟スタッフの支持的，保護的対応が患者の自己肯定感を高めることに役立ち，行動修正につながることも臨床場面では決して珍しくない。

IV　家族への支援

　素行障害患者では養育環境や家庭状況の問題がしばしば認められる。そのような場合家族の側に患者自身や患者の問題行動に対処する力や余裕がなく，そうした家族の弱さそのものが患者の行為の問題をより悪化させる要因となりうる。また元々は力のある家族であっても，度重なる患者の問題行動によって疲労困憊し，対処する力がなくなってしまうこともある。さらには患者の問題行動に対して家族のみで何とか対処しようとして行き詰まっている場合もしばしば認める。素行障害患者に対して入院治療を導入することによって家族にとっては医療機関，医療者という「同盟相手」ができるわけであり，そのことによる安心感に加えて医療者からの直接的なアドバイスや援助によって家族の力を引き上げることができる。家族の力の強化は患者の退院後の生活を考えたうえで治療上非常に重要な要素となる。また入院をきっかけとして医療機関を介した形で地域や各種機関との連携がしやすくなり，患者や家族をサポートする体制を作りやすくなるという場合も多い。

V　継続的な治療ないし関与の導入

　素行障害患者は冒頭に述べたように，患者自身が行為の問題に関して治療意欲を持って医療的な介入を求めることが非常に稀であり，外来治療のみでは家族だけが相談のため来院をするのみで患者自身の治療につながらないことも多い。また患者の多くはそもそも自身の問題が医療によって改善すること自体に疑いを持っていることが多い。入院治療のなかで患者自身に行動上の問題を自覚させるとともに，実際に治療により改善したという実感を持ってもらうことによって治療の必要性を理解させ，退院後も含めた継続的な医療的関与の下地を作っていくことは重要である。

　以上医療機関における入院治療という形での素行障害患者に対する介入について述べてきたが，実際には多くの場合入院治療だけでは素行障害に対する介入の効果としては不十分であり，こうした医療機関の治療に加えて地域，司法，福祉，教育等との協力，連携が極めて重要であることを最後に強調しておく。

3 児童相談所による介入

影山 孝
東京都多摩児童相談所

I 児童相談所の機能

児童相談所は，児童福祉法の「児童の福祉を保障する」という法の理念のもとに「児童の福祉に関する事項」について相談・調査・判定・指導・保護等を行う。

また，児童福祉法は児童相談所が，子どもの福祉を守るために必要な場合には，子どもや保護者の意思に反しても一時保護や，家庭裁判所へ審判の申し立てを行い，子どもの援助を行うこととしている。

このことは，児童相談所が非行相談の対応にあたって，あくまでも子どもの福祉の観点から子どもを理解し，子どもや保護者に対して社会の意思を代表して指導・援助の必要性を伝え，可能な援助の手立てを見出して実行していくことが求められているということである。

子どもや保護者の周囲には，学校や就労先をはじめとして，それぞれを支えるさまざまな関係者が存在している。児童相談所は子ども・保護者の力を最大の拠りどころとして，関係者との協力関係を構築しながら，在宅での援助を柱に，施設入所や家庭裁判所送致も含めた援助を展開している。

児童相談所の非行相談に対応する主な機能としては，次のものが挙げられる。

相談援助機能：家庭等からの子どもに関する非行相談に対して，必要に応じて専門的な立場から総合的に調査・診断・判定（総合診断）を行い，それに基づいて援助方針を定め，子どもへの援助を行う機能。

一時保護機能：必要と認められる場合に，子どもを児童相談所の一時保護所に一時保護を行うか，警察，医療機関，児童福祉施設，その他児童福祉に深い理解と経験を有する適当な者に，一時保護を委託することにより，緊急保護および行動観

察ならびに短期入所指導の目的を達する機能。

措置機能：子どもまたは保護者を児童福祉司や児童委員に指導させる。児童自立支援施設，児童養護施設等の児童福祉施設に入所させる機能。また，家庭裁判所の審判に付することが適当であると認められる子どもを家庭裁判所に送致する機能。里親に養育を委託することおよび子どもまたは保護者に訓戒を与え，誓約書を提出させる機能も含まれる。

Ⅱ　児童相談所の非行相談の特徴

1．児童の年齢的特徴

警察の少年非行による検挙・補導人員の大半が義務教育終了後の子どもたちであるのに比べて，児童相談所が関わる非行相談は小・中学生が中心となっている。

東京都の児童相談所における非行相談について，平成15（2003）年度の全件調査を行った「東京の児童相談所における非行相談と児童自立支援施設の現状」（東京都福祉保健局，2005：以下「非行相談白書」）によれば，中学生の相談が約71%，小学生が約16%とその大半を占めている。一方，警察庁の平成17（2005）年「少年の補導及び保護の概況」（警察庁生活安全局少年課，2006）によれば，少年刑法犯検挙人員の約7割は義務教育終了後の児童が占めている。

2．家族の特徴

児童相談所において非行相談のあった子どもの属する家族形態の特徴は，「非行相談白書」によれば，実父母がそろっている家庭が約37%，養継父母も含めた父母がそろっている家庭が約49%を占める。家族形態について別の見方をすれば，実母のみの家庭が約33%，実父のみの家庭が約9%であり，約42%がひとり親家庭であることがわかる。

3．虐待の影響

「非行相談白書」によれば，非行相談を受けた子どもの調査過程で，過去も含めて虐待を受けた割合は約3割弱となっている。子どもが幼少期から不適切な養育を受け，やがて虐待の要素が強まり，不良行為や非行に至ったケースが多数あることが推定される。

このように，児童相談所が関わる非行相談は，比較的低年齢で要保護性が高いケー

スが数多く占めていることが特徴といえる。

Ⅲ　非行相談の受付

1. 警察からの相談

　警察は，児童福祉法第25条にもとづいて，警察が関わった子ども（検挙・補導少年）で「保護者のない児童又は保護者に監護させることが不適当と認める児童（要保護児童）」を児童相談所に通告するが，その多くを非行行為があった子どもが占めている。

　刑罰法令に触れる行為を行った子どものうち，14歳未満の子どもについて警察は家庭裁判所に通告することができないため，要保護性を判断したうえで，児童相談所に通告することになる。また，少年法第3条による虞犯少年については，年齢に関係なく要保護性を判断して児童相談所に通告する（14歳以上の虞犯少年は家庭裁判所，児童相談所いずれにも通告可能）。

　警察からの通告の場合に，子どもの身柄を伴っての通告の場合と子どもの身柄は在宅のままで書類が送られてくる場合がある。

　また，平成19年少年法改正により，警察官は触法少年事件（14歳未満で刑罰法令に触れる行為を行った少年）の調査を行い，一定の重大事件等に係る場合には，児童相談所長に送致しなければならないことが法定化された。

2. 家庭裁判所からの送致

　家庭裁判所は調査の結果，児童福祉法上の措置が相当と認めるときは，事件を児童相談所長に送致することとされている。これは家庭裁判所の審判で児童自立支援施設や児童養護施設への入所措置が決定され，その執行を児童福祉司にゆだねられるのとは異なり，児童相談所が児童福祉の立場で援助方針を決定し援助を行っていくことになる。

3. その他の相談

　児童相談所には，警察，家庭裁判所以外にも，保護者，学校，地域等から子どもの非行についての相談がよせられる。ごく少数ではあるが，子ども本人から相談が寄せられることもある。

　相談の経路別割合は，警察からの通告等が約50%，家庭裁判所からの送致が約5%，残りが家庭等からの相談となっている（東京都福祉保健局，2005）。

Ⅳ　調査・診断

　非行相談を受け付けた後，児童相談所は調査を行うが，調査にあたっては児童相談所が子どもの福祉を守るための援助活動を行う立場にあること（処罰する機関でないことを）を子どもや保護者に説明する。これは，子どもや保護者のなかには処罰を受け，不利益をこうむるのではないかと誤解して，なかなか真実を話してくれない方もいるからである。

　子どもの援助にあたっては，子どもの状態をできる限り正確に把握することから始める。

1.　相談者からの調査面接

　相談者が相談するに至った動機と相談の目的を聞き取り，相談者がわかっている子どもの非行事実や相談者が考えている子どもの非行の背景や動機，子どもの周辺環境の状態，相談援助にあたっての疑問，不安等を聞き取る。相談者が子どもや保護者以外の場合には，相談者が行える援助方法と限界についても確認を行う。そのうえで，児童相談所が今後どんな立場で援助を行えるのかなどの説明を行う。

2.　子どもの調査面接

　子どもは，自分が置かれた環境のなかで，一生懸命生きている。そして自分には大人や社会の保護や援助が必要であることを実感しているが，そのことを認識しながらも，さまざまな事情や周囲の影響によって，非行を犯しているのである。

　子どもは，援助者等が自分の行動スタイルを変化させようとしていることを感じ取ると他人に責任を転嫁したり，事実を否定して，その場から逃れようとすることがある。しかし，援助者である児童相談所は「子どもは，適切な援助が得られれば，驚くほどの可逆性をもって成長していける」との姿勢で面接に臨むことが必要である。児童相談所が子どもと面接することになった理由や経緯，その役割を伝え，難しい立場にある子どもがどのように行動したらいいのか一緒に考える立場にあることを伝えていく。

　次に，児童相談所に相談・通告されたきっかけになった事実を子どもから確認するが，子どもの背後にある事情が矛盾した言動をとらせていないかどうかを精査し，一人の人間の行動として理解を進めていくことが大切である。

　面接を通して子どもとの関係が築けたら，生活上の課題を話し合っていく。その際に，当面の課題・目標として，その子どもが実現可能な課題設定を行う。「今より

悪くならないようにやってみる」という課題に取り組ませることが，子どもの考え方の転機になる。一方，実現可能性の低い課題設定は子どもの挫折感や援助者への忌避感を招くことになるので，よく話し合って実現可能な課題設定を行うようにする。

3. 保護者への調査面接

　保護者のほとんどは，子どもと共に生活し，子どもの行動に責任感を持ち，成長と自立を願っているものである。しかし，子どもの心情を理解しようとしなかったり，虐待を行ったりするなど，子どもの非行の要因と考えられる側面を持っている場合もある。また，子どもの非行が深刻なほど，長期にわたって悩み続け，諦めや怒りなどの複雑な感情を抱いている場合がある。さらに，孤立感を持っている場合や援助者に対する警戒感を持っている場合もある。

　しかし保護者は，今後も子どもの成長に深く関わっていく存在であり，子どもにとっても愛憎入り混じったさまざまな感情を持ちながらも最も強い絆を持ち続ける援助者的な存在でもある。そこで，児童相談所は保護者との面接にあたっては，保護者が行ってきた養育について共感しながら，いつから子どもと噛み合わなくなってしまったのか，またその背景について，一緒に考える姿勢で面接に臨む。

　また，養育するなかで保護者が楽しく感じたエピソードなどを傾聴しながら，子どもの成育暦を調査していく。そして，子どもの非行をどのように考え，今後どのように関わっていくことができるのかを，保護者自らが考えていけるように援助する。

4. 心理診断

　心理検査などを用いて，子どもの非行の原因や子どもの特徴などについて診断を行う。診断項目の内容としては，自我の発達程度・知能レベル・知能構造・学力の状態，家庭・学校・地域での対人関係や適応状況，性格・情緒の安定度や自己評価・将来展望の有無と妥当性，非行の質などに整理できる。

　また，子どもの非行は発達障害や知的障害の二次障害として発生することもあるので注意が必要となる。

5. 医学診断

　非行相談の調査・診断過程で重篤な心的外傷体験が確認された場合，発達障害の疑いがあるが医師の診断を受けた経験がない場合，逸脱行動が奇異であり，説明を求めても了解しにくい場合には，積極的に医学診断も行うようにする。

　医学診断の機能としては，非行発生の精神医学的メカニズムを明らかにすること，

医学的な視点を他職種との協働のなかに加えることにより包括的な援助方法を立てること，必要に応じて医学的な治療を開始し，医療機関と連携することにある。

6. 一時保護による行動診断

　一時保護は，子どもの緊急保護，観察・診断，短期生活指導，関係調整，施設入所のための動機付けなどの機能を持っている。

　一時保護の期間は，原則として2カ月を超えてはならないと定められているため，一時保護の生活が長期に及ばないようにする。

　一時保護所の生活のなかで，子どもの行動観察は重要な要素を持っている。一時保護所の職員が子どもと起居を共にするなかで，生活を中心とした観察・調査，集団生活のなかでの対人関係を調査し，行動診断を行う。

　また，非行相談で関わる子どもは，生活リズムを乱し，時には昼夜逆転の生活や不規則な生活パターンが身についていることが多いが，一時保護所で規則正しい生活を体験させることができる。ただし，一時保護所の生活は限られた生活空間と限定された人間関係，さらには期間が限定されているので，そこでの規則正しい生活がそのまま社会生活につながらないこともある。

7. 総合診断

　社会診断，心理診断（必要に応じて医学診断），行動診断を行ったうえで，子どもに対しての総合診断を実施し，援助方針を策定する。各種調査・診断が，子どもや保護者にとっての指導や援助の要素も含んでいるので，調査・診断過程を通じて，子どもの問題が収束していく場合も少なくない。

　子どもは，児童相談所が調査・診断のために関わることで「社会の壁」を認識したり，子どもを取り巻く人間関係の短期的な関係調整によって，行動の改善が図られることもある。

　児童相談所では，相談の受付から援助方針の策定までを一定期間に行うこととしている（A自治体の場合，おおむね3カ月）。

　こうした調査・診断過程を経ても，子どもの行動の改善が期待できない場合には，継続的な援助方針について検討することになる。

Ⅴ 主な援助方針

　児童相談所の援助方針は，子どもの内面の特性を把握し，可能性や限界などについて理解させ，自分を見つめ直すことや自己決定ができるように自立を支援することを目的としている。

　子どもに対して，非行が及ぼす他人への影響やこのままの行動を続けた場合の社会の反応などを理解させ，認識が現実の生活に近づくように調整していく。そして，児童相談所の援助方針を子どもが正しく理解できるように丁寧に説明する。また，子どもの言い分をよく聞き，子どもが疑問に思っていることの誤解を解き，子どもが自分の考えで課題に取り組めるように援助していく。

　保護者は，子どもの問題行動を契機として，悩み，子どもの対応に苦慮している。また，多くの人に相談してさまざまな助言を得て混乱していることもある。児童相談所は，保護者と一緒になって子どもの置かれた立場や将来の見通しを共有していくことを大切にしている。特に孤立状態に近い保護者は，被害的になっていることもあるため，行き詰まり状態から脱却できるように援助していく。

　また，保護者に対して必要に応じて利用可能な制度やサービス機関を紹介することも大切である。保護者が生活や医療などのサービス，法的な援助を受け，生活が安定することにより子どもの行動も改善・安定していく場合もあるためである。このように，保護者に対して労苦を共感しながら，受容的な態度で接することが原則であるが，虐待等の子どもの権利侵害が保護者によってなされている場合には，児童相談所は毅然とした態度で，保護者の対応の誤りを指摘することが必要とされる。

　次に，具体的な措置について説明する。

1. 児童福祉司指導

　児童福祉司指導は，児童相談所の調査・診断過程では，子どもの行動が安定することが困難だが，非行が周囲や子ども自身に及ぼす影響がさほど大きくなく，継続した児童相談所の援助や調整を行うことで，非行や生活環境の改善が見込まれる場合に実施される。

　具体的には，子どもや保護者の定期的な通所や児童福祉司による訪問指導を継続して行い，課題の設定と評価，児童心理司等による子どもや保護者へのカウンセリング，子どもと保護者や学校等との関係調整を行っていく。

2. 児童養護施設への入所措置

児童養護施設とは，さまざまな理由により家庭での生活が困難な子どもを入所させ，家庭的な環境のなかで生活・学習・運動などの指導，地域の学校への通学を行い，自立を支援する児童福祉施設である。子どもの非行があまり深刻ではないが，生活環境の改善や周囲との関係修復がすぐには難しい場合に，生活の場を変えて成長自立を目指し，入所措置を実施する。

3. 児童自立支援施設入所措置

児童自立支援施設とは，不良行為をなし，またはなすおそれがある子どもおよび家庭環境その他の環境上の理由により生活指導を要する子どもを入所させ（法上は通所もあり），生活指導，学習指導，職業指導などを通じて心身の健全な育成および自立支援を図ることを目的とした児童福祉施設である。児童養護施設との大きな違いは，施設のなかに学校が併設されており，地域の学校に通わなくても生活することが可能である。ただし，少年院とは違い開放施設である。

環境を変える必要がある子どものなかで，これまでの人間関係からある期間離れるとともに，家庭的な環境の濃密な関わりのなかで，配慮された生活指導等を通し，生活習慣や人間関係のスキルを獲得し，自信を取り戻し，自立の方向を見出していく必要がある場合に入所措置が行われる。

4. 児童福祉施設入所承認の申し立て

児童養護施設や児童自立支援施設への入所にあたっては，親権者の意に反して入所措置をとることが出来ない。しかし，子どもの非行の背景に虐待等があり，入所措置が執られなければ著しく子どもの福祉を害する場合には，入所措置の承認を求めて家庭裁判所に審判の申し立てを行う。平成16（2004）年の児童福祉法改正により，入所承認の期間は2年間と限定された（必要に応じて，入所承認更新の申し立てもできる）。

5. 家庭裁判所送致

[1] 少年審判を求める送致

子どもに触法行為があったり，虞犯少年である場合に，児童自立支援施設や児童養護施設に入所させることが必要であるにもかかわらず，保護者が反対をしたり，関わりを拒否した場合，また，14歳以上の子どもで児童福祉法による援助が不適当な場合には，審判を求めて家庭裁判所送致を行う。また，子どもや保護者が非行事

実を否認し，児童相談所の措置に同意しない場合，または非行事実について争う意向を示す場合に子どもと保護者に対して，家庭裁判所の審判等の仕組みに関しての十分な説明を行ったうえで，家庭裁判所送致を行う場合もある。

[2] 強制的措置の許可申請

児童福祉施設である，児童自立支援施設は開放施設であり，児童の行動制限をすることができない。しかし，行動制限を行わなければ，子どもの福祉を守れない場合（施設からの無断外出等が頻発し，さらに重大な非行を犯したりする場合等）には，一定の行動制限する必要がある。この場合には，児童相談所が家庭裁判所に対して，強制措置を取れる日数を明記したうえで，強制的措置の許可申請を行い，家庭裁判所が審判で決定する。なお，現在強制的措置を実施することができる施設は国立の児童自立支援施設だけである（男女各1施設）。

付 記

今回の「児童相談所の介入」については，東京都の児童相談所が中心となって平成15年度から行われてきた非行相談PTの議論をベースとして，まとめたものである。

文 献

警察庁生活安全局少年課（2006）平成17年中における少年の補導及び保護の概況.
東京都福祉保健局（2005）東京の児童相談所における非行相談と児童自立支援施設の現状.（http://www.fukushihoken.metro.tokyo.jp/syoushi/hikou/0/index.html［2012年5月18日取得］）.

4 地域保健機関による訪問支援
（アウトリーチ型支援）
（ひきこもり支援の側面から）

新村順子[1]／田上美千佳[1]／近藤直司[2]
1) 東京都医学総合研究所／2) 東京都立小児総合医療センター

I　はじめに

　現在，ひきこもり状態の子どもや青年，もしくはその家族に対して，教育関係機関，児童相談所，医療機関，地域保健機関，若者サポートステーションなどの就労支援機関，民間NPO団体などの機関が，本人や家族に対するカウンセリングやグループワーク，家族教室などさまざまな援助を試みている。ひきこもりという問題の性質上，本人が相談や治療場面に出向くことが難しい場合があること，また，なかなか相談や受診に踏み切れない本人に対する一歩踏み込んだ介入が必要な場合があることから，家庭訪問を中心とするアウトリーチ型支援が有効な援助方法として期待されている。

　また，訪問という手段が，方法を誤れば本人にとって非常に侵襲性の高いものになる可能性を孕んでいることは多くの援助者が認識しているものの，これまで訪問についての研究的な蓄積は乏しく，援助者が各々に試行錯誤しながら家庭訪問を実施してきた現状がある。

　そこで本稿では，近藤らが行った，全国59カ所の地域保健機関および児童福祉機関を対象に，社会的ひきこもりと暴力を併せ持つ思春期事例に対する自宅への訪問支援の現状調査（近藤ほか，2007），経験豊かな保健師や精神保健相談員等地域保健専門職を対象とした訪問支援についてのフォーカスグループからの結果（齊藤班報告書），さらに訪問支援について触れられている先行文献などをもとに，素行障害を含む思春期のひきこもり事例に対する訪問支援の指針を提示したい。

本稿で用いている社会的ひきこもりの定義

　齊藤らによる，ひきこもりの評価・支援に関するガイドラインに記載されている定義を用いる（「思春期のひきこもりをもたらす精神科疾患の実態把握と精神医学的治療・援助システムの構築に関する研究」主任研究者：齊藤万比古平成19〜21年度）。
「様々な要因の結果として社会的参加（義務教育を含む就学、非常勤職を含む就労，家庭外での交遊）を回避し，原則的には6カ月以上にわたって概ね過程に留まり続けている状態（他者と交わらない形での外出をしていてもよい）を指す現象概念である。なお，ひきこもりは原則として統合失調症の陽性あるいは陰性症状に基づくひきこもり状態とは一線を画して非精神病性の現象とするが，実際には確定診断がなされる前の統合失調症が含まれている可能性は低くないことに留意すべきである」

II　どのようなときによる訪問支援が必要とされるのか

　例えば地域保健機関における精神保健相談では，相談のかなりの割合が，本人からではなく，家族や関係機関から持ち込まれる（原ほか，2002）。とくに思春期のひきこもり事例では，本人が他人と接触できないひきこもりの状態にあること，年代的に自分の気持ちや不安を言葉で表現する力がまだ発達途上にあることなどから（小此木ほか，1985），本人から直接相談が持ち込まれるということは少なく，家族または学校などの関係機関から相談を受けることが多いものと考えられる。
　訪問支援が必要となる経緯について，近藤らの調査結果（2007）などから，以下の4点に整理された。

①当事者の心身の状態が悪化し，あるいは不安定となり，生じている事態の正確な評価，自他の生命の危険性（自傷他害を含む），安全性の検討が必要とされるとき。
②当事者に精神医学的な観点から見た病的なエピソードがあり，受療の必要性についての判断や精神医学的な判断が，家族や関係機関から求められるとき。
③家族自身が重大な健康問題を抱えている，または家族機能不全を起こしており，支援者が直接当事者に会って，状況確認や支援方針を見定める必要性が高いと判断したとき。
④家族や関係機関との相談を継続していくなかで，支援者が訪問することを当事者が納得する，あるいは希望するとき。

これらの理由は重複していることが多く，また時間の経過によっても変化していくことが特徴である。

Ⅲ　初回訪問に至るまでの準備

　本人の暴力行為や強迫行為の家族への巻き込みが激しいときなどは，家族や他機関から「緊急に」訪問を要請されることがある。相談者のニーズに速やかに応じるという姿勢が必要であることは言うまでもないが，家庭訪問は多くの人的・時間的コストを要する援助方法であり，1回1回の訪問の効果を向上させていく工夫も必要である。そのためには，援助者なりの見立てを描き出せるような事前の情報収集と整理，あるいは本人の了解を得る手続きなど，初回訪問までの事前準備が重要である（近藤ほか，2007）。また，その過程で家族が落ち着きを取り戻したり，本人の状態も安定してくることもある（塚本，1994）。

　以下，訪問するまでの事前準備として必要と思われる項目をあげる。

1．情報収集ならびに相談関係づくり

　本人の生い立ちや養育環境などを含む生育歴，疾患の有無，これまでの相談・治療歴の有無や経過などは，他機関から受療の必要性の有無や精神医学的な判断を求められている場合には，確認の優先度の高い項目である（近藤ほか，2007）。また，青年期のひきこもり事例のなかには，広汎性発達障害が疑われる事例がかなりあることも報告されており（近藤ほか，2006），家族や学校関係者から発達的な問題を確認（たとえば母子手帳や通知表の記載などを参考に）しておくことも，その後の見立てや方針を検討していくうえで欠かせない情報である。

　さらに近藤らの調査（2007）では，有効な訪問においては，本人の1日の生活の様子や本人の言動の特徴，本人の趣味や特技など，事前に多くの情報が把握されている傾向があり，暴力のみられる事例については，とくに本人の言動にみられる特徴が慎重に把握されている傾向がうかがわれた。これらの情報により，本人と家族がどのような気持ちで毎日の生活を送り，何に，どのように困っているのかということや，暴力の程度などを推測しておくことが必要である。また，本人や家族の健康的な側面についての評価は，本人・家族との関係づくりや援助の糸口を見出していくためにも重要であろう。

　こうした情報収集のプロセスにおいて，家族や関係機関との関係を充分に深めておくことも重要である。まずは，最初に相談をもちこんできた家族や関係機関を第

1 相談者として受け止め，何にどのように困っているのかを把握する。とくに家族に対しては，今回の相談に至るまでの苦労を充分に労う必要がある。ただし，相談者は家庭訪問に万能的な期待感を抱いていることもあるので，保健医療機関の訪問に何を期待しているのか，それに対して援助者側ができることできないことを明確にし，共有しておく必要があるという指摘もある（楢林，2003；塚本，1994）。

2. 訪問の目的を設定する

　得られた情報をもとに，援助の長期的な目標と当面の短期目標を立てておく必要がある（野中，2003）。援助効果の高い訪問では，漫然と訪問を継続するだけではなく，各回の訪問において，たとえば「本人と相談関係をつくる」「本人の病状や問題行動の確認をする」といった目的を設定している傾向がある（近藤，2007）。しかし1回の訪問で目的をすべて達成することに固執するよりも，達成できなかった目標について援助方針や目的の設定が適切であったかどうかを検討し，事例の理解を深めて次回の訪問に生かしていく。

3. 訪問することを家族や本人に伝える

　一般に，家族や本人の了解を得たうえで訪問することが推奨されている（ひきこもりに対する地域精神保健活動研究会，2012；宮崎・北山，1990；塚本，1994）。予告なしに訪問することは，本人にとってより侵襲性の強い体験となり，ひきこもりを強化してしまうことも考えられる。まずは家族から援助者が訪問することを伝えてもらう，または本人への手紙を渡してもらうなど間接的にアプローチしたうえで，援助者や訪問に対する反応を確認するという手順を踏むこと，あるいは，本人が訪問を拒否している場合には，訪問以外のアプローチや家族を対象とした訪問を検討することなどは，一般的に多くの援助者が配慮している点であると思われる。近藤らの調査（2007）においても，本人の同意を得て実施した訪問のほうが，本人の状況がより改善している傾向がみられた。

　相談機関を活用していることを本人に伝えられない家族も少なくないが，援助者が訪問に行きたいと思っていることを家族から本人に伝えてもらうことで，家族と本人とのコミュニケーションが再開する契機になることもある（塚本，1994）。

　ただし，本人の病状が重い，激しい暴力が続いている，生命に関わるような危険が生じているなどの局面では，本人の了解が得られないままでも訪問を実施することがある。こうした場合でも，できる限り本人の意思を尊重する姿勢には変わりはないが，事例の緊急性や強力な介入の必要性を冷静に判断することも必要である（後

藤，2001）。

4. 訪問のセッティングを工夫する

　事前に得られた情報から，訪問するのならば何曜日の何時ごろが良さそうか，どの場所で本人に会うのか，どのような話題を選べば本人と話ができそうかなどを検討する。また，訪問に対する本人の反応を予測しながら，訪問する側の人数，性別や年齢，経験年数，職種などを検討しておくことも必要である（塚本，1994）。暴力行為が激しい対象の場合には警察官などとの同行訪問を検討する，新人職員が担当の場合は経験の豊富な職員と同行訪問するなど，援助者側の安全を保障することも効果的な訪問につながっているようである（近藤ほか，2007）。また，すでに本人と良い相談関係をもっている関係者がいる場合には，その人に同行してもらうことも工夫の一つである。

　訪問を受け入れていても，子どもがひきこもっていることや，そのことで地域保健機関に相談していることを近隣の人に知られたくないと思っている家族も多い。訪問時に機関名の入った車は近くに止めないでほしい，制服では来ないでほしいと希望される場合もあるので，事前に確認をとっておくことが必要である。

5. 関係機関との情報交換

　有効な訪問では，訪問前の準備として，関係機関との事前の連絡・協議が行われている傾向があった（近藤，2007）。10歳代前後のひきこもり事例の場合には，教育関係機関や児童相談所，医療機関などがすでに関わっている場合が多く，これらの機関と連携をとって援助をしていく必要がある。家庭訪問を実施する場合にも，事例に関わる援助チームの一員として，他機関から合意や了解を得ておくことが必要な場合がある。

Ⅳ　実際の訪問場面において

　実際の訪問場面においては，事前に想定したとおり訪問が進むこともあれば，会いたくないといっていた本人が部屋から出てくるなど，援助者側の想定していなかった事態が起きることもある。基本的には状況に合わせて臨機応変に，家族や本人の意向に沿って訪問を進めていくことが必要である。

　以下，本人に会えた場合と，本人には会えなかった場合に分けて，訪問場面での留意点について述べる。

1. 本人に会えた場合

[1] 会えたことを大切にする

　ひきこもり事例，とくに暴力を伴う場合，初回の訪問で本人と会って話ができる機会は決して多くはない（近藤，2007）。援助者と会うだけでも，本人にとっては相当な努力を必要としているかもしれない。まずは，「よく顔を出してくれた」「会えて嬉しい」といった気持ちを伝えることが重要であると思われる。

[2] 自己紹介

　家庭訪問の場合には，援助者は自分が何者で，何の目的で家庭訪問したのかを伝えることが，とくに重要である（塚本，1994）。近藤らの調査（2007）においても，有効な訪問事例では，援助者は自分の身分・立場を正確に伝えている傾向があった。

　ただし，本人の現実検討能力が著しく低下している場合や，より強制的な介入が必要とされるような状況では，どのように名乗るべきかを画一的にマニュアル化することは難しいようにも思われ，さらに検討が必要である。

[3] 面接の内容・テーマ

　10歳から20歳，とくに対象が小学校高学年から中学生年代の場合には，自分の内面に起こっていることを言語化する力がまだ充分に育っていないことも多い。訪問前の情報収集の内容を活用し，毎日の生活の様子や楽しみにしていること，好きな趣味や特技など，本人にとって話しやすく侵襲性の低い話題を取り上げることで，比較的スムーズに面接を進めることができるかもしれない（近藤ほか，2007）。

　一般に，ひきこもる本人との面接では，多くの援助者が，本人の内面に侵入しすぎてしまう，子どもを傷つけてしまうのではないかといった不安を抱きやすいことが指摘されている（近藤，2003；塚本，1994）。とくに家庭内暴力がある場合には，面接後の暴力的な反応を恐れ，援助者は当たり障りのない面接に終止してしまう傾向がある。その結果，訪問が継続できたとしても，本人が抱えている社会参加への不安や暴力など問題行動については一切触れられないまま経過し，状況には全く変化が生じないこともある。

　訪問面接を重ねるなかで，いずれは解決すべき課題について話し合えるようになることが目標となるが，こうした事態は，情緒的な交流を回避し，内的にひきこもっている人との面接では常に直面するものである。

［4］本人の様子や部屋のなかの様子の把握

　家庭訪問においては，家族や本人との面接内容だけからでなく，本人の身だしなみや外観，家族とのやりとりの様子，部屋の状態，居住地の環境などもあわせて把握する。とくに，本人が食事や睡眠，清潔の保持などがどのくらいできているのかといったセルフケアの力や，屋内の様子から家族の疲労の程度を確認することは，介入の緊急性を判断するためには重要な項目である。身体的衰弱が激しい場合には，血圧や脈拍などのバイタルサインの確認が必要である。

［5］次回訪問の約束

　初回訪問では，本人，援助者ともに緊張が高いため，30分程度で終了する方がよい場合が多いという指摘がある（ひきこもりに対する地域精神保健活動研究会，2004）。また，訪問を継続したほうが良いと判断した場合には，面接を終了する前に次回訪問の日時を約束しておくと，援助の継続性を確保しやすいものと思われる。

2. 本人には会えなかった場合

［1］その後の援助について

　ひきこもり事例の場合，家族を対象にした訪問を何回か実施した後，初めて本人に会えたという経験をもつ援助者が少なくないようである。訪問前には援助者に会うと約束していても，そのときになると，「やはり会いたくない」と態度を反転させる人もいる。とくに，暴力を伴う事例への訪問では初回から本人に会えることは少ない。そのような場合でも，「会いたい」というメッセージを家族から伝えてもらったり，家族相談と並行して自宅への訪問を続け，本人の部屋のドア越しに声を掛ける，あるいは本人宛の手紙やメモを残すなどのはたらきかけを続けることで暴力が改善することもある（近藤ほか，2007）。また，病院を含めた関係機関とのカンファレンスで方針を検討し，外来受診や入院治療によって状態が改善した事例もあった（近藤ほか，2007）。

［2］家族面接に臨むときの姿勢

　本人は直接援助者と会うことは拒む一方で，訪問してきた援助者に対して強い関心を抱いており，援助者が自分の家でどのような振る舞いをするのか，家族とどのような話をしているのか，自分の話すことにどれだけ耳を傾けてくれそうな人なのか，訪問が終わった後に家族はどのような対応をするのかなど，直接顔を合わさなくとも，本人の心のなかで援助者に対しての見立てが行われているかもしれない。

こうした場合には，本人が同席していなくても，本人の存在を感じ，本人の気持ちを尊重しながら，家族と面接することが大切である。

ただし，外界への関心や現実検討能力が著しく低下している場合などには，こうした配慮はまったく報われないこともあり得る。ひきこもっている本人が訪問をどのように体験しているのかを画一的に判断することはできない。

V　初回訪問後のフォロー

1. 援助の継続性の確保

ひきこもり事例の場合，本人や家族関係が変化するには，ある程度の時間が必要であることが予想される。初回訪問の結果，医療機関への受診が必要と判断された場合でも，実際に医療機関に繋がるまでに相当な援助期間を要することもある。

有効な訪問の頻度については，まだわかっていない。例えば現在の地域保健機関における現状では，長期の関わりが必要な場合には，関係機関と交代で訪問したり，家族の来所・電話相談なども取り入れながら月1回程度の訪問を継続していくことが現実的であると思われるが，週2回程度の訪問が有効であるという印象を述べる援助者もおり，今後，訪問の頻度についても検討が必要である。

2. 他機関，とくに医療機関に繋ぐ援助

訪問の結果，医療機関やほかの相談機関に本人や家族を紹介する必要性が明らかになることがある。他機関への紹介を契機に援助関係が途切れた経験をもつ援助者も多いようであり，慎重な配慮が必要である。所在地や連絡先を伝えるだけで良いのか，先方の担当者との間に入って日時を調整するなどの援助，あるいは初診や初回相談に同行することが必要な場合まで，紹介の際に必要な援助の程度は事例によってさまざまである。紹介した時点で援助の手を離すのではなく，しばらくは本人や家族が次の援助者との信頼関係を築けるよう見守ることが必要な場合も多いように思われる。

とくに医療機関に繋ぐ際には，本人と家族の精神的負担が高いことが予想される。保健所の嘱託医や精神保健福祉センターの医師による相談や往診を活用し，できるだけ無理なく外来治療や入院治療に導入できるよう工夫したい。

3. 援助者自身へのサポート

　家庭訪問が長期に及ぶと，援助者に対する本人や家族の期待や依存が大きくなり，同時に援助者の側にも，「自分がこの人を何とかしてあげなければ」といった万能的な気持ちを抱き，本来家族や本人自身が取り組まなければならないことを援助者が肩代わりし続けてしまうこともある（近藤，2003；塚本，1994）。担当援助者がこうした援助関係に気づき，自ら関わり方を調整することは簡単ではない。援助者がひとりで抱え込まずに援助を継続していくためにも，ケア会議や事例検討会，定期的なスーパービジョンを受けられるような研修体制が整えられていることが望ましい。

4. 家族への支援

　10代の子どもがひきこもってしまうと，家族，とくに母親にとっては，それまで培ってきた交友関係や地域社会からの繋がりを断たれてしまい，子どもと同様に家族も孤立した状態に陥りやすいことがわかっている（小林・野口，2003）。家族内では子どもとの密着した生活が続き，子どもとの生活や子どもを世話することが親自身の生きがいになってしまっている場合などには，そのことが子どもの社会参加の阻害要因になってしまったり，子どもの回復が親の喪失感を引き起こすこともある（近藤，2001；皆川，2001；塚本，2004）。

　また，地域保健機関で関わる事例には，他の家族員にも身体的，精神的な健康問題を抱えている多問題家族も多く，こうした場合には，子どものひきこもりだけでなく，家族全体を視野に入れて援助を組み立てていく必要がある。ひきこもっている子どもの回復のためには，本人に関わる援助者とは別の援助者や機関が家族を対象とした治療・援助を継続することが望ましい。

文　献

後藤雅博（2001）ひきこもりケースへの危機介入. In：近藤直司 編著：ひきこもりケースの家族援助. 金剛出版, pp.203-212.

原綾子, 柏木由美子, 新村順子ほか（2002）保健所における未治療者・治療中断者の精神保健福祉相談の現状. 平成14年日本公衆衛生学会抄録集, p.794.

ひきこもりに対する地域精神保健活動研究会 編（2004）地域保健におけるひきこもりへの対応ガイドライン. じほう, pp.68-74.

小林清香, 野口博文ほか（2003）「社会的ひきこもり」を抱える家族に対する実態調査. 精神医学 45；749-756.

近藤直司（2001）ひきこもりケースにおける家族状況の分類と援助方針. In：近藤直司 編著：ひきこもりケースの家族援助. 金剛出版, pp.53-65.

近藤直司（2003）青年期におけるひきこもりの成因と長期化について. 精神医学 45-3；

235-240.
近藤直司, 石川信一, 境泉洋, 新村順子, 田上美千佳（2007）思春期における非社会的行動（ひきこもり）と行為障害の関連に関する研究. 平成18年度厚生労働科学研究（こころの健康科学研究事業）. 児童思春期精神医療・保健・福祉の介入対象としての行為障害の診断および治療・援助に関する研究（主任研究者：齊藤万比古）研究報告書.

近藤直司, 岩崎弘子, 小林真理子, 宮沢久江, 藤井康男, 宮田量治（2006）ひきこもりの個人精神病理と治療的観点についての研究. 平成17年度厚生労働科学研究（こころの健康科学研究事業）. 思春期・青年期の「ひきこもり」に関する精神医学的研究（主任研究者：井上洋一）研究報告書.

小此木啓吾, 皆川邦直ほか編（1985）精神分析セミナーV 発達とライフサイクルの観点. 岩崎学術出版社, pp.163-168.

皆川邦直（2001）固有の思春期までに発症する「ひきこもり」の精神病理と治療 ── 親ガイダンスの重要性を中心に. In：近藤直司 編著：ひきこもりケースの家族援助. 金剛出版, pp.164-172.

宮崎美砂子, 北山三津子ほか編（2012）公衆衛生看護学総論第2版. 日本看護協会出版会, pp.208-248.

楢林理一郎（2003）ひきこもりの治療と援助 ── 家族へのアプローチ. 精神医学 45-3；271-277.

新村順子, 田上美千佳, 近藤直司（2009）思春期ひきこもりに対する評価・援助のためのガイドライン（案）. 地域の専門機関による訪問型支援の適応と方法. 厚生労働科学研究費補助金（こころの健康科学研究事業）「思春期のひきこもりをもたらす精神科疾患の実態把握と精神医学的治療・援助システムの構築に関する研究」平成20年度総括・分担研究報告書（主任研究者：齊藤万比古）, pp.310-315.

野中猛（2003）思春期事例に対するケースマネージメントの工夫. 思春期青年期精神医学 13-1；17-25.

塚本千秋（1994）ひきこもりと強迫症状を呈する青年期患者への訪問治療. 精神神経学雑誌 96；587-608.

5 地域連携

a) 市川地区および大分地区における取り組み

宇佐美政英
　国立国際医療研究センター国府台病院

I　はじめに

　1980年にアメリカ精神医学会による「精神疾患の診断・統計マニュアル第III版」(APA, 1980) において「素行障害」という疾患概念が登場したことで、わが国ではそれまで「非行」として扱ってきた問題が、精神科医療の関与すべき問題となり混乱が生じた。その結果、素行障害だけの診断であっても年少例や、素行障害以外の精神疾患が存在しており、その治療が優先される事例では、精神科医療機関の介入が社会的に求められ、近年では素行障害に至る前にいかに予防するかに注目があつまっている (AACAP, 1997；Burke et al., 2002；上林ほか、2003；Loeber et al., 2000；Moffitt, 2003；二宮、2005)。

　このような素行障害に対する社会的注目を背景に、我々は平成17 (2005) 年1月から千葉県市川市および大分県大分市・別府市の二地区で複数の専門機関との連携を基盤に素行障害の早期発見・早期介入を目的とした取り組みを開始した。この取り組みは平成16年度厚生労働科学研究「児童思春期精神医療・保健・福祉の介入対象としての行為障害の診断及び治療・援助に関する研究」にて作成された「対応・連携システムの構築と運営に関するガイドライン」)(齊藤、2004；齊藤ほか、2005) で体系化された地域連携システム (以下、対応・連携システムと呼ぶ) に基づいて運用された。この対応・連携システムは現在まで、医療機関、教育機関 (支援センター、取り扱い機関、在籍小・中学校)、児童相談所、保健所、市役所、精神保健福祉センターなどでともに継続し2地区で行っている。取り扱った事例は放火や銃刀法違反などの触法事例、素行障害と診断が確定する事例や今後素行障害へと展開していく可能性の高い義務教育年代以下の事例などであった。これら事例について地域の専門機関によって医療・福祉・教育・司法による多軸的評価を行い、地域の資

源を生かした介入計画の立案を対応・連携システムを現在まで通じて行っている。

Ⅱ 対応・連携システムの概要

1. 対応・連携システムの目的

　対応・連携システムの設置および運用の目的は，問題行動を示す精神障害を抱えた児童思春期事例が，その問題行動のために充分な援助を受けられないといった事態が生じない地域社会の実現と，問題行動を示す事例を抱えた機関が，他機関との連携を取れずに対応困難な状況に至るといった事態が生じない地域社会の実現である。

対応・連携システムの構造

　我々が作成した対応・連携システムは①システム事務局，②ケース・マネージメント会議，③各種専門機関の3つのモジュールから構成されている（図1）。

①【システム事務局】

　システム全体を統括する中心機関が，対応・連携システムを運用する際に必要であると考えており，ここでは対応・連携システム全体のコーディネーター的な役割を持った機関もしくは組織を【システム事務局】と呼ぶことにした。この【システム事務局】はコーディネーター的な役割である事例検討会議の調整役に加えて，対応・連携システム参加のための窓口機能やシステムの利用法を宣伝する啓発機能も持つことが望ましい。

②【ケース・マネージメント会議】

　多専門職種による包括的な評価と，今後の方向性を決めることができる会議の必要性から，対応・連携システムで行う事例検討会議を【ケース・マネージメント会議】と呼ぶ。この【ケース・マネージメント会議】は，問題化している事例の検討を行い，方向性を決定していくこと，各機関の信頼関係を構築する場となる機能を持つことが望ましい。

③【各種専門機関】

　対応・連携システムでは【システム事務局】と【ケース・マネージメント会議】の2つに加え，実際に事例に介入する各機関を【各種専門機関】と呼ぶことにした。ガイドラインでは先に述べたアンケート調査から半数以上の現存するシステムで参加が

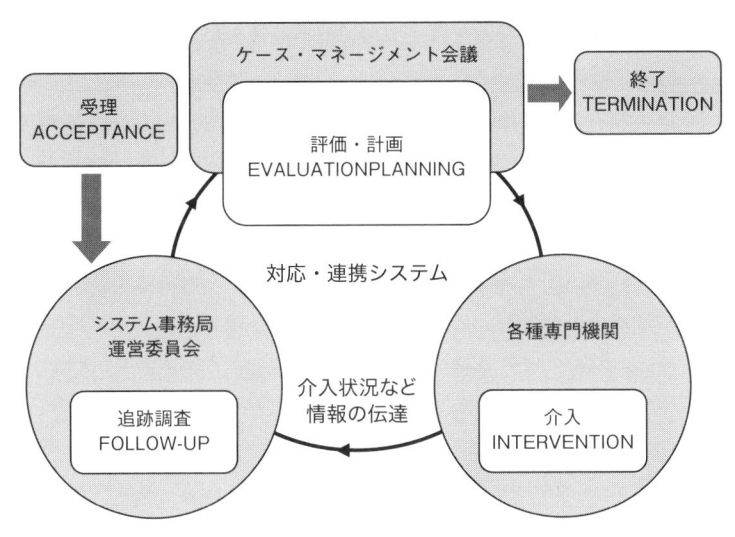

図1　対応・連携システムの構図と運用の流れ

認められた6機関，児童相談所，教育機関，精神保健福祉センター，保健所（保健センターを含む），警察，医療機関を基本機関とした。ガイドラインでは事例の特性や地域の状況に応じて，この6機関に加えてほかの専門機関の参加も推奨している。

2. 対応・連携システムの持つ機能

対応・連携システムには，①情報統括機能，②事例検討機能，③処遇検討機能，④早期発見・早期介入機能および啓発機能の4機能がある。

[1] 情報統括機能

①情報統括機能はシステム事務局が持つ機能で，対応・連携システムを利用する事例に関する情報を統括する機能である。実際には「システム利用を希望する事例に関する情報」「システム利用中の事例に関する情報」「システム利用終了後の事例に関する情報」などの情報を事務局が取り扱う。

[2] 事例検討機能・処遇検討機能

②事例検討機能および③処遇検討機能はケース・マネージメント会議が持つ機能で，実際にはシステム事務局から提供された事例の情報をもとに，各機関の事例担

当者による包括的な評価・検討を行う機能である。さらにケース・マネージメント会議は処遇検討機能を持ち，(1)問題行動に応じた処遇の決定，(2)システムに参加する機関の決定，(3)システム利用終了の判断，を行う。

[3] 早期発見・早期介入機能および啓発機能
④早期発見・早期介入機能および啓発機能については，子どもの心と行動の問題に対する「早期発見・早期介入」を担う地域機能を向上させることに協力するという意味での「研修・啓発機能」をシステムが持つことをガイドラインは推奨している。もちろん，これは前記の3機能に比べると副次的なものであり，各システムの展開に応じて取り組むべきものとする。

3. 対応・連携システムの対象児童

対象となる事例は「深刻な問題行動を示し，かつ精神疾患を背景に持つ20歳未満の児童思春期事例のうち，ある1機関だけでは対応困難な事例」としている。深刻な問題行動については，暴力，性犯罪，窃盗，売春，非合法薬物乱用，ひきこもり，不登校，家庭内暴力，リストカット，夜遊び，性的逸脱，大量服薬などを示す。さらにガイドラインでは，"精神障害"とは精神科医療機関以外の各種専門機関が精神疾患あるいは心の病気の関与を疑った状態を想定しており，統合失調症や躁うつ病をはじめとする精神病，重度の神経症性疾患，器質性精神障害などの精神科診断が確定しているものだけを対象とせず，精神障害の診断が困難な事例の病態に関する評価もシステム機能に含むことにしている。このことは早期発見を念頭において定義し，疑いのある児童を対応・連携システムで検討できるように考慮したためである。

4. 対象児童の包括的評価

ガイドラインでは問題行動を，反社会的問題行動（暴力，性犯罪，窃盗，売春，非合法薬物乱用など），非社会的問題行動（ひきこもり，不登校など），家庭内限局性問題行動（家庭内における暴力，暴言，器物破損，家財持ち出しなど），自己破壊的問題行動（リストカット，夜遊び，性的逸脱，大量服薬など）の4つの群に分類している。これらの問題行動は客観的に観察することができる。そのため多機関連携する際に多職種間で問題を共通理解するには非常に有用である。

しかしながら，これら4つの問題行動の分類だけでは，事例の持つ背景要因や内面的問題を十分に把握することが不十分である。実際，その後の介入にはそうした諸

要因のほうがむしろ重要な影響を与えることが多い。たとえば，現在起きている問題行動が背景となる精神疾患の一症状と評価される場合には，その精神疾患に固有の治療を行うことが重要な介入となり，背景に虐待の問題がある際には，児童相談所の介入による子どもの保護が最優先されることになる。そのため，ガイドラインでは問題行動を4群に分類したうえで，①発達障害（広汎性発達障害，注意欠如・多動性障害，精神遅滞など），②精神障害（統合失調症，躁うつ病，強迫性障害，摂食障害，パーソナリティ障害など），③虐待など重大な家庭の問題，について存在するか否か，存在するとしたらその内容と深刻度などの評価を行うことを推奨している。

5. 対応・連携システムの運用方法

実際のガイドラインに示した連携システムの構造とその運営については，以下の①～⑥までの流れが対応・連携システムの一連の利用経過となる（図1）。

①受理（Acceptance）
　困難事例を抱えた機関からのシステム利用の申し込みをシステム事務局が受ける。
②評価・介入計画の立案（Evaluation・Planning）
　ケース・マネージメント会議にて，各種専門機関と事例の評価および介入計画の立案を行う
③介入（Intervention）
　介入計画に基づいた各種専門機関による介入を行う。
④追跡（Follow-up）
　各機関による介入経過を事務局が追跡して，その情報を一括管理する。
⑤評価・介入計画の立案（Evaluation・Planning）
　その情報を元にケース・マネージメント会議にて介入状況の評価を行う。
⑥終了（Termination）
　ここまでの【システム事務局】➡【ケース・マネージメント会議】➡【各種専門機関】➡再び【システム事務局】へという流れが，本システム利用時の基本的な流れとなる。最後にケース・マネージメント会議にてシステム利用の必要性がないと判断された場合には終了に至る。

Ⅲ 両地区で取り扱った事例の特徴

　平成17 (2005) 年1月に第1回運営委員会およびケース・マネージメント会議が行われ，平成18 (2006) 年1月末日までに市川地区で計13回，大分地区で計7回のケース・マネージメント会議が行われた。両地区合わせて計35ケースをケース・マネージメント会議で取り扱った。

　対応困難な事例を対応・連携システムに提示した機関は，全体の46％が教育機関であった。このことは問題となる児童と最も身近に接する学校などの教育機関との連携が，地域での問題事例の早期発見および専門機関による早期介入に重要であることを示している。そのため学校現場との連携を密にできる市町村区単位で対応・連携システムを運用することが，機能的な連携には重要である。

　次に取り扱った事例の問題行動の種類と背景要因であるが，反社会的問題行動を全体の46％に認め，その内容としては，放火，銃刀法違反，窃盗，詐欺，暴行，万引きなどであった。また，これら事例の背景要因として反社会的問題行動を認めた事例のうち87％は発達障害や精神疾患，もしくは虐待などの重大な家庭の問題を明らかに認めた。このことは各種専門機関が問題行動だけにとらわれずに，発達障害を含む精神疾患や養育環境など背景要因を含めた包括的な評価を，対応・連携システムを利用して行う必要性があると示しており，我々はそのような多軸的な評価に沿った専門的な介入によって，関与している専門機関が行動上の問題だけに表面的に対応するのではなく，子どもが本当にかかえる問題に取り組む機会を与え，結果として問題行動の改善に繋がっていくと考えている。

　また，本システムの参加者に対するアンケート調査から，対応・連携システムに参加した利点として「医療的な評価・意見が聞けた」という意見を最も多く認め，地域の専門機関から児童思春期精神医学的評価，特に発達障害に関する評価・介入へのニードが高いと考えられる。

Ⅳ 対応・連携システムの利点

　地域に対応・連携システムを設置して各種専門機関とともにケース・マネージメント会議を行うことは，システム参加者を対象としたアンケート調査において「今後の方針が決定できた・見通しが立った」「各機関の担当者と顔見知りになれた」という意見を多く認めたことから，対応・連携システムの設置に関して以下に述べるような臨床的な利点があると考えている。

①ケース・マネージメント会議を通じて多機関・多職種によって子どもを多軸的に評価することが可能となること。
②ケース・マネージメント会議を通じて各機関の機能の特徴をお互いに理解しあい，「顔の見える連携ネットワーク」を地域に浸透させる契機となること。
③各機関が持つ資源／特徴を活用することすることで，単一機関だけでは対応困難な子どもの医療・福祉・教育などの多軸的な評価を可能とし，地域の資源を生かした援助が可能となること。
④対応・連携システムによって教育機関との密な連携を形成し，教育現場で対応が困難で，その背景に発達障害や精神疾患が疑われる事例の早期発見と早期介入を可能にすること。
⑤これらの取り組みが今後素行障害や反社会性パーソナリティ障害が規定するような重大な問題行動に達する前の予防に繋がっていくこと。

　ここでは⑤の素行障害の予防について若干の説明を加えておきたい。現在ではDBDマーチ（齊藤・原田，1999）を代表に注意欠如・多動性障害などの子ども自身の要因と虐待などの環境要因が成長とともに相互作用し，素行障害や反社会性パーソナリティ障害へと至る可能性が指摘されている。このような指摘に加えていまだ有効な治療手段が確立されていない素行障害診療の現状から，現在では素行障害の行動様式に至る前の「予防」が重要であるといわれている（AACAP, 1997；Bruke et al., 2002；上林ほか，2003；Loeber et al., 2000；Moffitt, 2003）。わが国でも，児童相談所などの地域の専門機関同士が連携して援助を行うことが，素行障害の予防には重要であるといくつかの文献で指摘されている（後藤，2004；齊藤ほか，2005；冨田，2005）。そのような指摘を踏まえて，我々が試行的に行ってきた「対応・連携システム」は一機関だけでは対応困難で，かつ精神障害を背景に持つ事例に適切な援助を提供する目的で，専門的医療機関が一定規模の地域内の特性を異にする複数の専門機関と連携して対応することを可能にする点で，素行障害の予防的活動には非常に有用な取り組みであると考えている。実際に対応・連携システムを設置することによって教育現場で問題行動を認める低年齢児例を事例として取り上げ，必要に応じて医療機関を主な介入機関に変更するなど，早期の専門的な介入を導入することに成功しており，対応・連携システムは素行障害へと展開していく可能性がある児童に対する予防的介入を可能にすると考えている。

V 今後の課題

　対応・連携システムの設置および運用に関してはいくつかの課題が残っている。まず，対応・連携システムへの専門的医療機関の参加についてである。我々が行ったアンケート調査からも，地域の専門機関から発達障害や年少事例への医療的評価および介入のニードの高さが明らかとなり，専門的な医療機関の対応・連携システムへの参加は必須である。しかしながら，わが国では児童思春期専用の精神科病棟を持つ病院が少なく，そのため問題事例の相談を受けた地域の専門機関は，連携すべき児童思春期精神医療の専門機関のないまま治療・援助・保護を行わざるを得ず，しばしば対応に苦慮している現状がある（齊藤，2004）。それでも大分地区での取り組みが示しているように，精神科医療機関が積極的に児童思春期事例へ取り組む姿勢があればシステムの運用は可能である。このような理由から，今後対応・連携システムを全国に設置していくことを目指すのならば，児童思春期事例を積極的に取り扱っている精神科医療機関のある市町村区から設置していくことが，地域の専門機関からの期待に応えるためにも重要であると考えている。

　もう一つの課題としては予防的取り組みに対しての有効性を検討していくことである。そのためにも今後数年にわたって対応・連携システムの運用を行い，そこで取り扱った事例の経過をフォローしていく必要があるだろう。しかしながら，我々の運用経験から参加機関に公的機関が多いと，年度が変わると各機関の担当者も変わってしまい，そのつど「顔の見える連携ネットワーク」作りを行わなくてはならなかった。そのため，「人の繋がり」に依存しないような地域に浸透した対応・連携システムの運用を行っていくことを常に心がけて，各種専門機関への対応・連携システムに関する啓発活動を行っていく必要があると考えている。

VI 結　語

　我々が試行的に取り組んでいる地域の専門機関による対応・連携システムを紹介した。このシステムは重大な問題行動をかかえ，なおかつ精神障害も認める児童思春期事例が，その問題行動のために充分な援助を受けられないといった事態に対して，多職種機関による医療・福祉・教育・司法など多角的な評価を行い，地域機関による専門的な介入を実現することを各地域に可能にすると考えている。このような取り組みが，いまだ有効な治療手段が確立していない素行障害に対して，発症以前の段階で早期に発見し，そして治療的介入が開始され素行障害の予防へと繋がっ

ていくものと期待している。そのためにも児童思春期の問題事例に最も早く接することになる教育機関と，地域の各専門機関から医学的評価・介入を求められていることから，児童思春期事例の専門的治療が可能な医療機関との連携が，重大な問題へと展開する以前の段階での発見と専門的な介入には非常に重要である。今後，そのような対応・連携システムが全国に普及し，重大な行動の問題を持つ児童への予防的介入が積極的にできる社会を望んでいる。

文献

American Academy of Child and Adolescent Psychiatry (1997) Practice parameters for the assessment and treatment of children and adolescents with conduct disorder. J Am Acad Child Adolesc Psychiatry 36 (10 Suppl); 122S-139S.

American Psychiatric Association (1980) Diagnostic and Statistical Manual of Mental Disorders, 3rd ed. (DSM-III). Washington DC : APA. (高橋三郎，大野裕，染矢俊幸 訳 (1982) DSM-III 精神疾患の分類と診断の手引き．医学書院．)

Burke JD, Loeber R & Birmaher B (2002) Oppositional defiant disorder and conduct disorder : A review of the past 10 years, part II. J Am Acad Child Adolesc Psychiatry 41-11; 1275-1293. Review.

後藤恵 (2004) 児童虐待と暴力──被虐待児のための機関連携と地域におけるネットワークの構築．病院・地域精神医学 47-4; 442-447.

J・マーク・エディ 著，藤生英行 訳 (2002) 行為障害──キレる子の診断と治療・指導・処遇．金子書房．

上林靖子，齊藤万比古，北道子 (2003) 注意欠陥／多動性障害 AD/HD の診断・治療ガイドライン．じほう．

Loeber R, Burke JD, Lahey BB, Winters A & Zera M (2000) Oppositional defiant and conduct disorder : A review of the past 10 years, part I. J Am Acad Child Adolesc Psychiatry. 39-12; 1468-1484. Review.

Moffitt TE (2003) Life-course-persostent and adolescence-limited antisocial behavior : 10year research review and a research agenda. In : B Lahey, TE Mofffitt & A Caspi (Eds.) : Couses of Conduct Disorder and Juvenile Delinquency. New York : The Guilford press.

二宮恒夫 (2005) 思春期のこころの問題へのネットワーク対応 (特集：思春期のこころと体──思春期保健)．小児科診療 68-6; 1115-1120.

齊藤万比古 (2004) 児童・思春期における行為障害等の問題行動に対する地域の対応・連携システムについて．こころの臨床ア・ラ・カルト 23-4; 427-432.

齊藤万比古 編 (2004) 精神疾患を背景にもつ児童思春期の問題行動に対する対応・連携システムの設置および運営に関するガイドライン．厚生労働科学研究費補助金こころの健康科学研究事業．児童思春期精神医療・保健・福祉のシステム化に関する研究 (主任研究者：齊藤万比古) 平成13〜15年度総合研究報告書．

齊藤万比古，原田謙 (1999) 反抗挑戦性障害．精神科治療学 14-2; 153-159.

齊藤万比古，宇佐美政英，清田晃生，小平雅基，渡部京太，佐藤至子，入砂文月，秋山三左子 (2005) 行為の問題を抱えた児童思春期の子どもに対応する地域連携システムの設置・運用に関する検討．厚生労働科学研究費補助金こころの健康科学研究事業「児童思春期精神医療・保健・福祉の介入対象としての行為障害の診断及び治療・援助に関する研究」平成16年度報告書．

澤田真仁（2004）児童虐待防止市町村ネットワークにおける取り組みと課題．子どもの虐待とネグレクト 6-1；110-116．

反町吉秀，安達美佐，岩崎麻以ほか（2004）子どもの虐待予防における地域ケアシステムの構築に向けて —— 関係機関への調査より．保健医療科学 53-1；74-79．

富田拓（2005）思春期の非行・行為障害（特集：思春期のこころと体 —— 思春期におこりやすい問題とその対応）．小児科診療 68-6；1057-1064．

5 地域連携

b）岡山地区における取り組み

伏見真里子／来住由樹
岡山県立岡山病院

　素行障害は，併存精神疾患，発達課題，教育から司法にいたる問題を包含していることなどにより，単独機関での援助や治療は困難であり，児童思春期のメンタルヘルスの問題との視点から，機関を横断して治療構造を組み立てることが不可欠である。

　行動上の問題をもつ児童や青年への援助のあり方は，以前から議論され多くの試みがなされてきた。しかしそのあり方は，教育，児童福祉，司法，医療，保健といったそれぞれの枠内での援助が行われており，関係機関を横断した適切な援助は困難であった。それぞれの機関は独自のネットワーク会議を組織しており，例えば児童相談所は「事例検討会議」，保健所は「地域調整会議」，市教育委員会は「生徒指導地域支援ネットワーク会議」を運用していたが，これらの場合，あくまでも主たる援助機関は主催機関であることが多く，ほかの機関も主たる機関として協働して関与することにはなりにくい。また公式の連携だけでなく，日頃から事例の共有は家庭裁判所，少年鑑別所，警察など司法機関，児童福祉施設とも行われている。

　医療機関においても，当事者への効果的な援助と医療を行うための枠組み作りの立場からも，当事者を援助するほかの機関との連携と協働は，事例ごとに検討され，医療機関を主機関としてネットワークが形成されることもある。また医療機関においても，職種を横断したチーム形成をして治療に取り組むことを試みている。

　しかしそのようなアプローチを組み立てるなかでも治療に行き詰まり，当事者の問題行動に歯止めはかからず，援助機関は追い詰められ孤立感をもつにいたることが，特に行為上の問題を有する事例において生じることが多い。

　このようななかで，思春期精神保健ケースマネージメント事業は，モデル事業として平成13（2001）年度以降，複数の都道府県で施行され，岡山県では同年度から現在まで事業を継続している。岡山県では，事務局を岡山県精神保健福祉センター

表1　評価検討委員会

福祉機関	市中央福祉事務所
児童福祉	県中央児童相談所
保健機関	市保健所
教育機関	県教育庁指導課
	市教育委員会指導課
行政機関県	青少年課県
	青少年総合相談センター
	県精神保健福祉センター
警察機関	県警察本部少年課
医療機関	県立岡山病院岡山大学医学部付属病院精神科
法律機関	岡山弁護士会

におき実施されている。その特長は，ケース会議の主催のみならず，各関係機関の支援活動を事務局でマネジメントすることと，事務局の上部機関として評価検討委員会をもつことである。評価検討委員会は医療，保健，福祉，教育，警察などの関係機関の長を中心に，識者として医師，弁護士，臨床心理士を加えた計15名（表1）で構成されている。評価検討委員会の主な役割は事務局のスーパーバイズをすることと，各機関に直接働きかけができる利点を活用して支援活動を強力にバックアップすることである。各機関の長が事例に関与するため，各機関は当事者の一員に組み込まれ，他人ごとではない援助体制が構築されることにつながる。本事業では，単独機関では援助が困難となっている事例を，事務局に登録申請を行い，事務局での受理会議と評価検討委員会での検討を経て，事務局主導で援助チームが編成され，支援活動の協働が開始される（図1）。

　事業は，「精神保健にかかわる問題を抱え，複合的なニーズをもつ，おおむね20歳未満の人」を対象として運用され，必ずしも行為上の問題を有する事例のみを対象とするものではなかったが，運用を開始すると，行為上の問題を有する事例がほとんどであった。

　平成13（2001）〜15（2003）年度までの3年間のキャッチメントエリアを岡山市とし，平成16（2004）年〜18（2006）年度までは岡山県とした。件数は20事例で，うち行為上の問題を有することが課題となっているものは12件であった。精神科診断は，広汎性発達障害13事例，解離性障害（被虐待）4事例，精神遅滞（被虐待）1事例，その他2事例であった

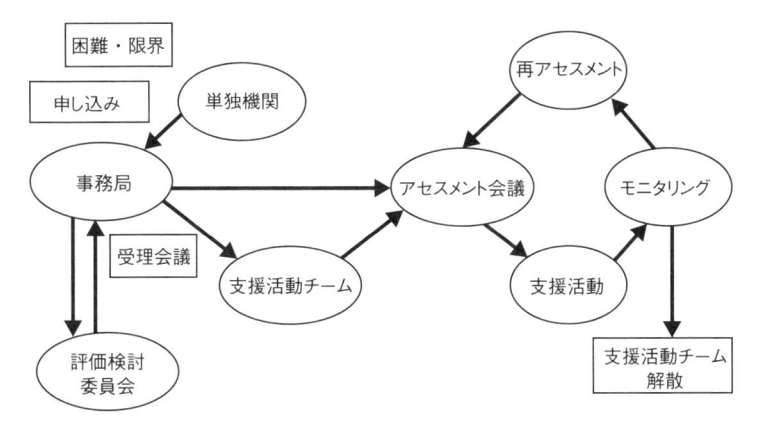

図1　思春期精神保健ケースマネジメント支援フロー図

　多くの事例で一定の効果を上げ，マネージメント機能の終結にまで至っているものの，一方で生活基盤への介入を継続する必要のある事例は長期化し，施設支援へと移行している。事務局と評価検討委員会との機能の活性持続が課題である。
　なお事務局へケースマネジメントを登録申請した機関は，医療機関が最も多かった。支援活動に参加した機関は実48機関であった。

1．岡山県版・思春期ケースマネジメントとは

　思春期年代にある当事者の成長発達の支援を，総合的に複数機関で協働して行う手法である。当事者のニーズと多面的なアセスメントに基づいて本質的なニーズを把握して，それに基づいた支援を各機関の特性を生かして実施する。支援は，適当な機関に紹介するという形ではなく，各機関が同時に協働する形である。
　本手法は事務局の働きが重要となっている。複数機関が協働する場合，それぞれの機関独自の視点や理念，社会的役割や対応方法の違いがあり，連携に困難を伴うことが少なくない。よってたつ法律にも違いがある。この問題をすこしでも解消するために協働のとりまとめや後押しをする事務局が必要である。また協働の中枢である事務局が，協働により得られたノウハウを蓄積してその後に生かしていくことにも重点をおいている。

2. 本事業の基本理念と目的
［1］対当事者
　基本理念の一つに成長・発達の支援があげられる。発達障害の有無にかかわらず，成長・発達期にある当事者の「ニーズや状況に応じた自立・社会参加・自己実現」＝「育つこと」の支援を行う。

［2］対関係機関
　単なる情報交換ネットワークを越えた協働をめざす。関係機関の協働のモチベーションを高め支援の機能を良くすることが目的である。そのため事務局は関係機関担当者を対象にケースワーク的な動きや，時にはカウンセリング，システムアプローチ的な活動をする。

3. 対　象
［1］当事者
　主に精神保健に関わる問題を抱え，複合的なニーズをもつ，おおむね20歳未満の人。

［2］関係機関
　ケースへの対応が困難になりケースマネジメントの登録を行った機関（申し出機関）及び支援活動のために事務局により集められた機関。

4. 手法（図1参照）
［1］登　録
　それまでの方法ではケースへの対応が困難となった機関が，事務局へケースマネジメントの登録をする。事務局は受理会議を行い，必要に応じて評価検討委員会にかけて受理するか否かを決定する。ケースマネジメントが不適当なケースもあるので，その場合は申し出機関へ評価検討委員会で検討された助言を行う。

［2］ニーズの確認
　事例を受理したら，申し出機関と事務局がニーズ確認のための家庭訪問を行う。多機関連携についての了解はここで得ておく。

［3］支援活動チームの編成

現に事例に関わっている機関と今後必要とされる機関に事務局から支援活動への参加を要請し支援活動チームを編成する。支援活動チームは、事例の直接担当者で編成される。

［4］アセスメント会議

支援活動チームメンバーでアセスメントのための会議を行う。アセスメントは社会診断、心理診断、発達診断、医学診断など、多角的に各機関の視点や見立てを出し合って共有する。アセスメント結果にもとづいて、支援活動計画をたてる。

［5］支援活動

支援活動計画に基づいて支援を実施する。事務局は各機関の動きを常時把握し、適宜介入を行う。

［6］モニタリング会議

支援活動の実施状況や効果を確認し、また協働のモチベーションを高め維持するためにモニタリング会議を行う。

［7］支援活動チームの解散

当面の課題が達成されるなどして支援活動の必要がなくなったときや、単独機関での対応が可能となったときなど、ケースマネジメントの必要がなくなったときは支援活動チームを解散する。

本事業は当初、ケースマネジメント機能をもたない民間の医療機関からの登録申請が多いと予測されたが、事業内容の普及とともに児童相談所などマネジメント機能をもつ機関からの申請が増えた。これは、取り扱える年齢や障害などについて各機関に制度上の限界があり、他分野との協働には困難が伴っていたこと、また本事業の主対象が既存の制度の狭間（法の狭間）にあったためであると思われる。また、一度支援活動チームとして協働したメンバーや機関からは、その後もケースマネジメントの登録が多かった。それは、担当者個人の抱え込みや孤立を防止し、関係機関と親しい顔のつながりができるなど、本事業と本手法の有用性が共有されたためと考えられた。

援助（治療）チームの編成は事例ごとに異なるのであるが、必要な援助の内容をふまえ、事例ごとに、より有効なチーム構成を行う能力が、事務局には求められた（図2）。

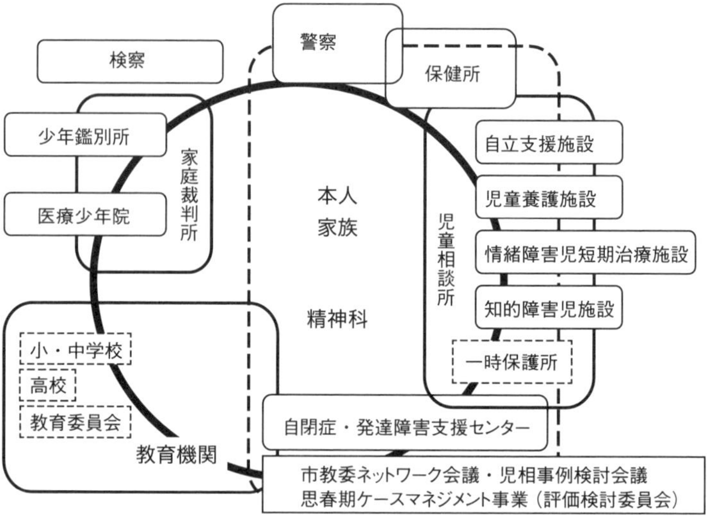

図2　素行障害をもつ少年に必要な治療構造（事例ごとに必要な構造を構築）

6 児童自立支援施設による介入

冨田 拓
国立武蔵野学院

I はじめに

　児童自立支援施設は，治療施設ではないから，素行障害をターゲットとして治療を行う，という意識でケアが行われているわけではない。しかし実際には，入所児童のほとんどが素行障害の診断基準を満たしており，児童自立支援施設が素行障害の中核群のケアを担う主要な施設の一つとなっていることは間違いない。

II 児童自立支援施設の対象と入所経路

　児童自立支援施設は，児童福祉法に基づく児童福祉施設である。対象は「不良行為をなし，又はなすおそれのある児童」および「家庭環境その他の環境上の理由により生活指導等を要する児童」である。主な対象はいわゆる非行少年であり，彼らを施設のなかにある程度長期間入所させてその改善を図るという点では少年院と対象，目的ともにほぼ同じであると言える。ただし，あくまで児童福祉施設であることから，その処遇内容にはかなりの違いが見られる。入所児童数は平成17（2005）年度末で約2,000名であり，これは少年院の在籍数の約3分の1にあたる。中学生年齢の児童が主だが，上限は18歳未満であり，下限はなく，小学生の入所もそれほど珍しくはない。平成17（2005）年現在の少年法では14歳未満の児童は少年院に入所させることはできないが，14歳以上であれば，非行少年を施設内で処遇しようとする場合，児童自立支援施設と少年院の二つの選択肢があることになる。時に誤解されることであるが，非行の重さによって児童自立支援施設と少年院が分けられているわけではなく（そのような事例も見受けられるが），ある調査官によれば，14歳以上の児童を児童自立支援施設か少年院か，どちらへ入所させるかを決める際

には，その児童にとってより必要なのは，少年院での矯正教育か，あるいは児童自立支援施設での疑似家族的な環境かを考える，とのことであった。

入所経路は，児童相談所による児童福祉法上の入所措置と，少年法上の家庭裁判所による保護処分としての送致の大きく2つに分けられる。地方の児童自立支援施設では前者が，国立施設では後者が多い。前者の場合，入所には保護者などの承諾が必要だが，児童相談所は，親の同意の取り付けに相当苦慮しているようである。ただし，虐待例などで承諾がとれない場合は，児童福祉法28条に基づいて，保護者の同意なしに入所させることもできる。入所期間は不定期だが，多くの場合1年ないし2年ほどである。

III 処遇の実際

では，児童自立支援施設では，どのような形で彼らに対するケアが行われているのか。一言で言えば，環境療法であり，特にその歴史的経緯から，疑似家族的の環境を児童に与え，そのなかで穏やかで規則正しい生活を送らせることにより，彼ら自らの成長する力を引き出そうとするのが児童自立支援施設のケアの基本である。このような立場をとるため，児童をアセスメントして，その問題に応じたケアを行うといった医療的な発想自体が希薄であり，障害や問題群ごとのプログラムなどは現在のところごく一部を除いてほとんど用意されていない。児童自立支援施設の処遇内容がわかりにくいと言われるゆえんである。

では，児童自立支援施設は，ただ単に非行少年を一定期間入れておくだけなのか，と言われれば，それは全く違う。彼らが成長するために必要な環境を常に安定に保つことが何よりも重要であり，容易でないことなのである。

1. 処遇環境

児童自立支援施設は，多くの場合，比較的自然に恵まれた広い敷地のなかに寮舎が点在するスタイルをとっている。寮舎形態は施設ごとに異なるが，児童定員10名程度までの小舎制，それよりやや大きい中舎制，さらに大人数をおく大舎制がある。歴史的に最も古い形態は，小舎を実際の夫婦が担当する小舎夫婦制である。ただ，勤務条件の厳しさや職員確保の難しさなどから，現在，この形態をとる施設は全国58施設中の3割ほどに過ぎず，それ以外は交替制勤務となっている。しかし，一つの寮舎を担当する職員の数を比較的少人数（5名ほど）に制限することにより，疑似家族的な雰囲気を維持しようと努力している施設は少なくない。寮舎は施錠され

ておらず，開放処遇となっている．

2. ルーチンな生活の重要性

　入所児童の多くは被虐待児であり，保護者から適切な養育を受けてきていない．武蔵野学院の調査によれば，全国の児童自立支援施設入所児童の約7割が虐待経験を持つ．食事をきちんと与えられていなかった，という児童は少なくないし，児童自身，家に寄りつかずに過ごしていた場合も多い．犯罪歴のある家族も多く，また，両親ともに薬物乱用者である，といった例も少なくない．父母間，父子間，母子間のDVは極めて多い．当然，入所前の生活時間は不規則である．このような児童であるからこそ，彼らにルーチンな生活を送らせること，つまり，朝決められた時間にきちんと起きて朝食を摂り，学校に出かけて授業をちゃんと座って受け，昼食をみんなで食べた後，また学習，あるいは作業，あるいはスポーツをし，寮に戻ったら掃除をしてから夕食をいただき，日記と自習の後，くつろぎの時間を過ごし，決まった時間に就寝する，という生活を送らせることに極めて治療的な意味合いが生じるのである．こんなことが本当に素行障害の治療になるのか，と思われるかもしれないが，例えば医療機関で大量の投薬を受け，場合によっては個室内拘束も行われていたような事例が，児童自立支援施設入所後，開放処遇のなかで落ち着いた生活を送り，投薬も中止される，といったことは珍しくない．

3. 児童間の人間関係の重視

　児童間の人間関係を，積極的に育てて，それをプラスに活かそうとするのも，児童自立支援施設の特色であろう．生徒間の細かなトラブルは日常的に起きるが，それを，職員が介入する前に，生徒間で解決するよう求めることも多い．このときおもしろいのは，仲介役に入った児童の口ぶりが，その寮の担当職員にそっくりなことである．

　また，そのような機会に，児童同士で話し合いを持たせ，トラブルの再発防止のためのルール作りをさせることもある．このとき，児童だけで作られるルールは，ほとんどの場合，大変適正なものになる．問題があるとすれば，多くの場合，ペナルティが重すぎることである．一人ひとりの児童は，往々にしてわがままで，常識に欠け，人の気持ちを読めない子たちなのだが，自分たちの集団を暮らしやすいものに維持しようとするとき，その総意は非常に常識的でポジティブなものとなるのである．

　また，児童間のインフォーマルな関係も認められており，基本的には私語は自由

である。自分の非行の話や，地元の話は禁止ということになっているが，実際には消灯前後の部屋での児童間の会話をチェックしているわけでもないのでさまざまな話がされているはずである。寮が不安定な場合には，それが無断外出などに結びつく場合もあり得るが，反省期間中などの特殊な場合を除き，私語そのものがペナルティの対象になることはない。これは「その方が自然だから」といった感覚によるものだろう。このこともあって，児童間にも濃厚な人間関係が形成される。これは，対人関係に問題を抱えている彼らにとって，同室の子と折り合いを付けていくといった訓練にもなっている。

　いずれにせよ，児童間の影響力は極めて強く，寮において直接的に彼らの行動を規制しているものの多くは，実は有形無形の児童間の関係によるものである。単純な例で言えば，新入時の個別処遇の際には，職員からの指導を受けてもなお食事を残していた児童が，寮集団に入ると何も言われなくても残さずに食べるようになる。ルールを守って食べている他児童の目を意識するからである。彼らが学習や作業を多くの場合まじめにこなすのも，職員との関係に加えて，このような力が働くからである。さらに，児童間の交互作用がこのレベルを超えて，お互いにプラスとなる方向へ向かおうとするベクトルが生じることも少なくない。寮担当職員は常に，集団をそのような方向に向かわせようと努力しているのである。逆に言えば，このような潜在的な方向性を彼らが持つことを信頼してこそ，彼らを集団で開放処遇するという，常識的には不可能に近いと思えるようなことができるのだとも言える。

4．ポジティブな方向性を持った集団の維持

　このような治療的な方向性を持った集団を維持すること。それが担当者の最大の仕事となる。寮集団を構成するどの児童も，家庭や地域社会・学校をさんざん悩ませ，時には崩壊に追い込んだような，いわゆる問題児ばかりだから，これは容易なことではない。児童一人ひとりに対峙し，「この人は自分のことを真剣に考えてくれている」と納得させ，「信用に足る大人もいる」と思わせることができて初めて，お互いにプラスに働くような集団を作り上げることができる。ただし，被虐待児など，対人関係に深刻な問題を抱えた児童ばかりだけに，このような関係を築くためには，膨大な時間とそこに注ぎ込むエネルギーが必要である。筆者が勤務してきたような夫婦小舎制の児童自立支援施設の場合，職員の宿舎は寮の一部であり，寝起きをともにするばかりでなく，昼間の学習の時間も教室のすぐ近くに職員は待機しているし，作業やスポーツは常に一緒にやっている。24時間ほぼ一緒にいると言っても過言ではなく，家にいるときの実際の親子よりも接触時間ははるかに長い。また，非

行少年の施設であるとはいえ、児童福祉施設であるから、職員と児童は、時には一緒にふざけ合ったり、冗談を言い合ったり、じゃれ合ったり、といった日常を過ごしている。この生活を1年以上の長期にわたり続けるのであるから、自ずから非常に距離の近い関係が形成されていく。この働きかけがうまくいっている場合、児童はやや退行しているように見える場合が多いように思われる。

5. 問題行動への介入型の戦略

もちろん、このような集団を維持し得ても、問題行動は日常的に発生する。その児童の問題行動をその場で取り上げ、それが些細なことではなく、入所理由となった非行と直接的な関係があることに思い至らせる。つまり、自分の問題性への直面化であり、それを生活場面で行う。この介入型の戦略が、児童自立支援施設における問題行動への対処の中心となっている。そのため児童自立支援施設では昔から、問題行動がないのが最良ではなく、すこしずつ問題行動が出てくるような生活がむしろ望ましいとされてきた。

6. 児童の立場の動的な変化と役割期待の活用

児童自立支援施設では、少年院で行われているような、進級制度などは存在しない。しかし、例えば学校でのクラス集団などと違い、一人ひとりの入所時期がバラバラであるため、入所から退所に至るまで、集団のなかでの一人の生徒の置かれている立場は徐々に変わっていく。いわゆる「年季」になるほど、集団のなかでの役割期待は高まっていくし、職員も新入生の世話係に任命するなどして、そのように仕向けていく。実際、体格や性格、能力などの点で弱い立場にある児童でさえも、寮のなかでの立場は入所から時間が経って寮内での順位が上がっていくほど、それなりの地位を持つようになるものである。この集団のなかでの立場の動的な変化は、学校集団などでは、なかなか望めないものであろう。

新入時に、当時のリーダーの言うことをなかなか聴こうとしなかった児童が、自分がリーダーになったとき、新入生が自分の言うことを聴いてくれない、と思い悩む。このような経験は、時に彼らに大きな成長をもたらすのである。

7. 人間関係のモデルの提示

また、特に夫婦小舎制の場合、彼らに普通の夫婦や親子のモデルを与えるという意味もある。経験上からは、完全にうまくいっている夫婦関係や親子関係を見せるよりも、時に喧嘩し、その後仲直りするような場面を見せるほうが彼らに対してよ

り教育的である。彼らの多くが，力による支配・被支配の関係しか知らず，一時的に対立したとしても，その後修復することが可能な対人関係があり，それが普通の夫婦や親子の関係であることを知らないからである。

8. PDD圏の児童に児童自立支援施設の環境は適切か？

広汎性発達障害（PDD）圏の児童が増えてきた当初，このような濃厚な対人関係が，彼らにはむしろストレスになるのではないかと危惧していた時期があった。しかし，PDD圏の児童の入所増によって，これが杞憂であるらしいことがわかってきた。彼らは，確かに寮の集団にうまく適応することができないことも多いが，そのためもあってむしろ寮職員とはほかの児童とは異なる形での強い関係ができることも少なくなく，これはその予後にも好ましい影響を与えるらしいことが，本研究（「児童自立支援施設に措置された素行障害例の予後と関連する因子について」）においても明らかになったのである。

IV　児童自立支援施設の治療枠組みの有効性と弱点

以上のような治療枠組みは，今でも非行児童の主流である被虐待から発展した非行の児童に対しては，その有効性が再非行率の低さなどによって既に歴史的に証明されていると言って良いと思う。また，発達障害を中心とする精神障害を併存するような素行障害に対してもまた有効であることが，本研究（前掲）において明らかになった。

一方，このような治療枠組みが奏功しがたい事例があることも確かである。それは，大きく捉えると，依存の心性と深い関わりを持つ非行の事例である。具体的には，薬物依存，放火，性非行といった非行であり，これらの事例は，多くの場合，施設入所後は極めて優等生であり，なんの問題もなく1年数カ月を過ごすのだが，退所後間もなく，入所前と全く同じような非行をしてしまう例が少なくない。施設内では，依存の対象そのものが存在しないために問題がそもそも起こりにくいばかりでなく，自分より強い者の集団のなかでは彼らは問題を起こしにくいのであり，結果的に介入型の戦略は彼らに対しては成立しない。彼らの非行問題そのものを取り上げる形での治療が必要であり，その試みは本ガイドラインの別項で示されているように藤岡らを中心として始まっている。児童自立支援施設の治療枠組みの最大の弱点を埋めていくために，今後発展させていく必要性は極めて大である。

V　今後の課題

最後に，児童自立支援施設の今後の課題を取り上げておく。

1．アフターフォローの体制の脆弱さ

児童自立支援施設は歴史的に夫婦小舎制から始まったために，その夫婦と児童との私的なつながりによってアフターフォローがなされてきた。しかし，交代制の施設が7割を超えた現在，このような形でのアフターフォローが機能しにくくなってきているのは確かで，公的な体制の整備が急務である。公的なアフターフォローというと，往々にして「アフターフォロー担当」が立てられたり，児童相談所との連携，といったことが挙げられることになる。もちろん，それも必要だが，本研究（前掲）の結論からは，アフターフォローの段階でもう一度新たに人間関係を構築する必要があるような体制は望ましくなく，できれば関係の既にできあがっている寮担当職員が何らかの形で関わりを保ち続けることが望ましい。また，やはり本研究において，家族の犯罪歴の有無は予後に影響を与える最も強い因子であった。これは，逆に言えば家族に対する支援がいかに重要か，ということを示してもいる。

困難な課題だが，対象児童の年齢層が低い分，保護者が与える影響はより大きいと考えられ，本人のみならず，親に対するケアとアフターフォローの充実が重要である。

2．医療機能の弱さ

全国の児童自立支援施設で医療部門を持つのは国立の2施設のみだが，本研究によれば，発達障害を中心とする精神障害を併存する児童がそうでない児童よりもむしろ予後がよい，という興味深い結果が得られている。従来，処遇が困難と見なされてきた事例の行動変容の場として，児童自立支援施設が相当有効であることが示されたのであり，全国58カ所に存在する児童福祉施設である児童自立支援施設を，そのような事例のケアのための場として，もう一度見直してみることも有効かもしれない。もちろん，国立以外の児童自立支援施設の場合，何らかの形で現在よりも医療的ケアの機能を強化することが必要になると思われるが，日本の児童青年精神医療の整備が大変遅れていることを考えると，この既存のネットワークの活用は，発達障害などの精神障害を併存する素行障害事例のケアのための一つの有力な手段となる可能性がある。

3. 地域格差の大きさ

　すべて法務省のもとにある少年院と違い，児童自立支援施設は，2つの国立，2つの私立を除き，地方自治体立の施設であり，体制なども地方ごとにそれぞれ異なる。そのため，定員充足率なども極端な差が生じており，この格差の是正のためにも，また，上記の医療的ケアの充実のためにも，地方自治体を超えた広域ブロックごとの支援体制などの処遇水準を高めるための試みが今後必要であろう。

VI　おわりに

　今後，少年法が改正されれば，非行少年処遇における児童自立支援施設の位置づけは変わってくる可能性がある。しかし，児童自立支援施設が児童福祉施設であることを考えれば，独特の治療文化を持つこの施設を，素行障害のケアのためにより積極的に活用していける可能性は小さくないものと思われる。

7 少年院における治療教育

a) 一般少年院での介入

藤岡淳子
大阪大学大学院

I 少年院における「素行障害」および「治療」概念の位置づけ

　少年院は，家庭裁判所によって少年院送致を命じられた少年および少年院収容受刑者つまり懲役または禁錮を言い渡された16歳未満の受刑者を収容する，法務大臣の管理にかかる国立の矯正治療施設である。家庭裁判所は，法律に基づいて，非行事実を認定し，要保護性を判断し，それらを総合考慮したうえで，少年の健全な成長・発達にとって最もふさわしい処遇を選択・決定する役割を担っている。その処遇機関の一つとして少年院がある。すなわち，少年院では，医学分野で使用される「素行障害」という診断名は基本的に使用されない。法律に違反したことが露見し，司法手続きを経て，少年院に収容保護されたものを対象とする。

　少年院は，「治療」が行われる機関ではなく，「矯正教育」が実施される機関である。反社会的行動の「原因」を求め，それを専門家である治療者が「治療」するという医学モデルには基づいていない。非行・犯罪行為は，それを行う個人の問題としてのみとらえるのではなく，特定の行為を非行・犯罪と見なし，特定の制裁措置をとる社会の側の問題としても理解し，対応することが不可欠であるからである。特定の行動を要請する社会の枠に沿う行動をとるよう教え育てるという意味で，「矯正教育」と呼ばれていると考える。したがって，少年院は，それが存在している社会の価値観や教育方法を色濃く反映する。

Ⅱ　少年院における「矯正教育」の原理

1. 生活を通じての育て直し

　少年院には，初等，中等，特別，医療の4種類があり，初等少年院は，心身に著しい故障のない14歳以上16歳未満の者，中等少年院は，心身に著しい故障のない16歳以上の20歳未満の者，特別少年院は，心身に故障はないが，犯罪傾向の進んだ，おおむね16歳以上23歳未満の者および16歳未満の少年院収容受刑者，医療少年院は，心身に著しい故障のある14歳以上26歳未満の少年を，それぞれ収容している。

　少年院における矯正教育の基本原理は，生活を通じての育て直しにあるといってよいであろう。少年の年齢や特性に応じて，食生活や生活リズムといった基本的な生活習慣を育成し，社会で適応的に生活を維持していくために重要と考えられる学習・勤労習慣の育成，教科教育の補修，職業教育・資格取得などが実施される。現代の民主主義・自由主義の日本においては，究極的には，自他の尊厳や自由と権利とを損傷しない行動をとる構えと力をもった自己を育成し，他者と気持ちや考えをやり取りして，相互的な信頼協力関係を作り，維持することができることが目標となっていると考える。では，その目標をどのように達成しようとしているのかを考えてみたい。

[1] 集団処遇（仲間との関係）

　少年院は分類処遇制度をとっていて，素行障害のある少年がより多く含まれると考えられる長期処遇の少年院は，生活訓練課程（G），職業能力開発課程（V），教科教育課程（E），特殊教育課程（H），医療措置課程（P, M）の教育課程がある。医療少年院は別として，そのなかで特に素行障害のある少年が編入される可能性が高いのは，「著しい性格の偏りがあり，反社会的な行動傾向が顕著であるため，治療的な指導及び心身の訓練を特に必要とする者」（G1）および「非行の重大性等により，少年の持つ問題性が極めて複雑・深刻であるため，その矯正と社会復帰を図る上で特別の処遇を必要とする者」（G3）であろう。

　家庭裁判所で少年院送致の審判決定がなされた場合，当該少年についての最初の処遇指針を作成し，行き先の少年院を決定するのは，少年鑑別所であるが，DSMによる素行障害の概念が入ってくる以前から，「集団処遇に適さない者」が，非行性が高く，処遇が困難である者として，G1あるいはG3課程のある少年院に送致され，そのほかの少年が集団処遇を前提とする教科教育や職業訓練課程のある少年院

に分類収容されていた。

　集団を組める非行少年か，あるいは単独行動の非行少年かによって，非行の性質がかなり異なること，大きなトラブルがなく共同生活を営めるかどうかが，社会内で適応的に生活できるかどうかの，素朴であるだけにかえって理にかなった，働きかけのための分類であると考える。

　集団処遇中心の少年院では，寮編成や，寮集会，役割活動といった，集団のなかで自分の位置を見つけ，コミュニケーションを図り，責任を果たしていくということが矯正教育の中核をなすと言っても過言ではない。いくら規律の厳しい，行動制限の設定された少年院とはいえ，24時間中職員が目を光らせていられるわけではない。そうなると，彼らの生活の場である寮で，被害者にも加害者にもなることなく，安心し，落ち着いて生活できるかどうかが少年院での矯正教育が有効か否かの最初の関門になる。入院している非行少年たちは，社会内で生活をしているときは，生活は不規則で，無責任，自己中心的で強いもの勝ちの犯罪や暴力にどっぷりつかった生き方をしてきている。その彼らが集団で生活をするのであるから，放置すれば，反社会的・向犯罪的集団になっていく危険性が高いことは想像にかたくない。責任ある行動が認められ，報われる生活体験ができるような集団をどのように作り，維持するのかが最大のポイントとなる。いくつかの有効な方法があるが，それは驚くようなことではない。ごく普通の当たり前の生活基盤を作ることである。

①日課と行事

　まず，日課がある。朝きちんと起きて，三食きちんと食べて，昼間は学習なり勤労なりに力をそそぎ，夜はきちんと寝るというそれだけのことである。予測可能な日常生活は，退屈と感じられることもありうるが，反面人間に安心感という基盤を与える。われわれの日常生活も実際には同じことの繰り返しを中心に成り立っているのではあるまいか？　1年間の少年院生活でかなりの成長を遂げたある非行少年が，「毎日同じことの繰り返しなのに不思議ですね」という感想を述べたことがある。あるいは，ある重大犯罪を起こした非行少年が，「毎日会社行ってる親父がちっぽけでつまらない男に見えて，自分は強くて金回りのいい暴力団に憧れたけれど，今思うと「普通」の生活ができるということが一番大切なんですね」と述懐していたことを思い出す。非行少年の多くは，当たり前の生活に不満を感じ，刺激的でセンセーショナルな暮らしを求めて反社会的生活や行動に入っていく。一見些細に思える「普通の暮らし」を寮生活で体験することは実際には非常に重要なことである。

　情操教育や余暇の活用にも関わってくるが，規則正しい日々の暮らしに加えて重要なのが，季節折々の「行事」やレクリエーション活動である。情操教育とはいう

ものの，おそらくはそんな大上段に振りかぶったものではない。毎日の平凡な暮らしのなかで，季節ごとの風の変化，植物の移り変わり，名月といった自然の風物の繊細な移り変わりに気づき，それを愛でる心も大切なものである。少年院で行われる，観桜会，盆踊り，収穫祭，クリスマス会などの四季折々の行事は，五感を使って，命と世界とを体感する機会となりうる。運動会，文化祭，演劇祭，意見発表会，誕生会などのレクリエーションは，単調な日常生活に変化を与えると同時に，寮生たちが力を合わせて一つのものを作り上げていく機会と体験とを与えてくれる。単独処遇中心の少年院とは言っても，それは夜間の居室は一人部屋であるというだけで，昼間の教育活動は基本的に集団で実施されるし，個人の成長を促進するうえで集団の果たす役割は大きいことに変わりはない。

②処遇段階と寮編成，役割活動，集会

　少年院では，段階別処遇が行われている。入院時には全員が二級下という処遇段階に編入され，目標の達成に応じて，二級上，一級下，一級上と進級し，一級上になると仮退院が申請される。生活をする寮も，新入期（二級下），中間期（二級上・一級下），出院準備期（一級上）と変化する。処遇段階に応じた色違いの名札をつけることによって，その少年がどの処遇段階にいるかが一目瞭然となるようになっている。

　新入期には，考査寮と呼ばれる寮の個室で生活をする。その間に，少年は少年院での生活についてのオリエンテーションを受け，職員は，個別面接や書類の精査によって，一人ひとりに応じた個別的処遇計画をたてる。処遇段階ごとの個別的な教育目標と，その目標を達成するための方法が記載される。この個別的処遇計画は，それに応じて，定期的に少年の「成績」が評価され，かつ仮退院の時期を決めていく重要な指針となる。また入院時のアセスメントに応じて，これから一番長い期間を生活することになる中間期寮が決められる。どの寮に編入するか，そして寮内でどのような部屋割りをするかは，自浄力の高い集団を維持するためには大切なポイントとなる。一級上になると，出院準備寮と呼ばれる，より自主的行動が求められる寮に移り，作業や活動の場も構外や院外が多くなる。

　寮生活では，さまざまな集会と役割活動が実施される。集会のやり方や内容については，少年や少年院そして寮の教官の特性に応じてさまざまであるが，寮内での生活についての話合いや，一人ひとりの生活を皆で点検する集会などがある。集団の力は，そこで生活しているメンバーへの影響力が良くも悪くも非常に大きいので，どのように集会を運営できるかは，職員の力量が如実に表れる場面である。役割活動もそれを通じて，責任を果たすということや，協力関係の作り方，コミュニティ

への貢献と自分の居場所作りを実体験することができる貴重な機会を提供する。集団で生活をしていれば当然，葛藤や紛争が生じてくるが，解決の方法として，強制や暴力ではなく，合意と協働を身につけていくことは，適応的な社会生活を維持するうえで不可欠な要素であり，また自分と同年代，同じ立場の他生の行動を見習い，あるいは自分の行動が他生から認められることは，実力と自信とをつけていくうえで，大人が果たすことのできない育ちの場を提供しうる。

[2] 寮担任・個別担任，その他職員との関係（大人あるいは権威との関係）
①寮担任

　子ども同士の関係同様，大人あるいは権威を代表する職員との関係も重要な処遇促進要因である。少年院では，寮担任として，寮ごとに数名の職員が集団を作り，寮生の指導に一致団結してあたる。寮の先生が交代で寮に泊まり込んでの当直を行うわけである。

　少年院での生活指導は夜間の寮生活の指導が最大のポイントであるといっても過言ではないほど，当直勤務は重要な位置を占める。単に，寮に泊まればよいというわけではない。夕方，職業訓練や教科教育を終了し，寮に戻ると，それからが寮での生活指導となる。食卓の準備，皆での食事，集会指導，個別指導，テレビ視聴，日記記入，就寝準備をして就寝となるが，その間，一人で，20〜40名程度の集団を見るわけである。少年たちが就寝した後は，全員の日記に返事を書き，行動観察記録を書き，保安巡回をする。一人ひとりの少年の様子や寮の雰囲気を肌で感じることができる。

　寮担任は，ベテランの先生から経験の浅い先生まで，チームを組んでおり，このチームがどれくらい信頼関係を持ち，意思の疎通ができていて，「穴」がないことが肝要である。これは寮担任の集団に限らず，少年の成長に有益な集団を作るためには，まず職員が信頼関係と協働に基づく集団を作っている必要がある。この職員集団のなかで，経験の浅い職員も数々の経験を経て，熱意と技を備えた職員へと成長していくことができる。ちなみに少年の処遇に関する重要な決定は，職員で構成される処遇審査会で決定される。

　少年は，大人集団の様子を非常によく見ている。大人集団のなかで，強制や面従腹背，不信や無責任が横行していると，必ずその隙をついてくる。実際，子どもは，自分が体験した関係性のなかで関係の持ち方を身につけていく，したがってこのことは，両親の関係，保護者と教師の関係，保護者と親戚との関係，保護者と世間との関係などが，少年に的確なモデル足りえているかどうかという問題とパラレルである。

②個別担任

　寮担任のなかから一人が個別担任として一人ひとりの少年につく。一人の教官が担当する少年の数は，在寮生の数にもよるが，数名程度である。個別担任は，個別的処遇計画をたて，その教育目標に応じて毎月成績評価を行い，その評価の伝達を行うための個別面接を含め，何かにつけての定期・不定期の個別面接を行う。保護者との面会・通信の様子や，寮以外での場面における様子，個別担任が当直明けで不在の際の寮生活の様子など，当該少年に関するすべての情報は個別担任に伝達される。

　個別担任は，いわば少年院内における親代わりとして，少年と密接な関わりを持つ。自身の親と葛藤・不和が大きくなって少年院に入院している少年がほとんどであり，逃れようのない関係性の中で，成人（権威）との関わりをやり直すことになる。誉め，認め，助言し，時には叱り，慰め，励ます。さまざまな転移・逆転移が生じうる関係であり，そうした転移状況に適切に対処するうえでも職員同士の支え合いがポイントになる。

③規律と懲戒および褒章

　少年院には，集団生活を維持するために数多くの規律が存在する。まず目に付くのは，今どきの日本では自衛隊以外では目にすることができなくなった，集団行動の際の号令や行進かもしれない。集団行動訓練もあるし，（男子であれば）丸刈りと，ほとんどの私物の剥奪および制服の強要が行われる。こうしたスタイルは一種のイニシエーションであろう。外の社会とは違うのだということを体感させる。これに関する賛否両論があろうが，現に日本の少年院はこうしたやり方をとっている。おそらく，少年集団と職員集団との力関係をさまざまな形で明確に示すということが集団の秩序維持には有効であるという経験からこうした方法が使われてきていると考える。そして，このやり方は，多かれ少なかれ，国民から支持されているからこそ維持されているのであろう。一昔前の日本の一般社会におけるやり方を残しており，「古き良き時代」としてノスタルジアさえ感じる年長者もいるかもしれない。

　規律違反行為は，その少年の非行行動を如実に反映していることが多い。したがって，規律違反行為があったときこそ，ある意味で働きかけのチャンスである。適正な手続きにのっとった懲戒審査を行い，個別担任の個別面接を中心として，多くの職員が声をかけ，話を聞き，指導する。

　厳格な規律のみが表に出ることが多いが，実際には褒章も活用されている。毎月の「進級式」において，処遇段階があがったものは，皆の面前で院長から新しい色の名札をもらい，各種の資格を取得したもの，生活態度などが特に良好であったも

の, 競技などで優秀な成績を収めた個人や寮が表彰される。これらはあらたまった「儀式」と組み合わせられ, 気持ちや意欲を新たにする節目ともなる。もちろん日々の暮らしのなかで, 個別および寮担任およびほかの職員から, そしてほかの寮生から, 承認や賞賛, 感謝を受けることも大きな動機づけとなりうる。

2. 社会内で適応的に生活する力の育成

前節で述べたことは, あまり表面には出ないが, 実際には少年院での矯正教育の中核をなす部分である。その土台の上に, 公的なプログラムとして, 教科教育・職業訓練, 余暇の過ごし方としてのクラブ活動, 体育レクレーション活動, 特定の非行行動に関連した適切な情報や考え方を教示する問題群別指導などがのってくる。これら表のプログラムについては, その内容や機能は比較的明らかであるので, 紙数も尽きてきたことであり, 詳細は省略する。

Ⅲ 今後の課題

少年院での教育は, 生活を通じての教育であるので, 「皿洗い」のようなものである。寮の雰囲気, 少年の集団や職員集団の雰囲気は, 日々手入れをしていないとあっというまに崩れる。生きるためには食べる必要があり, 食べたらこまめに, きれいに皿を洗っていかないと, いつの間にか汚れだらけになってしまうのである。自分の皿を自分で洗えるようになることが, 少年院での教育の目標であるのかもしれない。こうした成長を支える集団と「日常生活」の維持が少年院の最大の眼目であり, これなくしては何一つなしえないが, こうした集団と日常生活の維持が比較的保てるようになってきた今こそ, プラスアルファを付け加えていくのに好適ではないかと考える。それは以下の3点である。

1. 治療共同体概念の導入

集団生活を通じての育ち直しを一歩進めて, 職員－少年の上下関係が前面に出た規律ではなく, 集団における仲間同士の対等で協力的な関係性をさらに強化する治療共同体をどのように作り, 維持していくかを検討してもよいのではあるまいか。特に, 少年院内での規律は, 社会内での規律と少し時代的にずれてきている面がある。現代の日本で必要な対等な関係性を学ぶことができる理念と方法とが必要になってきていると考える。

2. 特定の行動変化のための介入プログラム

欧米で再犯率低下効果が実証されている特定の行動変化のためのプログラムは，導入していく必要があろう。性犯罪，薬物依存，発達障害などの特定の行動上の問題を有する少年たちに認知行動療法的手法を用いて対応していくために，職員の採用・研修についても再考を要しよう。

3. 社会内調整の重要性

現在，日本の矯正と保護は，同じ法務省管轄とは言え，矯正局と保護局に分かれて非行少年や受刑者に対応している。施設内で学んだことを社会内に持ち帰り，社会内で順法的な少年自身の生活を打ち立てていくためには，今以上の施設内から社会内処遇への連動性が求められる。もし省庁の再編成が実施されるのであれば，矯正と保護が一つの組織となることは，非行少年の社会復帰という視点から考えると最善であると筆者は考える。

付 記

本章の記述は，報告書発刊当時のもので，現在では，制度が変更されている可能性があります。

7 少年院における治療教育

b) 医療少年院での介入

奥村雄介
府中刑務所

I　はじめに

　最近の少年非行を全体的に眺めると，少子化にもかかわらず非行件数が増加しているだけでなく，粗暴・凶悪化，薬物事犯の高水準の推移，女子少年の進出，低年齢化などの傾向がみられる。このように少年非行が質・量ともにめまぐるしく変化しているなかで，どのような非行少年が医療少年院の対象となり，そこで，どのような治療・教育がなされているのかについて大まかな説明をする。

II　医療少年院の役割と位置付け

　非行を犯した少年は少年鑑別所に収容され，家庭裁判所の審判に付される。鑑別結果と調査記録に基づき矯正教育が必要であると家庭裁判所が判断した場合には少年院に送致されるのが通例であるが，精神または身体に障害があり，専門的医療を必要とする場合には特に医療少年院に送致される。そのほか，一旦一般の少年院に送られ，そこで発病して医療少年院に転院する場合もある。

　医療少年院は専門的医療と矯正教育の2つの役割を担う施設である。医療少年院の医療部門と教育部門は，裁判所の処遇勧告に基づいた収容期間を踏まえたうえで，在院少年の男女の別，年齢，非行の種類と程度，疾病の種類と程度などの個人差を考慮し，個々の必要性に応じた治療と教育の計画を共同で作成・実施している。収容期間はおおむね1年間で，新入時教育・中間期教育・出院時教育の3つの期間に分かれている。治療・教育のターゲットとしては疾病性と非行性の2つのパラメーターがあるが，収容期間内に病気の治療が終結し，医療措置が不要となった少年は，さらなる矯正教育を受けるために一般少年院に送られる。一方，段階的教育目標を

すべて達成し、社会復帰できる程度に改善・更生の進んだ少年は家族調整のうえ、出院（退院または仮退院）する。その場合、病気の治療がまだ不十分であれば、社会の医療機関で治療を継続することになる。特に、精神障害による自傷・他害のおそれがある場合には出院時通報により、指定医診察が実施され、措置入院になることもある。

III　最近の医療少年院の入院患者にみられる傾向

すでに冒頭で述べたように、全体的に見ると非行少年の質が変化しており、従来の一般少年院での処遇のやり方では対応しきれなくなっている。なかでも精神的・肉体的に未成熟でバランスが悪く、環境の変化に対する順応力に欠け、集団生活で不適応を起こして医療少年院に送られてくるケースが増加している。

最近、医療少年院に入院してくる非行少年の傾向として次の4つが挙げられる。

①精神障害の増加：10年以上前は入院患者の40％程度を精神障害が占めていたが、最近では半数を越え、現在では70％近くに達している。
②女子少年の増加：女子少年はかつて入院患者の25％程度であったが、最近では40％を越えることもある。
③凶悪犯の増加：殺人・放火・強盗などの凶悪犯は、かつて入院患者の数％に過ぎなかったが、最近では10％を越え、20％近くに達することもある。
④自傷・自殺企図の増加：具体的な数字を提示することはできないが、臨床的な印象では対人的な暴力・攻撃行為と比較し、自己破壊的な傾向が目立っている。

以上の数字は医療少年院におけるそれぞれの増加傾向をグローバルに示したものであるが、少年非行全体の変化をある程度反映していると言えよう。

IV　医療少年院における治療・教育

非行性と疾病性という二重の問題を抱えている少年に対する働きかけの要は医療と教育の緊密かつバランスの取れた連携である。一般の病院医療と異なり、治療の対象が少年院に収容されている非行少年であるため、最前線で非行少年と生活をともにしているのは医療スタッフではなく教官であり、医療はその立会いのもとで行

表1 狭義の精神障害と広義の精神障害

狭義の精神障害	広義の精神障害
内因性精神病（統合失調症など）	パーソナリティ障害, 素行障害
薬物性精神病（覚せい剤, シンナーなど）	適応障害, 神経症
器質性精神病（頭部外傷, 脳腫瘍など）	ASD, PTSD

表2 医療と教育の役割分担

	医　療	教　育
診　断	狭義の精神障害	広義の精神障害
主症状	精神症状　身体症状	行動症状
治　療	薬物療法　精神療法	認知療法　行動療法　環境療法

われる。個々の少年の問題性に応じて医療と教育がそれぞれの役割を分担することになる。以下，精神障害を有する入院患者に限定して論を進めていく。

　表1のように治療・教育の対象となる精神障害は大きく2つの群に分けられる。表2は診断，症状および治療の観点から見た医療と教育の役割分担である。狭義の精神障害については医療サイドが主導権を持って介入し，広義の精神障害については教育サイドが主体となり，医療サイドは側面から支えている。また，症状という観点から見ると精神症状と身体症状は医療が対応し，行動症状は教育が対応している。さらに治療といった観点から見ると薬物療法と精神療法は医療が担当し，認知療法，行動療法および環境療法は教育が担当していると言うことができる。特に行動症状が前面に出ている広義の精神障害に対しては，原則的に医療は矯正教育を側面から援護・補佐し，患者の神経症的な葛藤が言語化され，治療動機が芽生えた時点で精神療法に導入するといった手順を踏むことが多い。この場合，薬物療法は患者の主観的な苦痛を軽減すると同時に，興奮を抑え，攻撃性を緩和することによって矯正教育を効果的に行うための補助的な手段となる。そのほか，家族が協力的であれば家族療法的アプローチもかなり有効な手段になり得る。

　ところで素行障害は，行動症状のみで診断される精神障害である。したがって行動症状のみであれば，保安や管理的な面を優先せざるをえない。医療介入の契機となるのは，矯正教育の枠のなかでみられる行動症状から身体症状や精神症状への症状変遷（syndrome shift）である。身体症状や精神症状への医療的な対応によって患者の苦痛が軽減すると，信頼感が芽生え，治療関係が構築されていく。ある程度，

知能が高く，神経症的葛藤を言語化できる患者の場合は，内省・洞察を目指す精神療法に導入することができる。治療経過中，激しい行動化が頻発したり，悪性の退行状態に陥ったりすることがある。行動化による弊害を最小限に抑え，悪性の退行をいかに食い止めるかが治療のポイントである。非行少年の多くは被虐待歴があり，解離症状を中心としたPTSD様症状がしばしば観察される。

　非行少年の大半は素行障害に該当しているが，現状では素行障害という診断名のみで医療少年院送致になることは稀である。医療少年院の対象となる素行障害は，非行の重大性などにより，問題性が極めて深刻・複雑であるため，その矯正と社会復帰を図るうえで特別の処遇を要し，かつ，その背後に発達障害や何らかの狭義の精神障害が疑われる場合に限定されている。つまり，医療少年院で治療されるのは素行障害の最も重症な事例の一部に過ぎない。したがって，少年矯正全体からみれば，ほとんどの素行障害は一般少年院でもっぱら教官によって処遇されており，医療的な関与は非常に手薄であるといわざるを得ない。

　教育プログラムについては，非行の原因を取り除き，心身ともに健全な少年として社会復帰できるように次のような具体的な内容できめ細かく指導が行われている。

　　①日常生活に関する指導，交換日記，面接などによる健全な生活習慣形成のための個別指導
　　②薬物乱用，性的な逸脱行為，家族間葛藤，不良交友など，それぞれの問題性の解明と解決を図るために編成された問題別グループワーク
　　③課題図書やビデオ視聴などによる追体験を通した情操教育
　　④農園芸，陶芸，版画などの作業
　　⑤映画鑑賞，ゲーム大会，クリスマス会，盆踊り大会などのレクリエーション活動
　　⑥洋裁，手工芸などの職業指導
　　⑦中学未修了者への教科教育
　　⑧体操，球技などの保健体育指導

　以上を要約すると医療サイドはProblem Oriented System（問題志向システム：そのつど，発生した具体的な問題に焦点を当てて正しい方向に導いていく方式）にしたがって「症状（または主訴）」を取り扱うのに対し，教育サイドは教育理念に基づき，「症状」が繰り広げられている舞台である「患者」の生活環境を整備し，社会に適合する方向に導いていく。非行少年は教官の指導・助言のもとに規律正しい集団

生活をするなかで社会規範を身につけ，自己価値感情を高め，セルフコントロールを学んでいくのである。

第7章　少年院における治療教育

8 モデル的取り組み

a）マルチシステミックセラピー：Multisystemic therapy（MST）

吉川和男
同愛巣鴨クリニック

I　はじめに

　素行障害の発症要因には，気質，遺伝，知的能力，社会性認知の欠如，家庭環境，交友関係，貧困，犯罪発生率の高い地域への居住，暴力的文化など複合的な要因が関与している。このため，素行障害の治療においては単一のプロセスのみに焦点をおいた治療技法には限界がある。また，施設主体型の治療では，家庭環境，交友関係，地域社会における要因への介入には限界が多く，児童が家庭や地域社会に戻った際に，同様の問題が再発したり，治療の中断が問題となる。

　米国サウスカロライナ医科大学精神医学行動科学部門のスコット・ヘンゲラー教授らが開発した Multisystemic therapy（MST）は，これらの問題点を克服している治療技法の一つとして世界各国で注目を集めている。この治療技法は米国国立精神保健研究所（NIMH）や国立薬物乱用研究所（NIDA）に助成された厳密な科学的研究の結果，臨床的に複雑な問題を抱えた児童や多様なニーズを有する家族に対して，臨床的に有効でかつ費用効果が明らかな手法であることが示されている。例えば，慢性の暴力的な少年犯罪者に対する無作為割付試験において，MSTは若年者の問題行動や両親の精神症状を有意に減少させ，家族機能を改善し，服役率を50％，精神病院への入院率を80％まで有意に減少させ，犯罪活動を26％，再逮捕を70％まで減少させたことが報告されている。

　米国における MST の成功には2つの特徴が大きく関係している。第1は，MSTが青少年の深刻な臨床的問題の決定因子を直接扱うことであり，MSTの介入では個々の青少年の鍵となる問題点や青少年を取り巻く鍵となるシステム（家族，学校，友人，近隣）に焦点を当てる。第2に，介入が生態学的に妥当性のある方法で提供されることであり，問題が生じている家庭や学校，友人，隣人のいる場所で直接提

供されることである。また，介入は家族の構成員やそれぞれの現場で鍵となる人物（教師，カウンセラー，校長など）から十分な協力を得たうえで計画される。青少年の生態系の限られた局面（例えば，個人のみ，学校のみ，家族のみ，友人のみ）に焦点をおいた治療や単一の場所（学校，地域のレクレーションセンター，治療者のオフィス）で行われた治療，あるいは制限的な場所（居住治療施設，援護寮，精神病院）で提供される治療では深刻な臨床的な問題を解決するのに限界があるのは，我々も日々の臨床活動のなかで実感しているところであろう。本稿ではMSTの治療原則を中心にその概要を紹介し，本邦における実行可能性についても簡単に論じたい。

II　MSTの理論的概念

図1にMSTの理論的概念を図式化した。ブロンフェンブレナーの社会生態系理論に基づき，児童を取り巻くさまざまなシステムが示されている。児童は中心におり，次の円周に同胞，家族，友人，近隣，学校，治療機関，地域社会と続く。児童に，より近いシステムが児童の行動に相対的に大きな力と影響を及ぼしていると考えられる。例えば，家族は一日24時間，週に7日間児童に影響を及ぼす。家族ほどではないにしても児童は友人やほかの社会のシステムと日々接触をもつ。友人は

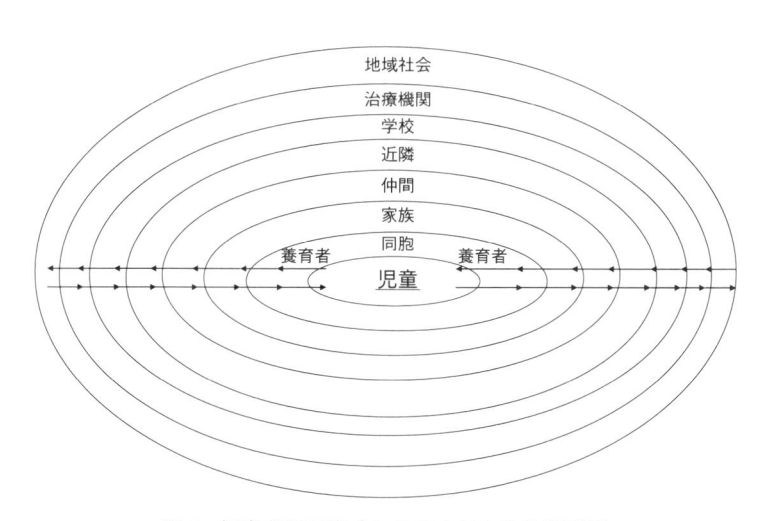

図1　児童を取り巻くシステムによる生態環境

児童が年を経るごとに強く影響を及ぼすようになり，非行少年との関わりが思春期における反社会的行動の強い予測因子となる。学校というシステムの影響も強いが，週末や夕方以降，休日，夏休みの間などは影響を与えない。同様に考えていくと児童の居住する地域社会の特性などからも影響を受けるが，家族や友人が強い影響をもたらしていることに変わりはない。こうしてみると治療機関は児童からかなり離れたところに位置しているのがわかる。治療機関と児童の関係は自然発生の種々のシステムとの関係と比べるとその影響は限られている。このようなことからMSTモデルでは治療機関の治療者と児童との関係だけで臨床的効果を得るには必ずしも十分ではないと考えられている。もちろん治療者が児童と良好な関係を築けないということではない。ただ，MSTにおいては治療の中心的な役割を養育者にもたせるべきであると考えられている。養育者は児童の生態系のなかで管理者の役割を果たす。このようにMSTの治療の主な目的は，自然の生態系において，児童や青年の向社会的行動を支持したり，強化したりするような多面的，複層的な環境の発達を促すことにある。

Ⅲ　MSTの9つの原則

原則1：評価の主な目的は，同定された問題と広範なシステム環境の間にあるフィット（適合）を理解することである

　この原則が示すように，評価は治療の一つの過程になる。MSTの評価では同定された問題行動に関係する要因を児童の社会の生態系のなかに見出す姿勢が求められる。この要因をMSTではフィット（適合）と呼ぶ。それぞれのシステム内（例えば，児童，家族，学校，友人，近隣など）でストレングスとニーズ（弱点）の評価を最初の治療ステップとして実施し，問題を維持している主要因についてある仮説を導き出すようにする。

　図2にストレングスとニーズのサマリーを示した。ストレングスとニーズは児童が生活しているさまざまなシステムについて評価される。このような評価を行うためには家族や教師，地域社会の協力者と面接を行う必要がある。治療が始まるとニーズ側の要因が介入の標的となり，ストレングス側の要因は変化を助けるために用いられる。例えば，放課後に課外活動（地域社会のストレングス）がある場合，それは親の監督不足（家族のニーズ）を部分的に補う形で利用できる。治療者は親とともにストレングスを利用し，親が児童を放課後の課外活動に通わせるようにすることで，そのニーズを満たすようにする。治療が進展すると，図2のストレングス側

家族：＿＿＿＿＿＿　　治療者：＿＿＿＿＿＿　　日付：平成　　年　　月　　日

システム内のストレングス（長所）　　　　システム内のニーズ（短所）

個人
　登校を希望
　真面目で自立している
　親しみやすく礼儀正しい
　明朗
　サッカーが趣味
　兄弟の面倒見がよい

家族
　父親が定職に就いている
　交通手段として車がある
　両親は共に子どもに愛情がある
　祖母や親戚が協力可能

学校
　学校と両親との関係が良好
　児童は宿題をよくする
　教師を信頼している

仲間
　近所に向社会的な従兄弟が住んでいる

地域社会
　近所にコミュニティセンターがある
　近所の大人が子どもたちを見ている

個人
　向社会的活動が限定
　逃避
　窃盗
　ADHDの行動問題（不注意，衝動的）

家族
　経済的に貧しい
　夫婦間のコミュニケーションに問題
　両親の監督不足

学校
　数学が苦手
　行動上の問題（不注意，おしゃべり）

仲間
　反社会的な友人との接触

地域社会
　高い犯罪率と薬物乱用率
　地域での暴力

図2　ストレングスとニーズのサマリー

の項目が増加し，ニーズ側の項目は減っていくことになる。

　図3はフィット・サークルと呼ばれ，フィット評価の構成を示している。同定された問題行動（例えば，規則に従わない，逃避）が円のなかに描かれる。円中の行動のフィットの要因を評価するため，治療者は複数の情報に基づいて，行動の要因に対する仮説を立てる。要因は児童を取り巻くさまざまなシステムのなかにも存在するし（例えば，両親，同胞，学校，友人，近所など），また児童の性質のなかにも存在する（例えば，うつ病症状など）。次に，治療者は同定された問題のフィット要因を支持する事実を書き入れる。これらは直接の観察や児童の社会生態系内のキーパーソンからの情報に基づいている。

　フィット要因は，問題を解決するために介入するターゲットとなるため，MSTにおいては非常に重要である。さらに，治療が進展すると治療者は家族とその生態系を理解するようになるため，フィット要因の図式も変化することになる。このため，

```
        母が本人を家におきたがる        友人と一緒にいたい
             ↘                        ↙
   非行少年とのつきあい →         ← 規則に一貫性がない
                      ┌─────────┐
        父親との不和 → │ 規則に従わない │ ← 規則に一貫性がない
                      │   逃避    │
                      └─────────┘
                      ↗    ↑    ↖
         正しい行動に対する      衝動性が
         報酬がない         コントロールできない
              父親が体罰を用いる
```

図3　フィット・サークル

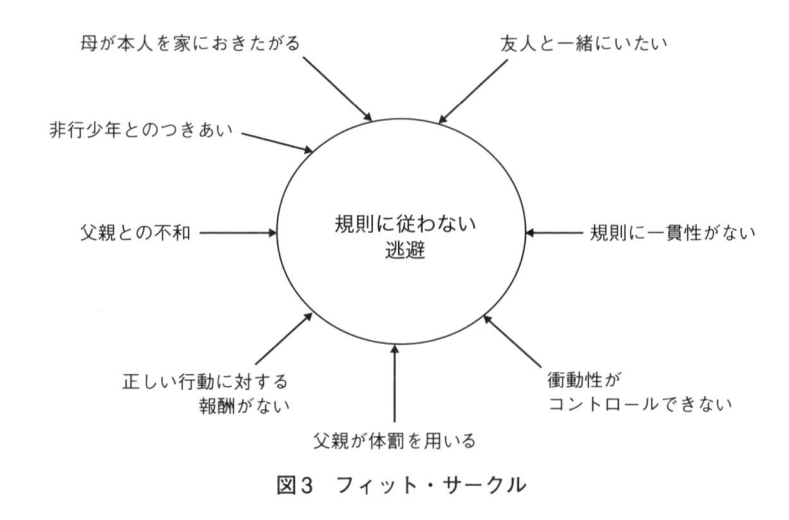

治療者は毎週変化を記録し，同定された問題の要因を理解しなければならない。治療過程で環境が変わり，フィット要因の図の意味する内容も変わってくる（例えば，祖母の様態が悪化し，働いている母親が児童の放課後の監督を手伝えなくなるなど）。このような場合，治療者は新しいフィット要因の相互の影響を考慮し，どの要因に優先して介入するかを決定しなければならない。

原則2：治療的な関わりでは良い部分を強調し，システムのストレングス（長所）を変化のための「てこ」として利用する

　この原則では，治療においてはストレングスに焦点をおいて，これを活用することが強調されている。そのために，行動の変化に利用可能なストレングスをシステム内に同定することが必要である。例えば，「母親はボーダーラインだから，子どもが問題を起こしても仕方がない」といったような親に対するネガティブな見方をして，電話での連絡を回避するなど家族に対してネガティブな行動をとってしまう場合がある。この場合には，スーパーバイザーと問題を解決する必要がある。

原則3：介入は家族の間の責任ある行動が促され，無責任な行動が減るように計画される

　MSTは児童に責任ある行動を促すことに焦点をおいている。また，一方で，児童の行動を管理するために，生態系のほかの協力者に積極的な役割を担わせて児童

の能力を促進することがある。養育者が責任をもって行動するには，児童の問題行動を支えてしまっている自分たちの行動を修正しなければならないし，保護的要因につながるような行動を増やす必要もある。例えば，両親の児童に対する監督能力の問題が，親の物質使用の問題を改善することで変化し，結果的に，児童に対する管理技術能力が高まる場合がある。

原則4：介入は現在に焦点を当て，行動志向型とし，具体的で十分に定義された問題を標的にする

原則4では，ターゲットにする行動を明確に定め，行動と行動上の変化の計測方法を定めて，行動に焦点をおいた確実な介入方法を用いることが強調される。明確な定義を用いることで，治療者，家族，ほかの参加者がその介入が実施されているかどうか，機能しているかどうかを正確に知ることができる。もし，介入で期待された結果が得られないならば，治療者は速やかに決断し，新たな方向性を導かなければならない。

原則5：介入は，同定された問題を維持している複数のシステム内あるいはシステム間の行動の連鎖を標的にする

システム理論では，行動は相互作用の連続体の要素とみなされる。行動の連鎖を同定し，変化させることで，結果的に人は行動を変えることができるとされる。重要なことは，これらの連鎖が家族内でのちょっとしたやりとりのなかにも認められることである（例えば，威圧的な口論など）。もちろん，この連鎖は，家族と学校などの家族外システムとの間にも認められる。いずれの場合でも，治療者は，関係における変化が，問題行動を変えるための鍵となることを忘れてはならない。

原則6：介入が発達上適切であり，児童の発達上のニーズを満たしている

この原則の基本的な点は，介入は児童の発達上のニーズに歩調を合わせるべきだということである。しかし，発達上の適正さというものは，個人が何を認知的に対処しているかということだけでなく，治療過程において親子が発達上どのような段階にあるのかにも関係している。例えば，ある親が住居を見つけるのに困っており，また，それを一人で行うのに十分な経験がないとする。ここで治療者は，その親は，自己啓発の発達過程において初期の段階にあることを認識する。このため，治療者は親に不動産業者への電話のかけ方や訪問の仕方も実演しなければならない場合がある。このように，MSTは養育も含めて生態系におけるすべての人の発達上のニー

ズに歩調を合わせて介入し，その場合には，介入対象者が必要としている知識，技術，支援を提供する必要がある。

原則7：介入は家族が毎日あるいは毎週努力するように計画される

　これは一連の課題を達成し，成功するためにすべての参加者が守らなければならない原則である。毎日毎日課題を達成することで，目標指向的に行動変化を行うやり方が次第に家族のスタイルとなっていく。治療上必要な課題が出されるが，これは治療に対する家族の姿勢について貴重な情報を提供してくれる。

原則8：介入効果は複数の視点から継続的に評価され，治療者は結果が成功するまで障壁を克服する責任を負っている

　それぞれの介入ではすべての参加者が進展状況と成功の度合いをモニターできるように計画する必要がある。治療者は，参加者と一緒に介入方法を計画し，その効果を継続的に評価し，その介入の妥当性を参加者に伝える。効果は介入に関わった参加者からの観察とフィードバックからも評価される。もし，介入で期待されたような行動上の変化がみられない場合は，治療者は障壁を同定し，その障壁を乗り越えるための戦略を参加者と一緒に計画しなければならない責任がある。

原則9：介入は，治療の般化を促進し，治療による変化が長期的に維持されるよう計画される。これによって，養育者は家族のニーズを複数のシステムの中で処理するよう啓発される

　治療の般化というのは，治療者がいなくても養育者が一人で介入し，児童の行動を自然の生態系のなかで継続的に管理できるようになることを意味する。治療者が治療を終結し家族のもとを離れるためには，養育者に，児童や家族の日々の問題を解決する何らかの道具を提供しなければならない。標準的な児童の心理療法では，治療者と児童の関係が最も重要である。これに対し，MSTでは，親と児童の関係が治療者と児童の関係よりも優先される。親は児童に必要とされる治療に対処できるよう知識と技術を教育される。親は治療の最中，あるいは治療の終了後も，治療者なしの状況で介入できるよう教育されなければならない。

Ⅳ　分析過程

これまで述べてきた9つの治療原則に従い，MSTでは図4のような分析過程を経る。最初に，養育者，児童，教師，保護観察官，ほかの関係機関，公式記録などの複数の情報から問題行動を同定することから始める。

治療者は変化のための標的を確定し，ベースラインとして問題行動の現在のレベルを測定する。次に，児童の自然の生態系のなかでキーパーソンを同定し，治療に参加するよう要請を行う。それぞれの人に面接し，問題に対する見解を得る。彼らの持っているストレングスを同定し，成功するためにどのような変化が必要であるかについて決定する。

これらの情報は，治療の長期的目標を達成させるのに利用され，キーパーソンに協力を促すようにする。長期的目標によってMST治療の展望や終結点が決定される。長期的目標が達成されたとき，治療は終了する。長期的目標は治療の時間的制約からも現実的なものでなければならない。さらに，目標はキーパーソンが目標を達成したかどうか判別できるように具体的で測定可能なものでなければならない。その後の介入は焦点を絞って実施するため，長期的目標の少なくとも一つが有効で

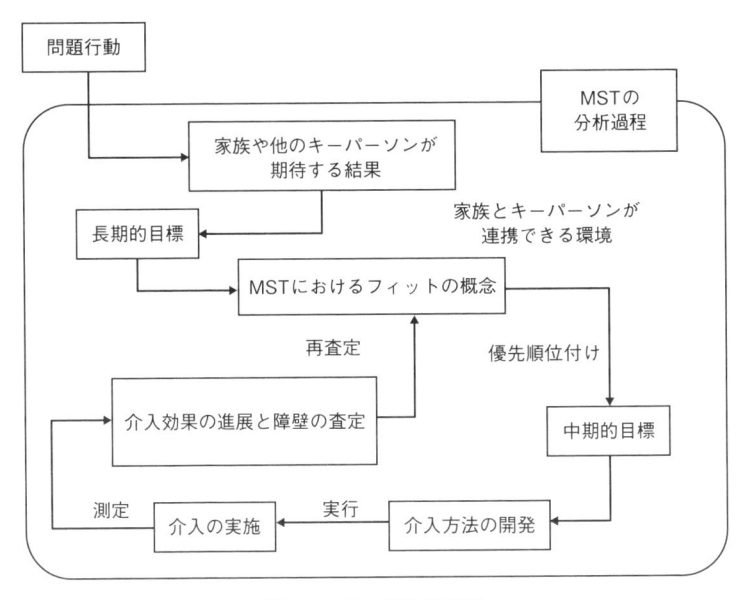

図4　MSTの分析過程

ある必要がある。

　分析過程の次の段階としては，どれが優先的に必要とされる相互作用あるいは関係の変化なのかを順位付けすることである。これは，児童の自然の生態系の環境内で生じる問題行動のフィットを同定することで行われる。

　例えば，児童が家庭内で怒りの爆発について問題を抱えているとすると，治療者はそれぞれのシステムからの情報を考慮し，観察から家族のこの問題に関する知識や能力を把握し，「フィット・サークル」に怒りの爆発に至る要因を可能な限り記録する。例えば，治療者は次のようなフィット要因を決定するとする。①児童は欲求不満の管理能力が乏しい，②親子が相互作用のなかで互いにエスカレートしている（例えば，威圧的な相互作用の連鎖），③爆発に対する親の管理能力が問題を悪化させている，④学校での児童の問題に親が頭を悩ませていると，学校はその親に頻繁に連絡をする。これによって親子間の葛藤が高まり，爆発をエスカレートさせている。

　フィット要因が包括的に同定された後に，治療者と治療チームはどの要因が問題行動の駆動力となっているのかを決定する。これらの要因は変化のための標的と捉え，その変化が中期的な目標となる。例えば，児童の爆発に対して親が意図せずに強化を行っているとすると，それは問題を維持している中心的な要因とみなされる。そして，治療上の注意点としては，初めに親子の相互作用に焦点が注がれる。例えば，爆発に対する親自身の管理能力を変えることが中期的な目標になり，それがやがて長期的な目標において期待されている変化につながることになる。もし，怒りの爆発が親の効果的な行動管理で改善されたとした場合，もはやほかのフィット要因に注意を払う必要がない可能性もある。しかし，学校での問題を解決するには長期的目標のほかの要素も考慮する必要があろう。

　介入はすべての参加者と共同で実施されるが，参加者は進捗状況をモニターし，治療者と介護者にフィードバックをする。介入過程を通して，治療者と養育者は，目標を現実の結果と比べ，どの程度成功したかを測定する。仮に成功が得られなかった場合，治療者と参加者は治療目標を達成するために何が障壁であるかを同定する。その後，行動が自然の生態系内でどの程度「フィット（適合）」しているかが検討される。そして，この分析過程が再び毎週繰り返される。この構造化された分析過程は長期的目標が達成されるまで続けられる。治療の最後に，治療者と家族は長期的目標が達成されたかどうか確認し合う。治療を通じて，治療者は家族ができるだけ単独で問題を処理できるように支援し，相互の変化を支える自然発生的なシステムを構築することになる。

V　おわりに

　米国においては，MSTのセラピストとスーパーバイザーに対する研修が定期的に実施されているが，実際の研修では，本稿で紹介したような理論の講義をベースに，研修者が積極的にロールプレイを用いて実演しスキルを習得している。また，参加者の6割以上はソーシャルワーカーであり，9割以上を女性が占めていたが，その技術レベルはきわめて高く，行動療法，認知行動療法，家族療法の基礎は全員修得していることが推測された。

　本邦でMSTを導入する際の課題のひとつには，このような高度なスキルを持ったMST専属の人材をどれだけ確保できるのかという問題が挙げられるよう。また，MSTでは独自の評価尺度を用いて，セラピストはクライアントから，スーパーバイザーはセラピストから，コンサルタントはスーパーバイザーから評価を受けることになっており，その結果が米国のMSTサービスに報告されて治療の質が管理されるという独特のシステムが確立している。これは，治療の質を維持するために大変重要なシステムに違いないものの，本邦でのMST導入の際には言葉の壁から大きな障壁となろう。

　しかし，MSTのような体系的で治療効果が証明された治療技法を同様の問題を抱えた本邦の児童に導入していく価値が大きいことに異論を挟む余地はなく，ここに挙げた障壁もMSTの原則通り，やがて克服されなければならないと思われる。

8 モデル的取り組み

b）施設内における性非行少年への治療教育

藤岡淳子[1]／浅野恭子[2]
1）大阪大学大学院人間科学研究科／2）大阪府池田子ども家庭センター

I　はじめに

　非行少年への施設内における治療教育の柱として，筆者は以下の3点を考えている：①治療教育的環境，すなわち愛情としつけが与えられる生活，協力的関係を体験でき，責任ある行動が報われる生活環境を作り，育ちなおしを体験すること，②そこに特定の行動変化のために認知行動療法的アプローチによるプログラム，特にグループプログラムを組み込むこと，③そして同時に，帰っていく生活環境を作るために保護者その他の人々に働きかけること，である。本稿では，平成17（2005）年度・18（2006）年度に，ある児童自立支援施設（以下，A学院）において実施した，男女の性非行行動を変化させることを目標とする治療教育について報告する。

II　性加害少年に対する治療教育プログラムの試み

1. 治療教育環境の整備について

　A学院では，院内における児童同士のわいせつ事犯が生じたことから，施設内で「性教育」を実施することとし，筆者が職員研修講師として招かれた。筆者は，既にある少年院において，高校生相当年齢以降の性加害少年たちに対しワークブックを用いた治療教育を実践したことがあったが（藤岡，2006），本分担研究の一環として，A学院において中学生年齢の少年たちに対し，同様の枠組みで性加害少年治療教育プログラムを試行することとを提案した。開始前は，中学生には難しいのではないか，性加害行動に焦点をあてるのは福祉施設である児童自立支援施設としては不適切なのではないかといった懸念も聞かれたが，被害者を減らすための試みは真剣に取り組むべき課題であることから，積極的に取り組むこととなった。

A学院では，基盤となる寮生活は安定しており，「生活を通じての教育」が実践されていた。性非行行動の変化に焦点をあてた新たなプログラムを施設全体の処遇のなかに的確に位置づけるため，プログラムについての説明と職員研修を繰り返し，試行に向けての施設全体の合意を徐々に形成した。またA学院および後述する児童相談所の関係職員に対しては，プログラム開始前，中間期，修了後に報告会を実施した。

2. 性加害行動変化のための治療教育プログラム
[1] 実施のための準備
　並行して，A学院の所属する地方公共団体の児童相談所（以下，B児相）におかれていた「性非行研究プロジェクトチーム」と連携し，筆者がA学院とB児相の無給非常勤嘱託職員の委嘱を受けることで，三者でチームを形成し，具体的準備にあたった。治療担当者の研修を実施し，少年院で使用したワークブックを中学生にも理解しやすいよう三者チームで改訂し，他生に性非行の治療教育を受けていることが露見しないよう，寮担当者とも相談のうえ，教材の管理，自習時間の確保などの手段についても綿密に立案した。
　グループ治療を実施する合意は得られなかったため，個別指導とし，4名の性加害少年に対し，4名の職員（筆者らおよびB児相心理職2名）が個別面接によって指導を行い，指導後，4名でグループ・スーパービジョンを行った。対象少年は，性加害行動が問題となり，ワークブックを読んで宿題ができる程度の学力を有し，生活が安定している少年のなかから，各寮から1名という条件で，A学院とB児相が協議のうえ選定した。これらの準備に約3カ月を費やしたうえで，平成17（2005）年7月～おおむね平成18（2006）年3月にかけて，できるだけ定期的に月2回，1時間半の面接を20～20数回継続した。

[2] プログラムの内容
　プログラムの内容に関しては，藤岡（2006）を参照されたい。簡単に述べると，本プログラムは，ワークブックを読み，課題を行い，その課題について面接者と話し合うことによって，性加害や虐待・被害，責任などについて教え，考えさせていく。まず，性加害行動を放置すると再発する危険性が高いことを教え，これまでの生活を振り返り，面接者と分かち合いながら，信頼・協働関係を構築し，かつ変化への動機づけを行う。変化への動機づけができてきたところで，過去に行った性加害行動や性加害ファンタジーについて開示し，犯行にいたる過程を認識していく。

ついで本人の被虐待あるいは被害体験について振り返り，気持ちを動かしていく。そのうえで，被害者について教え，最終的に，自身の犯行にいたる警告サイクルと犯罪サイクルを明らかにしたうえで，自ら介入プランを作成する。同時に，自他の気持ちに気づくこと，性犯罪を可能にする向犯罪的な認知を修正し，言葉によるコミュニケーションの力を育成して，自信をつけさせていくことを狙いとしている。

[3] プログラムの評価と考察

再非行率については，今後の追跡調査を待たねばならないし，しかも厳密な無作為割付による効果評価研究ではないので，プログラムが再非行率を低下させたか否かについては確かなことは言えない。ただし，全員が寮生活には支障なく，あるいはむしろさらに充実した生活をおくっていると評価されつつ課題を含めてワークブックを最後までやりとおし，プログラム以外では困難であった事件の詳細について言葉にすることができ，自己の警告サイクルと犯行サイクル，そして自分なりの介入プランを作成できた。自らの被害体験の振り返りと被害者への共感は，かならずしも十全とは言えなかったが，犯行についての説明・再犯防止の責任を果たそうとする心構えは形成された。しかし，謝罪・賠償責任については，まったく不十分なままである。プログラム前後に，J-SOAP II (Juvenile Sex Offender Assessment Protocol II)と「僕のチャレンジ」，バウムテスト，TAT（絵画統覚検査）によって行った評価によれば，再犯罪のリスクは低減し，自己の形成と対人関係の発達が促進され，本人たちの参加への満足度も高かったことが認められた。

A学院およびB児相の心理職員にとっても，9カ月間にわたって継続的に面接を続け，ワークブックとスーパービジョン，そして組織全体の支援によって，ぶれることなく「性非行行動」を変化させるための働きかけを行ったことにより，貴重な経験と自信を得ることができた。職員により温度差はあるが，組織全体として，この取り組みを継続することとなり，翌年度も同様の枠組みで継続されており，施設全体のなかに位置づけられるプログラムとしての承認を得たと考える。

3. 保護者への働きかけ

少年院におけるプログラムとの最大の違いは，本試行では保護者への働きかけを充実させることができたことである。対象少年がより年少であり，また児童福祉の枠組みのなかにある児童自立支援施設での試行であること，そしてA学院とB児相との連携が密であったことから，それが可能になった。対象児童候補を選定した段階から，従前からその少年を担当しているB児相のケースワーカーが保護者に対し

てプログラムの説明と参加への同意をとる作業を行い，その後，A学院職員が本人への説明と参加の同意をとるとともに，事情があって来所できなかった1名を除いて，プログラムの開始後まもなくと修了直前に，面接者そのほかの担当者から保護者への説明，連携・協力依頼を行った。

　保護者はプログラムに積極的・協力的であり，さまざまな懸念や心配を相談してくることが見られ，またこちらとしても治療教育に役立つ情報を得ることができた。そして何よりA学院を出て，自宅に戻った際の介入プランの実行についての説明と協力を依頼できたことが大きい。修了前の本人・保護者・担当者の面談においては，本人のサイクルおよび介入プランを保護者に提示し，協力を依頼することで，保護者への教育的働きかけや，本人と保護者のコミュニケーションの改善を図ることができた。

　プログラム修了後すぐに出院した2名に対しては，1，3，6，9，12カ月後に本人と保護者に対し，手紙とチェックリストでアフターケアを実施している。こうしたアフターケアの枠組みをきちんと作り，本人と保護者にも説明し，同意を得ておくことで，児童相談所のケースワーカーからの働きかけもより効果的に実施できると考えている。

Ⅲ　女子非行少年に対するグループワークの試み

　性非行と言えば，男子の加害行動もさることながら，少女の性逸脱行動を中心とする非行も重要な問題である。男子性加害少年へのプログラムを試行した翌年度，女子を対象にグループによる治療教育を試行することができた。ここでも，グループワークに関する説明と職員研修を繰り返し，施設全体特に女子寮担当職員の理解と同意を得ることにまず努めた。

　男子の性非行と女子の性非行とでは，前者が性加害行為を主とするのに対し，後者は売春などの「被害的」性非行を主とすることから，どのようなグループの内容にするのかに関して適切な方向性を見出すために，本分担研究の一環として，まずは女子の性非行を中心とした非行行動の実態と性被害体験に関する調査を実施した。

1．女子非行少年の非行行動と性被害体験に関する実態調査から

　女子非行少年・児童の非行行動と性被害に関する調査を，女子少年院2庁（N＝126名）および児童自立支援施設5庁（N＝71名）の総計N＝197名（年齢レンジ12-21歳：平均16歳）に対し，任意回答で調査協力を依頼し，各施設で集団実施の

うえ，無記名で封筒に入れ封をして提出する方式で回答を回収した。

①少女の性非行は，売春などの受動的性非行が大多数を占めるが，少数ながら性加害行為を行っている者もいて，両者は性非行の機制も異なることから，治療教育のターゲットも異なる，②強姦被害体験率63％など性被害体験は非常に多く，かつ性被害体験が自傷経験および孤独感の強さと関連がある。③物質乱用も広範に見られ，かつ物質乱用と性問題行動には関連があるといった結果から（藤岡・寺村，2006），女子の性非行に関しては，まずは多数派である受動的性非行に留まる者に対し，①売春による利得追求の背景にある孤独感や自己評価の低さもターゲットにすること，②被害体験を扱うこと，③物質乱用や自己を傷つける体験も扱うことを目標にグループを行うこととした。

2．グループの枠組み

夏休み期間を利用し，1日2セッション（午前，午後に各90分のセッション）を計6日間行った。参加メンバーは，受動的性非行のある者から各寮の担当者が選定し，個別面接で参加への同意を得て，14〜15歳の6名が参加した。大人は，グループリーダーとして筆者と当該施設の心理職，およびガーディアン・エンジェルと呼ぶ当該施設保健師，性教育講師，親グループ主宰者，当該施設退院生の4名で，全員女性である。グループ前後に評価表を実施した。またメンバーは，毎回日誌および特定の宿題を課された。

3．グループの経過

第1回〜第3回：マイ・ライフ（人生を振り返る）

秘密保持の原則とその限界などについて説明した後，「ブラインド・ウォーク」などのアクティビティによってグループのまとまりを作り，雰囲気を明るくした後，「私が10歳だったころ（目を閉じ，教示に応じて想起していくワーク）」および課題として出されていた「マイライフ（楽しかったこと，嫌だったこと，混乱したことをシートに記載し，皆に話す）」などを題材に，これまでの体験を共有した。

家族や友達との楽しかったたくさんのことと同時に，両親の離婚，DV，親との葛藤および身体虐待被害，性被害などの被害体験がなまなましく語られた。そのなかで，「（ひどい目にあったのは）自分ひとりではない」というつながりを持ち始める。

第4回～第6回：変化の目標となる行動を再評価する

　小学校高学年から中学生時代にかけて，「楽しかったこと」として圧倒的に「非行体験（遊び，自由，非行）」が多くなる。嫌だったことも，暴力被害，鑑別所に入れられたことなど非行がらみがほとんどである。情報提供として，ガーディアン・エンジェルのうちの保健師および性教育講師から，薬害・性教育に関する講義を行い，「女神の天秤（非行行動の短期的・長期的メリットとデメリットを再評価するワーク）」を実施する。「欲しいものが手に入る，何でもできる，金ガッポ，楽しい，友達ができる，もてる，色気で人を操れる」等々「今楽しいこと」はたくさんあるものの，「施設に入る，おいていかれる，友達減る，変な目で見られる，迷惑かかっている」等々「将来嫌なこと」も多いことを確認する。そうはいうものの，あるいはそれだけに，「家出も飲酒・喫煙も，セックスも水商売も大人になれば問題ない」という主張がなされ，雰囲気は重苦しいものとなった。

第7回～第12回：変化に向けて希望を持つ

　ガーディアン・エンジェルであり，現在は大学生である退院生から，彼女自身の「非行への道のりと回復の過程」を語ってもらい，それを警告・非行サイクルおよび介入プランのモデルとして提示し，一人ひとりが自分のサイクルと介入プランとを作成した。並行して，「小さいころの夢」「私はどうなりたいか」「3年後の私」について課題や発表を行い，非行以外の生き方，真に望む生き方に目を向けるとともに，「私の持っているもの」というワークを使ってお互いに肯定的なフィードバックを与え合い，希望を実現するために使えるリソースに焦点をあてた。一人が耳下腺炎のため第9回以降欠席となったが，そのほかのメンバーは，自身のサイクルとそれを変えるための介入プランについて具体的に作ることができ，メンバー間の活発な相互交流が行われて，当初視線を合わせず，発言もできなかった少女たちが，表情も明るく，積極的・前向きな発言を行うようになった。

4．評価と考察

　ここでも再非行率による処遇効果の評価は不可能であるが，メンバーたちからは，参加してよかったという非常に肯定的な反応とともに，あらかじめ作成した評価表およびバウムテストによる事前・事後の評価によって，不眠・抑うつ感の改善，希望の増大が認められた。本人たちの参加したことへの満足感も非常に高く，また寮担当者からは，「寮内生活への支障はなかったし，むしろ生活への取り組みが前向きになり，寮担当者や保護者とのコミュニケーションが改善された」という評価を得

た。

　ずっと以前に「同情するなら金をくれ」というドラマのセリフが流行したことがある。少女たちの話を聞いていると、加害行動でなくとも、たとえ外からは「被害」と見られる側面が強くとも、彼女たちにとっては「非行はパワー」であることをあらためて再認識する。より人生の早期に、より暴力的環境のなかで生育してきた少女たちにとっては、さまざまな被害体験のなかで、つまり適切なパワーを奪われた状況のなかで、「非行」はパワー獲得の一手段としての側面があることは否定できない。被害者相談室に来談する被害女性たちは、ある意味で来談するだけのパワーを持っている人たちであるのかもしれない。長期的にみて非適応的である面が大きいとはいえ、彼女たちからある種のパワーを再度奪うからには、より適切なパワーをもてる希望と支援、実際の効果が不可欠である。必要なのは、エンパワーであり、たんなる同情や救済は彼女たちにあらたな加害となるのではあるまいか。認知の変化と感情の変化がそろったとき、行動の変化は訪れる。そして、社会的責任を果たす構え、自信、実力がそろったとき、再犯をしないという変化は維持される。

　同時に、治療者は腕を磨き、人とつながることによってエンパワーされる必要がある。治療教育のガイドラインを作り、治療教育およびスーパーヴィジョンとバックアップ態勢の体制を整えること、それが今喫緊の課題であると考える。

Ⅲ　おわりに

　当初は、少年と少女の性非行を統合的に理解し、効果的治療教育の方法を考案することは困難であると考えていた。しかし、男女の生物的・社会的違いにより、一見性非行の態様は異なるものの、どちらも対人関係における真のパワーを剥奪されているとき、誤ったパワーの使い方として、「性非行」が行われていることが次第に見えてきた。したがって治療教育のポイントとなるのは、自他を傷つけるパワー乱用の手段としての非行を捨てさせ、替わりに適切なパワーを強化させることである。ここでいう適切なパワーとは、自信とコミュニケーション力である。さらに言えば、自他の気持ちに気づき、気持ちや考えを言葉でやり取りして欲求や行動を統制・調整できるといった人格の力である。これを実現するためには、グループを活用することが最適であり、治療教育的環境と適切な学びのプログラムと保護環境の調整の3つがそろえば、どの少年少女もあらたな暴力や犯罪に頼らない生き方を学びなおすことは可能であると考えている。

付　記

記載されているプログラムは，報告書発刊当時のものであり，現在では異なっている可能性があります．

文　献

藤岡淳子（2006）性暴力の理解と治療教育．誠信書房．

藤岡淳子，寺村堅志（2006）非行少女の性虐待体験と支援方法について —— 施設での実態調査から．子どもの虐待とネグレクト 8-3；334-342．

第Ⅳ部

事 例

1 背景に虐待を認める小児期発症型素行障害の事例

蓑和路子
東京都児童相談センター

I　家族歴

　同胞2人中第1子，妹あり。母方祖父母は，母が12歳時に死亡。父方祖父母は不明。母は父の激しい暴力を受け，半ば監禁状態にあったが，恐怖感が強く父の元から逃げることはできなかった。父は一時就労していたものの，ギャンブル好きで多額の借金があった。本児が2歳のときに，その借金を残して内縁関係の女性と出奔し，以来行方不明である。

II　生育歴

　妊娠40週の分娩中，心音が下がり帝王切開にて出生している。始歩は1歳1カ月，初語は3歳であった。父の家出後，母はその借金を返す必要に迫られ昼夜働き，帰宅は夜中となる生活であった。それでも借金を返しきれず，家には借金を取り立てる電話が頻回で，借金取りが玄関先で怒鳴ることも繰り返された。本児はそれを目撃して怯え，押入れの奥で震えていたという。母は，父の面影を本児に重ねて強い怒りを感じつつ育てていた。
　2歳より通った保育所では，本児は顔色が悪く痩せ気味で，服はいつも汚れているのが観察された。子どもらしい無邪気さに欠け情動の易変性があり，遊んでいても突然ほかの子どもに噛み付く，叩くなどの暴力があった。例えばおもちゃが手に入らないと叫び続け，一度調子が崩れると大人の声掛けがまったく入らない状態になった。さらに保育所では，肩の脱臼，臀部の痣，下肢の水泡が確認されたが，保育士が傷について問うと，母子ともにプロレスごっこの傷だと主張した。そのため保育所では虐待の確証が得られないと考え通告しなかった。

4歳ごろより，深夜まで近所を徘徊する姿が時々目撃された。空腹時に近隣の商店で菓子を盗み，またカードゲームや文房具なども万引きするようになった。

小学校入学後は家出，外泊を繰り返し高額な商品を盗み，そしてそれを隠すための巧妙な嘘もつくようになった。母は盗みに対し，激しい体罰を与えるのみで，商店に本児と謝罪に行くとか，警察に連れて行くなどの対応は行わなかった。

学校では，他児童へのちょっかいや喧嘩が頻繁で，授業中椅子を倒したり，鉛筆などを投げることもあるため，授業が成り立たないことが問題となった。

小2（7歳）時，担任教諭から，児童精神科受診を勧められた。しかし，母は学校の対応の悪さによると考え，学校を非難し従わなかった。さらに，学校から母の付き添いを要望されたが，母はそれを拒否し登校を禁止してしまった。学校は，日頃本児と妹に服装の汚れがあり，給食時に異常な食欲を示すことから母親のネグレクトを疑っていたため，この登校禁止を機に，児童相談所へ二人について虐待通告した。児童相談所は調査のうえ，まず妹をネグレクトで，本児を非行の理由で別々に一時保護した。本児は保護時の心理面接で保護の理由を聞かれても答えず，「連れてこられた」と繰り返すのみだった。また「妹が強制送還された。虐待したと言われて，母が牢屋に連れて行かれる。（児童相談所に対して）脅迫状を書こうかと思った」と，児童相談所への恨みを語った。そして，妹の保護は本児のせいであると母に攻め立てられること，児童相談所や学校に追い詰められたと感じた母が，手首を切って自殺を図ったことも語られた。児童精神科医による面接の結果，反応性愛着障害，素行障害の診断と，多動性障害の疑いが指摘された。

Ⅲ　児童養護施設での生活

この一時保護を経て，小4までの2年間を児童養護施設（以下，施設）で生活した。入所後すぐに他児からお金を盗むことや，近隣の商店からカード，菓子，文房具などを万引きすることが始まり，理由を聞かれると「欲しいと我慢できない」と話した。また，学校に行き渋ることが多く，職員の促しに反発し，時には怒って包丁を振り回して威嚇し，職員数人によって取り押さえられることもあった。登校しても，授業中机にうつ伏し，注意を受けると机を蹴り倒し教室を飛び出す状態であった。さまざまな働きかけにもかかわらず，半年ほどでまったく登校しなくなった。施設内では，年下の子どもに支配的に振る舞い，理由なく威圧した。また，無断で外出し，無賃乗車，盗みを繰り返しした末，遠方で見つかり連れ戻されることがあった。

このような状態に対し，施設と児童相談所はできる限りの支援を行った。施設で

は，ケースカンファレンスを繰り返し行い，本児の逸脱行動の意味を考え職員が一致した対応をできるよう意見交換を行う時間を設けた。注意や叱責よりも誉めることを多用することで子どもの良い行動を引き出すことを目指すペアレントトレーニングを職員が学び，養育技術の向上を図った。施設心理職員は，定期的に心理セラピーを行い，本児が肯定的な対人関係築くことができるよう働きかけた。児童相談所職員は訪問と面接を継続し，本児が施設での生活をがんばれるよう意識付けと励ましを行った。さらに，児童精神科医は，怒りの制御を治療目標とし薬物療法を始めている。夏休みには，児童相談所の情緒障害児に対する宿泊治療プログラムも利用した。学校も施設と話し合いを重ねるなかで本児への理解を深め，担任教諭が勉強の負担を軽減したり個別指導の時間を多く設けるようにした。

このような働きかけにより，本児も学校への拒否感が緩和して落ち着いて過ごせるようになるなど，徐々に怒りの程度が軽減してきた。ただし，母を慕う気持ちは強く，母が学校行事に来ることができないと，その直後はひどく暴れることは続いていた。

IV 家庭復帰

小4の冬になると，児童福祉司の継続指導により，母は虐待を行った事実と自らの本児に対する怒りを認めることができるようになった。そして，夜間の仕事をやめて日中の仕事のみとすることで養育する準備ができたとし，引き取りを要求した。児童相談所は自宅への外泊を認め，母子関係と，外泊前後の本児の状態が安定していることを確認した後，家庭復帰を拒否した妹は児童養護施設に残し，本児のみを家庭引き取りとした。

施設退所後数カ月は，学校にも順調に通い母の状態も落ち着いていた。しかしその後児童福祉司が電話や訪問しても母子が不在のことが多く，連絡がとれない状態となった。

小5の秋，路上で自転車の横領，近所の本屋から十数冊の本を盗み中古店に売って，金を得ることを繰り返したことが発覚し，本児は警察から児童相談所に身柄通告された。保護して調査すると，母は再び夜の仕事に戻っており，帰宅は23時を過ぎるなど子どもの養育が適切に行われていないことが明らかとなった。保護に対して，本児は激しく抵抗し，また母と引き離すつもりかと児童相談所を攻撃した。一時保護所では，常にイライラし，職員には反抗的な態度で，他児童を威圧した。本児の非行が年齢を経るごとに劣悪化し，再犯を予防することが極めて困難であると児童相談所は判断し，児童自立支援施設への入所を決定した。

V　児童自立支援施設

　課題とその枠組みが明瞭な児童自立支援施設の生活のなかで，徐々に行動は落ち着き穏やかにすごせるようになった。年長児の多い集団では，本児は極めて従順であったため，トラブルをおこすことは少なかった。児童自立支援施設内の学校では，小学生は数人であったため個別対応となり，勉強の取り組みもよかった。中学卒業まで児童自立支援施設にいることを児童相談所は勧めたが，入所後1年間安定している本児をみて，母は中学卒業までいさせるのはかわいそうだと主張し，引き取ることを希望した。一方本児は，精神科医との面接の際，言葉では「こんなところに入るのは嫌だからもう盗みはしない」と言うが，盗みに関する罪悪感は極めて乏しかった。それについて母は，父親が借金をつくり責任をとらずに行方不明になっているので，それを幼少時から見ている本児は，人の金を使うことへの罪悪感が全くないのだと思うと話し，本児の罪を父のせいにする考え方を示した。母の他罰的な傾向は治らず，本児に対する社会規範の指導が不十分であるとして家庭復帰は時期尚早との意見もあった。しかし，児童相談所に母子で通所し，社会規範に関する認知の修正を行うような指導を受けることを約束し退所となった。

VI　家庭復帰

　退所後しばらくは登校し，18時の門限も守っていた。しかしほどなくして，母は数カ月前に知り合った男性の元に外泊することが多くなった。母が長期に家を留守にすると，本児は学校を欠席することが増えた。また，中学の同級生から数万円を脅し取る，DVDを友人の家から盗むなどを繰り返していることが判明した。担任教諭が家庭訪問したところ，半年くらい家賃を滞納していること，部屋のなかは散乱して足の踏み場もない状態であることが確認された。問題を感じた学校は頻回の家庭訪問で本児と母を説得し，警察に同行して事情聴取と指導を受けさせた。しかし，その後も安定した登校とにはならず，盗みや恐喝が繰り返された。このころになると，母は本児の状態が父に酷似していると強い憎悪と拒否を示した。本児は面接では，わざとおちゃらけて見せ表面的な会話しかしなかった。しかし時折，「あの人（母）は家なんかにいないよ」と母に見捨てられた強い孤独を示すこともあった。中2に進級したころ，児童福祉司が家庭訪問したところ家は不良仲間の溜まり場と化し，部屋のなかは酒の空き缶，煙草の吸殻などが散乱していた。さらに，その不良グループは振込み詐欺を行っていることが警察の調べで明らかとなり，リーダー

格の男児は少年院に措置され，本児は児童相談所に一時保護となった。

Ⅶ　検査所見

　神経所見：ソフトサイン陽性
　心理検査：WISC-Ⅲ：IQ86 VIQ86 PIQ89
　検　　査：脳波では年齢に比し，徐波が多い。

Ⅷ　まとめ

　本児は乳幼児期から家庭内暴力を目撃，母からの身体的虐待および心理的虐待を受けて育った。虐待の背景には，借金を残し失踪した父に対する母の怒りや恨みが父親似である本児に向けられたことが挙げられる。このため，本児は基本的信頼感を獲得できず，この過酷な養育環境のなかから逃げるように幼児期から非行を行っている。関係機関は，本児の母への強い思慕に圧倒され母の養育能力の不足を軽視してしまった。母は父への怒りと憎悪を本児にぶつけるのみで本児の倫理観を育てようとはせず，最終的には本児から逃げてしまい，本児は非行集団に所属して孤独を癒す結果となった。要するに，非行の抑止力の一つとなる十分な養育環境を整えることができないまま，非行がエスカレートしてしまった症例である。

　本児は児童養護施設，児童自立支援施設などの適切な養育環境のなかにあれば，一定の発達を促すことができた。現在は中学生であり，発達的には肉体的および精神的に社会的な自立へと経過する重要な時期にある。さらに，14歳は反社会性を最も受け入れやすい年齢である。この時期に，社会的に自立できる能力を適切な養育環境下で十分に育むことが大変重要である。母親の養育能力の改善は極めて困難であると予測され，児童自立支援施設退所後も児童養護施設あるいは自立援助ホームを利用し，健全な意味での社会的自立につなげることが，本児の更生に必要である。

　　付　記
　　なお，本症例は複数例を組み合わせた架空症例である。

2 広汎性発達障害を併存障害にもつ素行障害事例の入院治療

成重竜一郎
日本医科大学精神医学教室

症　例

初診時 15 歳　男児

I　主　訴

家庭内暴力，不登校

II　家族歴・発達歴・生活歴

　同胞二人の第二子長男として出生し，上には 3 歳違いの姉がいる。両親とも大学卒で，父親は公務員，母親は専業主婦である。3 歳時より私立幼稚園に通園し，小学校は公立小学校に進学したが，小学校 5 年生時に父親の転勤に伴い転居したため，別の公立小学校に転校した。中学校は中学受験をし，進学校である中高一貫の私立中学校に入学した。初診時は中学校 3 年在学中であった。

　定頸 3 カ月，はいはい 7 カ月，始歩 11 カ月で乳児期に身体的な発達に問題はなかった。どちらかというとおとなしく手のかからない子であり，人見知り，後追いは目立たなかった。1 歳以降は一人遊びが多く，積み木を並べたり積み上げたりすることや，パズルを好んだ。テレビは好きで，特に好きなアニメのビデオを見させておけばおとなしく過ごしており，本人自身も繰り返し気に入ったビデオを見ることを望んだ。ただしテレビを見て動作の真似をすることは少なく，ごっこ遊びも 5 歳ごろまでは好んでやることはなかった。始語は 1 歳 6 カ月，二語文は 2 歳 3 カ月で，言葉の増え具合には問題なかった。幼稚園に入園した際には当初登園を渋るこ

とが多かったが3カ月ほどで慣れ，積極的に他児と関わることは少なかったものの，他児に誘われて一緒に遊んではいた。頑固さ，融通の利かなさは目立ち，急な変化があるとうまく動けない傾向はあった。幼稚園では行動面での逸脱はほとんどなかったが，一度幼稚園の年長のころ，自分の思った通りにならなかったためにその日の日課を拒否し，母親が幼稚園に呼び出されたことがあった。

　小学校低学年のころは大きな問題はなく，消極的ながら同級生との交流もあり，何人かの親しい友人に誘われて一緒に遊ぶことが多かった。学校ではおとなしく，授業中もまじめに取り組み，学習面での成績は小学校を通じて上位だった。本人自身も勉強には自信を持っていた。小学校高学年ごろから軍用機に特別強い興味を持つようになり，軍用機に関する雑誌，図鑑，写真集などを買って読みあさっては細かいスペックを暗記し，また軍用機のプラモデル作りやゲームにも熱中していた。小学校5年生に進級する際に転居に伴い転校したが，転校後なかなかクラスになじめず，一部の同級生から「おたくっぽい」とからかわれたこともあり，登校前に頭痛，腹痛などを訴えて登校を渋ることもあった。

Ⅲ　現病歴

　X－2年4月，私立中学に入学後，教室内では目立たないが何事もまじめに取り組むため同級生からも信頼され，2年生の1学期には学級委員も務めた。ただし同級生や担任教師からは機転が利かない，融通が利かない面があるという評価はされていた。成績は辛うじて上位3分の1以内を維持していたが，成績は思うように伸びなかった。特に英語はほかの教科と比べても成績が悪く，本人自身も苦手意識が強くなっていた。そのためX－1年3月，1年生の3学期より英語の試験の前日から当日にかけてはいらいらした様子や身体的な不調を訴えるようになっていた。

　X－1年6月，1学期の中間試験でそれまでも自信のなかった英語で悪い点数を取った後，特に英語の授業がある日を中心に登校渋りが出現するようになった。このころより母親に対して異常にべたべたすることが増え，夜母親のベッドにもぐりこんでくるようなことがある一方で，母親に対して無理な要求をし，受け入れられないとかんしゃくを起こすことが少しずつ認められるようになった。X－1年7月，英語の期末試験の前夜に自宅で激しく興奮し，英語のノートや教科書を窓から投げ捨ててしまうことがあった。結局翌日の英語の期末試験は欠席し，その後完全に不登校となった。不登校となった後生活は昼夜逆転し，好きな戦闘機のゲームに没頭してほぼ一日を過ごすようになった。「同級生に会うのが怖い」と日中外出すること

はほとんどなかった。

　X年3月，父が仕事の都合で単身赴任することとなり，そのころから母親に対する攻撃的行動はよりエスカレートしていった。ゲームやプラモデルを買いたいと母親に頻繁にお金を要求し，受け入れられないと母親に対して激しい暴力をふるい，家のなかの物を投げたり壊したりすることも多くなった。お金に関しては母親の財布から勝手にお金を抜き出して欲しいものを買うために使うこともあった。また母親の些細な言い間違いや聞き間違いなどにも過敏に反応してそれを責め，やはり母親に対する暴言や暴力につながった。興奮した際には決まって「お前のせいで俺はこうなった」「俺の人生をどうしてくれるんだ」と母親を激しく責めた。ただし父親が帰宅しているときには比較的攻撃的な行動は少なく，攻撃性が父親に向くことは稀であった。

　X年5月より母親のみ息子の暴力について精神科で相談をしていたが，本人の暴力が悪化していくため担当医の勧めにより入院を決意，本人も父親の強い説得により来院し，X年8月2日医療保護入院となった。

Ⅳ　入院時の様子

　来院時は担当医に対しても拒絶的で投げやりな態度やいい加減な返答が目立ったが，担当医が入院を本人に言い渡すと一転して泣き出し，母親に対して「見捨てないで」とすがりついた。ただし病棟職員数名が病棟から迎えに来ると全く反抗することなく素直に応じ，入院後は個室施錠となったものの個室内で特に何か訴えるわけでもなくおとなしく過ごした。

Ⅴ　検査所見

　WISC-Ⅲ：FIQ＝104，VIQ＝100，PIQ＝107
　脳波検査：正常脳波

Ⅵ　診　断

　DSM-Ⅳ-TRの素行障害の診断基準中他人への脅迫・威嚇，身体的暴力，所有物の破壊，窃盗の4項目を認め，10歳以前には症状が認められていなかったため，「312.82 素行障害，青年期発症型」と診断される。ただし行為の対象が母親に限局

しているため，ICD-10 では「F91.0 家庭限局性素行障害」にあたる．

　加えて幼少期には人見知りや後追いの弱さ，真似の少なさで示されるように他者への興味が乏しく，学童期以降も対人関係は受動的であり，社会性の問題が認められた．また固執傾向，融通の利かなさも強く認められていた．DSM-IV-TR では自閉性障害と診断できるほどではないが，その傾向は認められ，「299.80 特定不能の広汎性発達障害」と診断される．ICD-10 では「F84.1 非定型自閉症」にあたる．

Ⅶ　入院後経過

　sodium valproate 800mg の内服を開始したが，入院直後より職員や担当医に対して攻撃的な言動を見せることもなかった．指示には素直に従い，むしろ初めはおどおどした様子が強く認められた．入院前の暴力に関して振り返らせると，「もう絶対しないと決めました」と深く反省をし，入院治療に関してもあたかも自分で希望して入院したかのように積極的に受け入れた．入院後1週間で個室施錠は終了として一般病室に移ったが，他者に対する攻撃的な言動は全く認められなかった．入院後2週間目の母親との面会時も特に攻撃的な様子を見せることもなく，入院後3週間で行った自宅外泊も父親が一緒にいたこともあったが全く攻撃的な様子を見せることもなかった．X 年9月，本人および母親の希望により3年生の2学期にあわせて病棟より登校を再開することとなったが，登校することの不安を強く訴えるため，paroxetine 20mg を追加し，それにより何とか登校することができた．しかし2学期の中間試験を前に再び興奮状態を呈し，結局試験は受けられなかった．本人は「もしできなかったらと思うと怖い」「もし悪い点数を取ったら同級生にどう思われるか」と試験を受ける不安を訴え，試験の点数だけで判断はされないことを話しても，「せめて70点はとらないといけない」と試験の点数に対して強くこだわりを見せた．2学期の期末試験でも同様の状態を呈したため，学校側は高校への進学も考えてくれたもののこのまま続けていくのは困難と判断し，高校はチャレンジ・スクールへの進学を勧めた．それに対して本人は「先が見えないのが不安」と原籍校から離れることに強く抵抗を示した．しかし両親からの強い説得によりしぶしぶチャレンジ・スクールを受験して合格，合格後は一転して「この学校が僕には一番合っている」と言い，前向きな様子を見せた．高校が決まったのを機に X＋1 年3月28日軽快退院となった．退院後は順調に登校しており，家庭内での攻撃的な行動も認められておらず，薬物治療も終了となっている．

3 注意欠如・多動性障害を併存障害にもつ素行障害事例の外来治療

原田 謙
信州大学医学部附属病院子どものこころ診療部

I 症 例

H 初診時13歳，中学2年生，男

1. 主 訴
周りの人間とうまくいかない，不登校

2. 家族歴
父（42）会社員，母（38）パートタイマー，兄（16）高校生との4人家族。両親はスパルタ主義で手をあげることもあった。

3. 性 格
怒りっぽい（本人述）。やりたいままに動く。時間が守れなかったり，話をしていても黙ってしまう。人懐っこい，素直（母述）。

4. 生活歴・現病歴
妊娠・分娩に異常無し。満期正常産。言語，運動発達にも異常を指摘されたこともない。一人歩きできるようになったときから，じっと座っていることはなく，常に動き回っている子であった。小さいころから我慢ができない子でもあった。小学校入学後は忘れ物，なくしものが群を抜いて多かった。提出物もほとんど出さなかった。しかし，担任が優しく大きな問題にはならなかったという。"戦い"に強い興味を持ち，「勝負したい」「人を殺したい」「自衛隊に入りたい」と言っていた。小学1年のころ，蟻を殺しては，その数をメモしていた。小学3年のころ，万引きも発覚

している。小学5年では教室の窓ガラスを全部割るという事件を起こした。

中学校入学後は，担任が厳しく，授業中出歩く，よそ見をする，お喋り，忘れ物やなくしもの，決められた提出物を出さない，制服を着ていかないなどを厳しく指導された。中学2年になると，茶髪，喫煙，友人や教師への威嚇，度重なる授業妨害が問題にされた。クラスも荒れ出し父母会でも問題になった。担任とHの信頼関係は完全に崩れ，ほかのクラスメートからも距離を取られていた。次第に「学校へ行きたくない」と言うようになり，5月の連休明けから不登校となった。

両親は，小さいころから落ち着きがなかったこともあり，診断と治療を求めて，子どものこころ診療部を受診した。

II 治療経過

1. 第1期：治療導入と不登校期（X年6月〜X+1年3月）

初診時のHは受診にはさほど抵抗を示しているようには見えなかった。時折笑顔も見せながら，問われたことにはきちんと答え，威圧感や攻撃性は感じられなかった。病歴からADHDの併存が疑われたため，その精査について提案すると「あぁいいよ」とあっさり承諾した。総じて言葉数は少なく，自分の思いは十分に表現できない印象を受けた。ただ担任の話になると目つきが変わり「あいつはぜってぇゆるせねぇ」と強い口調になった。

1カ月後の再診で，検査結果を説明した。「VIQ＝80, PIQ＝100, FIQ＝90。言語的な概念化，表現能力が低い。感情をうまく表現するのが苦手なために建設的に問題解決ができにくい。情報処理は継時処理型でできそうなものに対しては要求水準が高いが，満たされないとすぐに諦めたり，反抗的に処理する。集中力はアンバランス。衝動統制が悪い。（検査報告より抜粋）」。脳波・MRI検査上は異常なかった。半構造化面接では，ADHDの全項目，反抗挑戦性障害の5項目を満たし，広汎性発達障害の項目は満たさなかった。心理検査，チェックリストや診察結果も合わせてADHDに反抗挑戦性障害が併存していると診断した。担任の先生との関わり方を含め，今後のあり方を一緒に考えることをあらためて提示。さらにADHDに対するmethylphenidateの効果と副作用を説明し服薬を勧めたところ，母子ともに同意したため投薬を開始した（20mg/day）。

通院は月1回としたが，3回目の受診時には薬の効果が報告された。母子に対しこれまでの取り組みを評価し，継続した内服・通院を勧めた。けれども，服薬はすぐに滞り，母親のみの受診が続いた。端から見ると，内服は効果があるように見え

るが，本人は飲むことに反発しているとのことであった。夏休み中に塾もやめ，昼間は寝て，夜ゲームセンターへ外出する生活となった。

9月には担任に来院してもらった。学校での様子を聞くと，授業に出ないで校内を徘徊したり，タバコを吸うなど反抗的な様子は変わっていない。学校としては授業参加や規則を守ることなど少しずつ働きかけて行きたいと考えているとのことであった。担任の先生には発達障害という観点からHの特徴を説明したうえで，以下の提案をした。

- Hが心を寄せている先生を中心に関わりを深めてもらう。
- 反抗的言動の後で気持ちを話し合う。
- 校内に居場所を作る。
- 乱暴や反抗は，そのときに短く叱る。
- 規則違反については"〇〇したら××する"というルールをHにわかりやすいかたちで提示する。
- 対応は一貫性を持たせ例外を作らない。
- 係りでも先生の手伝いでも役割を与えて達成感を味わえる工夫をする。

Hは面接では穏やかな表情を見せた。学校に行かない日のほうが落ち着いているとのことであった。反抗的な行動（喫煙，金髪・ピアス・夜の外出・大型店で悪ふざけなど）は止まらなかった。Hからはそうした話は出なかったので直面化はせず。母親には苦労をねぎらい，いけないことはいけないと繰り返すことを勧めた。担任に協力を求めたものの学校側の強硬な姿勢は変わらず，Hはますます態度を硬化させ，登校する気配のないまま，3年に進級した。

2. 第2期：再登校と同時にトラブルが再発した時期（X＋1年4月〜8月）

X＋1年（中学3年）4月，Hは髪を染め直し登校するようになった。高圧的だった担任は学年の担当から外れた。

修学旅行は無事参加したが，その直後，一人のクラスメートを呼び出して，殴る蹴るの暴行を加えた。すぐに問題にされ指導を受けたが，そのことを悪いと思わず，「周りには誰もいなかった」「蹴った覚えはない」「じゃれていただけ」と悪びれなかった。反省文を書きなさいと言ったらラップの歌詞を書いた。

そのこともあり，新担任に来院してもらった。前担任に話したことと同じことを話し，ぜひ実行してくれと依頼した。また，単純に内省を求めても難しいので，"ど

うして殴るようなことになったのか""相手はそのときどんなふうに感じたか""次に同じようなことが起こったらどうしたらいいのか"を一緒に考えてほしいとお願いした。

　面接でHは介入を拒絶するように不機嫌になった。暴力事件については「俺が話しかけるとビビるから殴った」「先生とか騒ぎすぎ」とうそぶいた。こうした共感性の乏しさはHの特徴であった。話の最中は笑顔もなく不機嫌で，さも嫌そうな顔をしているため，直面化すれば治療構造そのものが崩れるような危うさを主治医は感じた。母親も「家では真剣な話にならない。『うるせえ』というだけ」と嘆いた。6月にHと殴られた子とその親が話し合いをもち，Hも一応謝った。それで7月から登校を再開することになった。

　しかし，夏になると行動はエスカレートした。夜な夜な仲間と夜遅くまで騒ぎ，無免許でバイクを乗り回した。昼夜も逆転して再び学校に行かなくなった。面接で「このままだとどうなると思う？」と直面化しても「別に」と言うのみで，今の状態とその結果起こってくることが結び付かないようであった。そうしたHは親とも担任とも主治医ともつながっていない印象であった。この時点で診断をADHD＋素行障害に変更した。衝動性・攻撃性に対する効果を考え risperidon 1mg 1x 眠前を追加した。8月，廃工場を溜り場にしていて警察に補導された。主治医は両親に対して，これまで通り，枠付けを試みて押し返すこと。薬をきちんと内服すること。場合によっては，児童自立支援施設の利用も考慮すべきかもしれないと話した。そうした話をしながら，主治医は無力感を感じざるを得なかった。

3. 第3期：高校進学から少年院入所まで（X＋1年9月〜X＋2年8月）

　補導された後の反省文では「気持ちも新たにやり直したい」と書いたが，謹慎が解けて再登校した日に下級生を"しめた"。母親には「無力感を感じると思うが，繰り返しにめげないでこれまでと同じように会話を重ね，是々非々で望むように」と話した。担任からは「きちんと薬を飲む」「補導されないよう行動を自粛する」ということを目標として提示された。面接では素っ気ない表情と会話が繰り返され，筆者の無力感も増大した。

　しかし，兄からも"指導"してもらったことと，T高校の体験入学をしたこともあって，Hは夜出歩かなくなった。彼女が毎朝家に寄ってくれるようになって学校へも行くようになった。周囲が「methylphenidateを飲んでいると落ち着いて行動できる」と評価し，Hも渋々内服するようになった。時折思いが通らないと不機嫌になって暴れるというエピソードもあったが，普段は自分を抑えようと努力している

さまが見て取れた。

　年が明け、HはT高校に合格した。母親にはこれでHの問題が解決したわけではなく、高校は高校で大変だと思うが、その都度話し合って行きましょうと伝えた。けれども、入学式直後に以前の仲間とバイク盗の現行犯で逮捕され、鑑別所に入所となった。筆者も高校では何かは起こるだろうとは思っていたが、こんなにも早く、しかも重大な事件を起こすとは思わなかった。5月の面接では、さすがに少し照れたような、ばつの悪そうな顔をして外来を訪れ「鑑別所は地獄だった」と語った。

　鑑別所ではかなり頑張ったようで、Hは保護監察処分になった。順守事項は、夜遊びをしない、盗まない、悪い友達と付き合わないなどであった。アルバイトも始めた。しかし、すぐに生活は元に戻り、仲間と夜遊び歩くようになった。つくづく懲りない子だった。はじめは保護司に対して寄せていた信頼も、「偉そうな態度」ゆえになくなってしまった。筆者は精神療法的な面接に、認知行動療法的要素を取り入れ、問題行動の前後にどういう状況があったのかを本人に記録してくるよう伝えた。

　こうしたなか、8月末に再びバイク盗を行い逮捕された。その後、審判でHの少年院入所が決まった。筆者はやはり、こうした行動は変化が難しいということを痛感させられ、落胆した。

4. 第4期：少年院退院後から現在（X＋3年10月〜）

　少年院入所1年2カ月後に母親から電話があった。少年院から出所したHが筆者に相談したいと言っているのだという。1年ぶりに会ったHは、成長著しかった。見違えるように引き締まった表情をし、受け答えがしっかりし、態度も落ち着いていた。Hは「T高校は来春から行こうと思う。それまでにヘルパーの資格を取って将来的には福祉の仕事に就きたい。でも物を失くしたり忘れたりが多く、自分がコントロールできないから薬を飲みたい」と語った。

　母親によれば、今は落ち着いていて、何も問題はない。バイトにも行っているとのことであった。筆者は高校生年代であるし、依存の心配もあるため薬は適応ではないと考えたが、Hのたっての希望であるため、高校卒業までに必ず薬を止めることを前提にmethylphenidateの処方を再開した。そして、今度こそ立ち直ろうと、ねぎらいと励ましの言葉をかけた。

　平成X＋4年2月、Hはホームヘルパーの資格を取得したと笑顔で語った。母親によれば、今度は生活も乱れない。家に帰ってきても言葉数も多く、よく話してくれる。仕事で信頼されているのも励みになっているみたい。疲れて寝てしまうので、夜遊びに行くことなんか考えもしないとのことであった。4月からの高校の勉強に

なじめるかが1つのポイントだと思われたため，無理せず徐々にやっていこうと母子に告げた。

III　考　察

筆者の非力さによるところが大きいと思われるが，Hに対して支援を行ううえで困難を感じたのは主に以下の3つであった。

1つ目はHと"つながっている"感覚が持てなかったことである。

Hは学校での問題行動，担任への反発，そして登校拒否という問題を抱えて筆者の外来を受診した。しかし，Hは心を開かなかった。これには，「大人への怒り」「"罰"への反発」そして「精神科への抵抗」という3つの要因が影響していたと思われる。

最近Hが語ったことによると，彼は厳しい両親や高圧的に怒る担任に強い憤りを抱いていたのだという。素行障害は，その憤りが招いたものと考えられる。けれども結果として彼は病院に連れてこられた。Hはそれを"罰"と受けとったのではないであろうか？　さらに筆者は親子に発達障害という診断を告げたが，彼は病院に来るたびに"自分は障害児"という認識を深め抵抗を感じていたと推測される。

今にして思えば，Hに対して，受診に対する態度や筆者が感じた抵抗感，"罰"と感じているか否かについて，もうすこし率直に問いかけたほうがよかったかもしれない。いずれにしても，これらの要因から，筆者はHと"つながっている"感覚が持てなかった。

2つ目は，発達障害ゆえの面接の深まらなさである。これには「言語能力の低さ」「認知の歪み」や「不注意」が関連していたと思われる。

Hは何を聞いても「別に」とか「わからない」と答えることが多く，返答は単語か単文で，やり取りは単調であった。状況の説明や心情の表現も乏しかった。痛めつけてきた相手に「話しかけたらビビったから殴った」という論理展開はどこかで認知が歪んでいるとしか考えられなかったし，随所に不注意が認められた。これらの問題が具体的な事実を取り上げることを困難にし，面接の深まらなさを助長していた。

3つ目は，問題行動の取り扱いの難しさである。

こうした子どもたちへの支援の理想的な展開としては，信頼関係を築いたうえで問題行動に共同して向かうというものである。Hとつながれなかった筆者は，次の段階である反抗や反社会的行動に焦点づけるという作業に取り組むことができなかっ

た。だから，Hの問題行動は軽減せず，結局少年院に入るという展開となった。

　また学校側は，反抗・反社会的行動の背後に存在する怒りや，基底に存在する発達障害という視点についての理解が乏しかった。彼らはいかに問題行動を減らすかに重点を置いていたようであり，Hと対決する姿勢を崩さず，協働して支援していくことは難しかった。

　少年院は強力な枠づけをもって，これらの抵抗を取り除いてくれた。その助けによって，筆者はようやくHとつながることができたのである。

　以上を踏まえると，こうした子どもたちに対して有効な支援を行うためには，以下の3点が重要であると思われた。

　　（1）患児とつながれるまでは，直面化を避け，気持ちを傾聴し続ける。背景にある怒りが語られてから，一緒に対処法を考えていく。
　　（2）発達障害による特性の影響を親・教師をはじめとする周りの大人全員が理解する。
　　（3）問題行動を"問題"とのみとらえるのではなく，その意味をみなで共有したうえで，対処法を考えていく。

4 入院治療を必要とした DBDマーチを認めた注意欠如・多動性障害事例

渡部京太
国立国際医療研究センター国府台病院児童精神科

I はじめに

　注意欠如・多動性障害（ADHD）の子どもは，幼児期および学童期に適切な治療・援助を受けることで，多くの場合，良好な社会適応が可能になるという経過をたどっているようであるが，ADHDのなかには社会適応がうまくいかない子どもも少なからず存在している。ADHDの一部が，反抗挑戦性障害（ODD）となり，その一部が素行障害（CD）となり，そのごく一部が反社会性パーソナリティ障害になるという重症化・遷延化への過程があり，齊藤・原田はこの経路をDBDマーチ（DBDは破壊性行動障害のこと）とよび，攻撃性の外在化障害と位置づけている。さらに齊藤は，ADHDの子どもには攻撃性が内在化していき，不安，抑うつを示しながら不登校やひきこもりといった非社会的な展開を報告している。これらの外在化障害と内在化障害は独立して展開するものではなく相互に移行しながら展開していき，ADHDの存在はこのような2種類の経過をたどりながらパーソナリティ障害へと進行していく可能性を少なからず高めているといわれている。

　本稿では国府台病院児童精神科で入院治療を行ったADHDにODDが併存した小学6年男児を呈示するが，入院治療を必要とするADHDの子どもは，攻撃性や衝動性の問題から失敗を積み重ねて自信を失い，反抗的な態度や自暴自棄な態度が強くなり，その結果ODDやCDなどの「行動障害」，不安障害，気分障害などの「情緒障害」といった併存障害を示した子ども，また複雑な家族背景を持った家庭や不適切な養育状況の家庭で育ってきた子どもが多いといえるだろう。当院児童精神科の治療構造は，①小学生・中学生が入院できる45床の児童精神科専門病棟（開放病棟）がある，②13室の個室（保護室ではない）があり，その個室で隔離，身体拘束といった行動制限を行うことがある，③院内小・中学校が併設されており，

院内学級と連携して年単位の長期の入院を行うこともある，④同世代の仲間集団に参加を目的として集団精神療法的アプローチが活発に行われている，⑤成人精神科と連携し閉鎖病棟の治療設定を利用することができるといった特徴があげられる．

Ⅱ 症例呈示

症例A　初診時小学6年　男児

1. 主　訴
落ちつきがない．深夜徘徊．興奮するととまらない．

2. 家　族
母親と2人暮らし．母親は几帳面で仕事熱心．

3. 発達歴・現病歴
出生時異常はなく，精神運動発達に遅れはなかった．3歳ごろから落ちつきのなさが目立つようになった．両親は不仲で，幼稚園に入園したころから離婚調停が始まった．離婚調停が進まず，母親はAにあたることが多かった．Aが小学校に入学したころに両親は離婚し，Aは母親と暮らすことになった．母親は仕事に出るようになったが，Aは仕事に出かけようとする母親から離れようとしなかった．幼稚園，小学校低学年のころは，落ちつきのなさは目立ったものの，保育士，教師からかわいがられ，友達関係も良好だった．小学校3年ころから，落ちつきのなさや忘れ物，そして学校の勉強についていけなくなり，教師や母親から叱責されることが増えた．Aはかんしゃくを起こすことが増え，反抗的な態度をとることが多くなった．母親は仕事熱心で，次第に帰宅が遅くなり，Aはほっておかれることが多くなった．母親が遅い時間に帰宅して，Aがゲームやテレビを見ていると，母親は怒ってゲームやテレビのコードやコンセントをはさみで切ってしまうこともあったという．母親の勤務する会社の上司が，母親のAへの養育態度を見かねて，母親に注意をしたり，Aを遊びに連れて行ったり，食事を用意したりしてくれた．小学5年の春にその上司が心臓病で突然死し，Aは母親の仕事の帰りを夜遅くまで自宅近くの駅で待ち続けるようになった．Aは駅前の飲食店街の呼び込みの人にかわいがられ食事をごちそうしてもらい，母親とともに夜遅く自宅に帰宅した．朝は起床できずに学校にも登校しなくなった．母親は仕事から早く帰宅することはせず，Aを叱責するばかり

で放任していた。小学5年の冬，Aは自転車で男性と接触事故を起こした。Aは警察官に取り調べを受けることになり，警察官が質問しているうちにAは怒りだして警察官に暴行を加え，拳銃を抜き取ろうとし，さらにパトロールカーを蹴り上げたため，警察官に保護され，児童相談所に通告された。Aは児童相談所で一時保護を受けた。Aは反抗的で落ちつかず，児童相談所から何度も逃げだすため，児童精神科病棟に一時保護を委託されて入院になった。DSM-IV-TRに沿って初診時の状態像を，ADHD（混合型），ODDと診断した。脳波検査，頭部MRI検査で異常所見はなく，田中－ビネー知能検査でIQは80だった。

4. 治療経過

入院時に母親は病院に来ることを約束していたにもかかわらず現れず，Aは姉と来院した。やむを得ず任意入院としたが，Aは入院3日目に無断離院し，自宅に戻ってしまった。母親に来院を要請し，治療の必要性を説明し，医療保護入院に切りかえ，Aを個室に隔離した。

Aは個室隔離を開始した直後は落ちついていたが，訪室した看護スタッフに暴言や暴力に及んだため，身体拘束も行った。Aには次のような行動療法的アプローチを行った。①スタッフや他の患児に暴言，暴力をしないこと，②病棟の決まりごとを守ることを約束として，約束が守られたときには行動制限を緩め，キャッチボールやサッカーをする時間を設けるようにした。Aは反抗的な態度は見せずに約束を守るようになり，主治医やスタッフにほめられると素直に喜び，他の患児と仲良く過ごせるようになった。

主治医は，母親，学校関係者，児童相談所，市役所家庭福祉課と協議する機会を持ち，①Aを家庭に戻すためには，母親の生活を仕事一辺倒からAに適切な養育をするように変える必要があることを母親に伝え，②学校には，放課後いっぱいサッカーや遅れた学習の指導をしてもらい，Aの登校の励みになるように接してもらうことを依頼し，③児童相談所にはAの問題行動がひどくなったり，母親がAの養育に十分に関われなくなったときには再度Aを保護することとして，Aは3カ月で退院した。母親は以前よりは早く帰宅し，Aの面倒をみるようになった。Aは登校し，サッカークラブで活躍するようになった。中学入学後勉強に全くついていけず，部活動でも先輩や顧問の教師の指導を守らないため叱責されるようになり，周囲の子どもから浮いてしまい，1学期の終わりから不登校になった。母親からは叱責され，口論になることが続いた。Aは外出したときに通りがかりの中年女性に石や空き缶を投げ，突然叩こうとすることが数回続き，警察に保護され，児童相談所に通告さ

れた。Aは児童相談所からの一時保護委託で当院の成人精神科病棟に入院した。Aは今回の事件について、「勉強がついていけなくて、学校にも行けなくて、周囲からばかにされているような気がして暴れてしまった」と語った。Aの被害的な言動は入院後みられなくなった。Aの母親は几帳面すぎるため、Aの衝動性や勉強に取り組まないことをなかなか受け入れられず、Aを叱責することが続き、Aは児童自立支援施設に入所することになった。入所後のAの行動は落ちつき、野球部で活躍しているが、サインの見落としは多いということである。

Ⅲ 考　察

　ADHDの子どもは、躓きやすく、自尊感情が傷つきやすく、その躓きやすさや自尊感情の低下を隠すために虚勢的な攻撃性、いわゆる自暴自棄の状態になりやすいと思われる。ADHDの子どもには、ODDやCDといった「行動障害」、そして不安障害、気分障害といった「情緒障害」の併存が多いといわれている。ADHDの子どもの予後追跡調査から、青年期、成人期にも症状が持続し、社会適応に影響を与えることが明らかになってきている。ADHDは生涯にわたる障害で、同時に加齢により状態像が変遷していくことに留意する必要がある。特に学童期前期までは多動性、衝動性、不注意といった基本症状に重点が置かれるが、以後は二次的な情緒、行動上の問題へと重点が変化していくこと、そして自己評価の低下に注意を払うことが重要であることが指摘されている。

　症例Aは、DBDマーチのODDからCDへと展開しかけていた症例で、ADHDとODDを併存したODDの中核群とみなすことができるだろう。Aの問題行動が目立つようになっていった原因は、母親がAの養育への関心を失い、叱責を繰り返し、放任したためと思われる。母親の養育機能は十分でないため、児童相談所と連携しながら児童自立支援施設への入所を進めることにした。ADHDの子どもの状態像と虐待を受けた子どもが示す症状には類似したものがしばしばみられることから、虐待はADHDの子どもに対する際に検討すべき重要な問題のひとつであることを忘れてはならない。さらにADHDの子どもの治療を始めるにあたっては、親が親としての機能をどのくらい果たしているかを評価することと、子どもと親、そして両親間の感情のすりあわせがどの程度できるかを評価することが、子どもの次の居場所を見つけるために必要である。

　ADHDの子どもは集団のなかで不適応を起こしやすく、病棟のなかで神経症水準の子どもとは違った治療構造が必要になり、ADHDの子どもはその対応に不満

を持つようになることも少なくない。集団参加を目標とした児童精神科病棟の機能をうまく活用できるようになるためには，①許可できることと許可できないことを明確にすること，②どのように行動を修正していったらいいのかを一緒に考え，具体的に教えること，③行動が修正されたら行動制限を緩め，また次の目標を決めること，④本人が努力する限りにおいては前に向かって進めることを励まし，その大変さには共感すること，⑤衝動的な問題行動やなげやりな自分を台無しにするような行動がみられたときには，罰としてではなく子ども本人を守るための行動制限を行うことといったことが必要になる。入院治療では，複雑な背景を持った家庭環境や不適切な養育状況を補うために，家庭の保護・支持機能を肩代わりする環境を提供することになる。Aの入院経過で示したように，身体拘束や個室隔離といったハードな治療を必要とする場合も少なくない。そしてこれらの行動制限は，混乱した家庭ではなかなか行えない限界設定を行うという意味を持っていると思われる。

　衝動的な攻撃的行動や反社会的行動を示すADHDの子どもに対しては，早期に介入するのがよいと思われる。その理由には2つある。ひとつは子どもが大きくなると治療スタッフが身体的な力ではかなわなくなるためである。DSM-IV-TRではCDについて，10歳を境界に小児期発症と青年期発症型に分けているが，小児期発症型はDBDマーチを形成しやすいことが記載されている。Loeberらが，CD治療の有効性の低さゆえに「可塑性のあるODD段階」での医療の重要性を強調している。DBDマーチの開始期であるODD段階がDBDマーチを停止させるための重要な臨界点と考えられることがもうひとつの理由である。

　国府台病院児童精神科で入院治療を行ったADHDの子ども24名の経過を調査したところ，自宅へ戻ったものが11名（45.8％），児童自立支援施設に入所したものが5名（20.8％），養護施設に入所したものが4名（16.7％），現在入院治療中が4名だった。入院治療を行ったADHDの約半数は児童自立支援施設や児童養護施設に入所していた。小学校高学年以降で反社会的問題行動を持ったADHDの場合には，入院治療よりも矯正保護機関や司法機関を利用するほうが望ましい場合があることを知っておく必要がある。このことからADHDの子どもの入院治療は決して万能ではなく，関係諸機関と連携をとりながら子どもの居場所を見つけだすことが重要といえるだろう。

文 献

American Psychiatric Association (2000) Diagnostic and Statistical Manual of Mental Disorders, Fourth Edition ,Text Revision. DSM-IV-TR. Washington DC : American Psychiatric Association.（高橋三郎，大野裕，染矢俊幸 訳 (2002) DSM-IV-TR 精神疾患の診断・統計マニュアル．医学書院．）

Loeber R, Lahey BB & Thomas C (1991) Diagnostic conundrum of oppositiomal defiant disorder and conduct disorder. J.Abnorm.Child Psychol 100 ; 379-390.

齊藤万比古 (2000) 注意欠陥／多動性障害（ADHD）とその併存障害 ── 人格発達上のリスク・ファクターとしてのADHD．小児の精神と神経 40 ; 243-254.

齊藤万比古，原田謙 (1999) 反抗挑戦性障害．精神科治療学 14 ; 153-159.

山田佐登留，小平雅基 (2006) AD/HD 児の入院治療．In：齊藤万比古，渡部京太 編：改訂版 注意欠陥／多動性障害 ── AD/HD ── の診断・治療ガイドライン．じほう，pp.185-190.

渡部京太 (2007) 問題行動のために入院治療が必要になった注意欠陥多動性障害（ADHD）の子どもへの対応．児童精神医学とその近接領域 48-3 ; 264-275.

渡部京太，齊藤万比古 (2004) 成人におけるADD，ADHD の精神病理．精神科治療学 19 ; 425-432.

5 長期のひきこもりと家庭内暴力を認めた事例

近藤直司
東京都立小児総合医療センター 児童・思春期精神科

I 症　例

　中学2年から不登校となり，4年に及ぶ社会的ひきこもりが続いていた18歳の男性。「通行人がぼくのことを笑った」などと被害的になりやすい。また，外出しようとすると不安になり，パニック発作が出現することもあるため，閉居に近い状態であった。

II 発達歴と初回相談までの経緯

　乳幼児期の発達には目立った遅れや偏りを疑わせる所見はない。保育所では内向的でおとなしかったが，登園を渋ることはなかった。就学後も問題なく過ごしていたが，高学年になると，杓子定規な言動で周囲から浮いてしまうようになり，担任から，「冗談の通じないところがあるので，友だちとトラブルになってしまう」と指摘されたことがある。両親は，内向的で頑固な性格と捉えていたという。

　中学2年のときに不登校となった。この時期，本人は不登校の理由を話そうとしなかったが，ずいぶん後になって，激しいいじめやからかいがあったことを語っていたという。このころから，通行人が自分を見て笑ったような気がするといって外出先から逃げ帰ってきたり，強い不安感やパニック発作のため外出を渋り，閉居するようになった。常にイライラして落ち着きがなくなり，母親に暴言を吐くようになった。ゲームソフトやコミックなどを買ってくるように要求し，母親がすぐに応じなかったり，本人の要求と違うものを買ってきたときには，母親の胸や顔を拳で殴るようになった。また，母親の衣類を破ったり，動物の死体を家のなかに持ち込んで台所に放置するなど，ひどい嫌がらせが続くようになった。

不登校で進路も決まらないまま中学を卒業。16歳になると、バイクの免許をとりたいと要求し始めた。母親に送迎させて教習所に通い始めたが、他の教習生の視線が気になり、すぐに通えなくなった。本人は、母親が送迎の時間を間違えたために、その後から教習所に行きにくくなってしまったと、一方的に母親を責め立てた。その後は、免許がなくても大型バイクを購入するように要求し、母親一人を台所に軟禁し、包丁で脅したりするようになった。この時期、母親は本人に殴打され、鼻骨と肋骨を骨折したこともあった。

父親にはアルコールの問題があった。泥酔すると荒い口調でまくしたてたり、家族を怒鳴りつけたりするため、本人は子どものころから父親を恐れていたが、ひきこもったまま何もしようとしないことを批判されたり、激しく罵倒されるようになってからは、父親に対しても次第にイライラした様子を示すようになった。ある晩、本人が車庫にあった鉄パイプを持ち出し、泥酔している父親に殴りかかるという出来事があった。それまでは何とか家族のなかだけで収めようとしてきた母親も、このエピソードを契機に相談先を求めるようになり、地元の警察から紹介されて精神保健福祉センターへの来談に至った。

Ⅲ　家族相談の経過

最初の数回は母親だけで来談した。相談担当者は母親に対して、軟禁状態にされそうなときや脅されそうなときは家の外に逃げたり、夫に助けを求める、警察を呼ぶなどの対応を勧めてみたが、母親はなかなか実行しようとはしなかった。実行できない理由を丁寧に聴いていくと、自分が外に出ている間に、泥酔した夫と本人との間で激しい暴力沙汰が起きるのではないかという不安や、自分一人の判断で警察に介入を求めることはできないと感じていることなどを話していた。

担当者は再三にわたって夫にも相談に加わってもらうことを勧め、ようやく夫婦で来談するようになった。父親は緊張の強い人であったが、少しずつ、「妻が子どもを甘やかしすぎている」など、自分の考えを話せるようになった。担当者は父親の考えに同意し、母親が一人で子どもを抱え込まずに、もっと父親の力を借りるべきであると伝えたうえで、母親が子どもに脅されたり、軟禁されそうなときには夫に助けを求めるか、あるいは実家に逃げること、警察への通報については父親の判断に委ねることを提案した。そのうえで、「奥様はご主人の晩酌中に騒ぎが起こったときに、誰に助けを求めたらよいか不安なようですね」と伝えると、父親は自ら、当分の間は晩酌を控えることを申し出た。

これ以後，バイクの購入を迫ったり，脅したりする本人に対して母親は，「お父さんに相談して」と伝えたり，父親に間に入ってほしいと頼むようになった。父親が不在のときには実家に逃げることもあり，このときは，暴力を振るわないことを本人に約束させたうえで母親が戻るということを試みた。両親の結束が固くなり，数年ぶりに二人だけで外出したりするようにもなった。また母親は，この時期になって初めて，本人に相談機関の利用を勧められるようになった。こうした変化と同時に，本人は母親に全く寄りつかなくなり，母親への暴力も消失した。両親との意思の疎通はすべて祖母を介して伝えられるようになり，こうした家族関係はその後も2年以上続いた。

Ⅳ 本人が来談してから

その後も母親は，ひきこもる子どもを抱える家族をサポートするために精神保健福祉センターで開催されている親の会や家族教室に参加していた。本人は相変わらずひきこもった生活を送り，できるだけ両親と顔を合わせないように生活していたが，ようやく3年目くらいから少しずつ言葉を交わすようになった。本人が，「自分も相談に行ってみようと思う」と母親に申し出たのは22歳，初回相談から4年が経過していた。何度か面接の予約をしたが，直前になるとキャンセルすることが続き，さらに1年が経過した。

5回目の予約で，ようやく本人が来談することができた。緊張が強い様子ではあったが，比較的スムースにやりとりすることができ，本人は働いて自立したいという希望を述べた。相談担当者は，本人が語る就労までのプロセスについて現実感や具体性に欠ける印象を抱いたが，早急に現実検討を迫ることを控え，生活の様子や趣味のことなど，本人の話しやすそうな内容に耳を傾けることを心がけた。会話では誤った解釈や勘違いがやや多いように思われた。また，ある種の健康法や占い，食事の内容など，特定の事柄に固執する傾向が目立った。

数回目の面接で知能検査 WAIS-R を実施した。FIQ90，VIQ80，PIQ93で，言語性課題では「理解」，動作性課題では「絵画配列」に落ち込みがみられた。発達特性や現病歴と併せて評価し，広汎性発達障害の特性を基盤として，いじめや仲間集団への適応困難から生じた恐怖症性不安障害のために不登校状態となった後，周囲への被害感や恨みの感情，あるいは退行的な依存性や支配性が母親に向けられてきたものと考えられた。また，父親のアルコール問題と，協調して子どもに対応できない両親間の問題が，母親への退行的な依存性・支配性をさらに強めたものと考えら

れた。また本人が語った内容から，外出先などで不安なことがあったときなどは，小・中学校時代に受けたいじめ体験がフラッシュバックすることによって，暴力に及ぶことがあることもわかってきた。

継続的な個別面接に導入したが，当初は来談する前日に不安が高まり，落ち着かなくなることがあった。2カ月目からは，ひきこもり状態の青年を対象としたSSTグループにも参加するようになり，このころから自宅でも穏やかに過ごせるようになったが，社会性の障害や特定のことがらへの固執などのため，すぐに一般就労を検討することは難しいように思われた。精神保健福祉センターの個別相談とSSTグループを利用しながら，障害者職業センターや授産施設などへと生活範囲の拡大を試みているが，見知らぬ場面に参加するときに強い不安・緊張感が出現したり，現在の生活を変えることへの抵抗感が強く，まだ定着できていない。医療機関を紹介し，抗うつ薬や抗不安薬などの薬物療法も始まっている。

V 考　察

1. ひきこもりケースと家族相談

ひきこもりケースでは，本人が治療・援助を拒んだり，家族が本人に受診・相談を勧めることすらできない，あるいは，会話すら成立しないために，家族相談のみが長期化することがある。この事例では，母親を暴力で支配しようとする子どもに対して，協力して対処できるような両親サブシステムの機能と子どもとの世代間境界の強化を図ることで，一旦は介入に成功した。しかしその後，本人が両親との一切の交流を拒絶するようになってしまったため，3年ほどを要して，ようやく本人の来談に至った。

この間，何度か自宅への訪問も検討したが，他者との交流を避ける傾向が極めて強く，訪問しても本人には会えないと思われた。また，訪問して自宅で両親と面接するという選択肢もあったが，本人が交流を遮断している両親と援助者との親密さが伝わるだけで，本人と援助者との関係づくりには役立たないと思われたため，実施しなかった。

2. 本人への支援

本人の精神医学的診断は，特定不能の広汎性発達障害と社会恐怖の併存と考えられるが，強迫性障害や妄想性障害の診断基準を満たす時期もあったと思われる。また，母親への嫌がらせや暴力が目立っていた時期には，家庭限局性素行障害の診断

基準も満たしていたと思われる。

　当初は援助者との関係も不安定で，予約の前日から落ち着かなくなったり，相談の中断が危惧される局面もあったが，できるだけ本人のペースや関心事に合わせるような関わり方を工夫した結果，少しずつ安定した関係を築くことができた。生活範囲を拡大しようとしたり，新しい活動に参加しようとするときに強い不安・緊張が生じることを本人も実感するようになり，その後，薬物療法を目的に医療機関にも通うようになった。

Ⅵ　おわりに

　ひきこもりと家庭内暴力が問題となる青年期ケースに対する介入の一例を紹介した。本人が来談しない場合には，家族への介入によって展開を図る必要があること，家族システムに注目し，両親サブシステムの連合と問題への対処能力をエンパワーするための介入が有効であったこと，また，こうした介入が思春期における発達促進的な展開に役立ったことを述べた。本人への支援については，その発達特性を把握したうえで，個人面接を中心に，グループ支援や社会資源の活用，薬物療法の併用など，多角的・段階的な援助経過を紹介した。

6 児童自立支援施設から地域への復帰が困難であった事例

冨田 拓
国立武蔵野学院

男，児童自立支援施設入所年齢 13 歳（中 1）。
診断：素行障害，児童期発症型，重症。ADHD。
入所時全検査 IQ＝82，言語性 IQ＝81，動作性 IQ＝87。

I　家族歴

2 人兄弟の次男。実父は本児の生後間もなく，アルコールの絡む家庭内暴力の末に実母と離婚しており，本児は会ったことがない。犯罪歴があったらしいが，不詳である。実母は，その後，別の男と同居していたが，その男が覚醒剤所持で逮捕され，本児 7 歳時に別れている。この男から母，兄，本児共に暴力を受けているが，特に本児は小さいころからやんちゃで，注意されることが多く，体罰の対象になることが多かったという。本児によれば，寝ているところをいきなり殴られることが多く，寝るのが怖かった，と言う。また，母親からは腐ったものをわざと食べさせられたり，真冬にパンツ一枚で屋外に投げ出されたりした，とも言う。また，兄からのいじめもあったというが，本児は兄を恐れながらも慕っているところがある。

II　生育歴

分娩は正常。はいはいをするころから，落ち着きがない印象があったという。幼稚園では，他の子に暴力を振るうことが多く，小学校に入っても授業中に立ち歩き，同級生の親からの苦情が絶えなかった。初発非行は小学校 1 年のときで，家の金の持ち出しであった。小 3 で万引きが始まる。母親と祖母は初めは体罰などで本児の非行を止めようとしていた。本児は，このころ，祖母と母親の二人がかりでよくぶっ

とばされていた，怖かった，と語ったことがある。しかし，非行は止まらず，小5で事務所荒らし，原付の無免許運転，車上ねらいなど。母は，本児が小学校高学年になってからは，本児のほうが力が強くなり，手を出すのを止めたという。小6のころからは，兄の影響もあって兄や自分の友人の家を泊まり歩くようになり，家に寄りつかなくなった。バイクによる暴走行為，暴行，恐喝，窃盗により，中1の夏に児童自立支援施設に措置される。

Ⅲ　児童自立支援施設入所

　入所当初からまるで緊張感がなく，職員に対して気安く話かけてくる。日記も，やたら饒舌で装飾の多い文を，止まらないという感じで書いてくる。とにかく1日中多弁多動であり，朝から本児1人の声だけが，隣の寮まで聞こえる，と言われるほどであった。

　本児の行動と，生育歴からADHDと診断。methylphenidateの服薬を開始した。これは，ある程度奏功し，寮の他の児童とのトラブルが減少した。ただし，朝服用したmethylphenidateの効果が切れてしまう昼休みのトラブルが多い。他の寮生に些細なことでくってかかる，といったことが多く，当初は話を聞くように努めたが，つまらない言い訳を繰り返したり，職員を挑発するような物言いをしたりして埒があかない。そこであるときから，「まず薬を飲んで頭を冷やせ。30分したら話を聞こう」と言い渡し，methylphenidateを飲ませて，一旦自室に帰らせることにした。すると，30分ほどすると自分から職員のところに来て，「さっきは，すみませんでした」と謝りに来るようになった。この時点で，このようなトラブルは，実は入所以前のさまざまな問題行動と直接結びついているものだ，と伝えると真剣に受け止めて聴くことができる。このようなやり方に，他の寮生からは「寮長はなまぬるい」といった声も上がったが，何度かこのやり方がうまくいくと，「あいつには寮長先生のやり方じゃないとだめですね」という声に変わっていった。

　寮の作業は，当初，まず仕事をさせようとするだけで口から出任せとしか思えない文句を言い出して抵抗するような有様であり，methylphenidateを使うようになって多少改善したとはいえ，1日1日を見ると仕事がまるで身についていかないように見える。しかし，毎日の作業の繰り返しのなかで，それでも半年後には「あいつも仕事をするようになった」，1年後には「結構1人前に仕事をしている，新入生より使える」といった評価に変わっていった。ただ，この変化は，methylphenidateがなかったらどうだっただろうか。結局，本児の日常生活が徐々に落ち着きを見せ，

他児とのトラブルも減少していったことから，徐々に methylphenidate の減量を試み，退所の1カ月前には服薬を中止した。保護者による適正な服薬管理を望めないことが多いので，methylphenidate が奏功する場合も，原則として methylphenidate の服用は入所期間中にとどめ，退所前に断薬することとしている。

IV 入所中の本児と母親

母から本児をたしなめるような手紙が来ると，「ふざけてる」と怒って見せたりもするが，実はうれしそうであり，今度来たら，文句を言ってやる，などというものの，実際に母親が来ると，借りてきた猫のようにおとなしくなり，言葉遣いまで変わってしまう。

母親はというと，面接のときは，本児に対して「いつでも帰ってくるように，待っているから」と言うのだが，職員が来院のお礼の電話をかけた際には「まだ当分引き取ることはできませんから」と言ってのける。話を聞くと，電話口で，自分が幼いころに母親からどれだけ虐待を受けたかを，今も怒りが収まらないと言った調子で話し，それに比べて本児は施設でものすごく大事にされていて不公平だ，納得できない，と語る。職員はこれをできるだけ受容的に受け止めるよう心がけた。現在は年老いた母親（本児の祖母）と同居しており，児童相談所（以下，児相）によれば，はっきりとはわからないものの，母親に対して心理的虐待に近い扱いをしているらしかった。また，機会があって家を訪れると，家の周りの庭にもがらくたやゴミが散乱しており，足の踏み場もない状態。家のなかには入れてもらえなかったが，屋外の状況から，その惨状を推し量ることはできた。

V 退所に向けての調整

児相は当初，本児に対する地域感情が極めて悪いことから，母親が転居すると言っているのでそれを待ったほうがいいのではないか，との意見であった。しかし，実際には，電話などの様子から，母親に実際には転居するつもりがないらしいこと，病弱な祖母のことや経済的なことを考えても，現実的に転居は無理であろうことをこちらから伝え，本児がそれなりの改善を示していることから，復学のチャンスを与えたいと言う学院側の意向に最終的には同意してくれた。

学校も，当初は受け入れに難色を示した。寮長が本児の地元に出向いての，学院・児相・学校の3者の話し合いのなかで，学校の教頭が「受け入れるには，同級生の

保護者に対して本児が帰ってくることについて説明会を開く必要がある」と発言。これについては児相が，本児の人権や個人情報保護の観点から見て問題が大きいと指摘しこの話は消えたが，本児の学校での以前の行動がどれほどのものだったかを改めて思い起こさせるエピソードではあった。現在の本児を見に来てほしい，と申し入れたところ，学年主任と担任が見学に訪れた。きちんと座って授業を聴き，他の児童に負けずに作業をこなす本児を見て「あいつが……」と感嘆し，これならば，と初めて復学に関してゴーサインが出た。

母親に対しては，できるだけ面会に来てもらうように依頼するとともに，来院の際に本児のADHDとしての特徴を伝え，ペアレントトレーニングの考え方を教えた。また，対立したときににには，一旦間を置いてクールダウンさせることが有効であることも伝えるなど，できるだけ具体的に本児の上手なしつけ方を伝えるようにした。ADHDという診断がついたことは，母親に対して，自分だけが悪かったのではなかった，という一つの安心感を与えたようであった。

結局，在籍1年7カ月，中3の春休みに退所することとなった。

Ⅵ 退所当日

春休み中の退所当日の朝，母から「今日は忙しくて引き取りにいけない」と電話あり。明日も無理そうだ，と言う。本当にあの子が学校に通えるのか，保証できるのか，本当にあの子は良くなっているのか，とけんか腰で話し，途中で電話を切られてしまう。電話をこちらからかけ直し，ゆっくり話を聞くと，実際には，時間がないのではなく，引き取って一緒に暮らす自信がない，と話し始める。これまでの母親の苦労を改めてねぎらったうえで，本児がいかに本日の退所を心待ちにしているかを伝え，万一，本児が不調の場合には，学院で再度引き取り，処遇する準備があること，そのために措置を解除するのではなく，措置停止にしてあること，児相や学校も協力を約束してくれていることを改めて伝える。母親は何とか説得に応じ，結局正午までに迎えに来てもらうことになった。学院に現れた母親は，職員の前ではおもしろくなさそうな表情であったが，本児の前では愛想良く振る舞い，この日を待っていた，と言ってみせる。その言葉に，Aは満面の笑みを浮かべており，上機嫌で母親の車に乗り込んで学院を去ったが，母親が最後に挨拶したときに見せた不安そうな表情は，その後の困難さを暗示しているかのようだった。なお本児は，「初めは学院で過ごす時間が長すぎると思ったけど，今ふりかえってみるとあっという間だった」と述べていた。

Ⅶ 退所後の状況

　新学期が始まってからは，担任とぶつかって不登校に陥ることもあったが，その際は寮長が面会に行き，本児の言い分を担任に伝えるなどして，修復を図った。また，文化祭や運動会などの学校の行事の際には寮長か寮母が参加するようにし，学校との連絡を緊密に保つよう心がけた。学校としては，危惧していたよりは本児がいい状態にある，と判断していたようであり，行事での本児の扱いなどにも，本児が疎外感を感じることがないようにとの配慮が感じられた。

　本児が，自分で言うほどには人付き合いが上手くなくて仲間がおらず，施設入所以前に主に付き合っていた数少ない不良仲間もすでに卒業するなどしてほとんどいなくなっていたことも，結果的にはプラスに働いた。

　また，寮職員と本児は，携帯のメールを使ってお互いに近況の報告をすることにしていた。メールは，特にその気楽さや，コストの安さ，即時性などの点で，アフターフォローのための道具として，極めて有用であった。

　本児と母の関係は，微妙な状態が続いていたが，母親にとっても，本児は思ったよりも安定していたようだった。ただし，本児と母親の関係が大きく改善したのは，実は退所後半年ほどで，母親の葛藤の対象だった祖母が病気のために亡くなったのがきっかけであったように思われた。祖母の葬儀に寮長が参加した際には，参列者が非常に少なかったこともあってか，母親が非常に感謝し，これも学院と母親の関係改善に役だったようであり，その後母親から時折近況報告の電話が入るようになった。

　その後，本児は，大方の予想を裏切り，高校進学を果たした。

Ⅷ まとめ

　児童自立支援施設の処遇は，ここで紹介したように，環境モデル・生活モデルであり，非行問題改善のためのプログラムなどが用意されているわけではない。そのため，これが決定的に効果的であった，といったものがあるわけではなく，改善に役立っているのは，児童やその保護者に対する日常的な大変細かい働きかけの繰り返しであるように思う。特に，本児のようなADHD＋虐待の連鎖といった事例に対しては，このような働きかけは有効なようである。また，本児の場合，methylphenidateが奏功したことも，処遇に大きな影響を与えた。母親と児童の関係改善は容易でなかったが，母親が自分もまた被虐待経験者であることを職員に告げ，

それを職員が受け止めることで，まず母親と職員の関係が深まったことが，結果的に大きな意味を持ったように思われる。

　武蔵野学院の場合で平均1年7カ月と言う入所期間は，中学生年齢の児童にとっては大変長い期間であるが，このように生育歴をたどってみると，この1年7カ月は，彼の人生にとって，ほんの短い期間でしかないことが改めて実感される。退所後の保護者，地域や学校との充分な連携がなければ，到底実効のあるケアはできないことは本事例からも明らかであろう。

編　注
　本事例は 2007 年より前の事例をもとに架空の事例として作成したもので，メチルフェニデート剤としては，リタリンを使用していた時代のものであることに留意願いたい。2007年12月以降はコンサータが唯一のADHDに適応となるメチルフェニデート剤であることは言うまでもない。

7 性的非行を認めた素行障害女児への介入

浅野恭子
大阪府池田子ども家庭センター

I はじめに

　児童自立支援施設に入所している女子児童の多くは，自己否定感，孤独感にさいなまれながら，性的関係や薬物への依存，その他の自傷行為など，自身の心身の健康に関わるような深刻な問題行動を呈してきた。こうしたいわゆる「問題行動」の背景には，幼少期からの家庭内での暴力（DVや虐待）や家庭崩壊（離婚，再婚，親の疾病や依存症など），また，深刻な性被害がある場合も少なくない。また，施設を退所後，児童が戻る家庭の基盤も，やはり脆弱であり，親子間の感情的なもつれを解消できないままであることがほとんどである。施設に入所している間は，物理的な制限があるため，問題行動が表面化しないことが多いが，一旦施設を退所すると，以前と同じ，あるいは一層深刻な状態へと陥ってしまうことも多い。

　以下に紹介するのは，児童自立支援施設に入所中の女子児童に対して行った，個別支援事例である。性非行と薬物乱用およびその他の虞犯行為が混在しており，施設入所前には，いわゆる「素行障害」の診断基準にあてはまる行動上の問題を呈していた。児童自立支援施設の支援の基本である「生活を通しての治療」に加えて，児童の問題行動（ターゲット・ビヘイビアー）に焦点をあてた心理教育的介入を行うことにより，児童がこれまでの行動を振り返り，これからの生き方を考えることを促し，再び「不特定多数との性関係」「薬物乱用」に陥ることを防止することを目指した（なお，事例は，個人を特定する情報を省き，一定の改変を行っている）。

Ⅱ　児童の課題に焦点をあてた個別支援の実際：事例A子

1. 事例概要
　A子は，幼いころ父親を亡くし，母と弟2人の4人家族で育つ。過度に神経質な母からの干渉に耐えきれず，中学入学後，夜間徘徊や短期の家出を繰り返すようになる。そのなかで不特定多数の異性との性関係をもつ。さらに，友人からのすすめでシンナーを吸引するようになり，やがて性的関係をもった異性を通して，覚せい剤に出会う。そのうち，シンナーや覚醒剤を手に入れるために，多くの異性と性関係をもつようになり，ほとんど家にも帰らない状態となり，鑑別所を経由して児童自立支援施設入所となった。

2. 施設での生活
　施設入所後数カ月で，無断外出。すぐにまた知り合いの男性を電話で呼び出し，車に乗り込んで，セックスをし，シンナーに耽溺する。そうして異性の車で移動しながら，シンナー吸引や飲酒，時には覚せい剤使用を行い，薬物を提供してくれた複数の異性と性関係をもつ。約1カ月後，在籍中学校の近くに立ち寄ったところを学校教員によって保護され，施設に戻る。
　しかし，その後も日々の生活に前向きに取り組むことすらできない状態が続く。約1年が経過し，中学3年生になるころに，やっと目の前の課題（寮生活，学習，クラブ活動など）に目が向き始める。そして，学級委員などの役割を与えられたことで，「期待にこたえたい」という気持ちが強く前面に出て，施設生活への適応は改善される。

3. 課題に焦点をあてた面接の実施
　施設生活自体が落ち着くのに長期間を要したが，いよいよ中学卒業まで半年を残す時期となったところで，認知行動療法をベースとした個別プログラムを実施することとした。プログラムの構成は次頁の表のとおりである。

4. プログラムへの導入
　A子と面接を行い，以下の各点について確認しあったうえで，プログラム参加への同意を得た。併せて，A子の生活面の指導を担当している職員とも意見交換を行い，実施についての同意を得た。

(1) 施設入所前の行動において，A子自身にとって危険が高いと思われることは何か。
(2) 施設入所後の生活の経過とA子の肯定的変化。
(3) 施設退所後の生活において，心配されることは何か。

プログラム導入時のA子の動機づけレベルについては，本当の意味での変化を望んでいるというよりも，「認められたい」「人とは違う特別な自分でいたい」という，愛情欲求に基づくものであったと考えられる。

表 プログラムの構成

ステージ	テーマ	ワークシート【宿題】
1. LIFE	・過去の振り返り ⇒過去が現在の自分にどう影響しているかに気づく。	振り返りシート ①幼児期 ②小学校時代 ③中学入学〜施設入所
2. CRIME	・悪循環 ⇒繰り返される「まずい」パターンに気づかせる。その際に伴なう，歪んだ認知や感情を明らかにする。 ・メリット・デメリット ⇒「問題行動」が今の自分と将来の自分にとって，どんなメリット・デメリットがあるかを整理する。	地獄のくさり 私の悪循環 女神の天秤
3. HOPE	・施設入所後の変化に目を向ける ⇒よくなっている部分，変化している部分を丁寧に見る。よい循環に気づく。 ・なりたい自分のイメージをもつ ・自分のもつ力を知る⇒性格，能力など，なりたい自分になるためのリソースを列挙する。	振り返りシート ④施設入所〜現在 私はどうなりたいのか 私のいいところ
4. 現実適応	・介入プラン作成 ⇒なりたい自分になるために，悪循環をどう変えていくかを，具体的に考える。 ・性教育受講 ・薬物教育受講	わたしの介入プラン

5. プログラムの枠組み

面接は2週間に1回実施。1回の面接時間は90分である。面接と面接の間に宿題を課す（次回の面接では，A子が書いてきたものを元に，話を深めていく）。

6. プログラムの経過

[1] ステージ①：LIFE

　この段階でのＡ子の話は，非常にまとまりのない混乱したものであった。宿題である「振り返りシート」への記述は多いのだが，時系列で見ても，また一つの時点での家族間力動という視点で見ても，なかなかつながりや因果関係が見えてこないものであった。

　Ａ子が対人関係でどのようなものを期待していたか，何が得られなかったかということに焦点をあてて，幼児期から中学にあがるまでの生育史を眺めていった。少しずつであるが，親の期待に応えたいという思いから，たくさんの対人欲求の充足をあきらめてきたことや，父の死を充分に哀しむことさえも，母との関係のなかで，できないままでいたことなどについて，Ａ子なりの整理をしていくことができた。

　また，夜間徘徊や家出を通して出会った年上の人たちとの関係が，どれほどＡ子にとって充足的なものであったか，彼らと共にいることで，何が満たされたのかについても，言葉にしていくことができた。

[2] ステージ②：CRIME（ターゲット・ビヘイビアー）

　この段階では，どのような「思考」・「感情」・「行動」の連鎖のなかで，不特定多数との性関係や薬物使用という行動が深刻化していったかを整理していった。日常の対人関係のなかで，さまざまな葛藤があるが，「自分の価値が否定された」「自分の存在が軽視された」と思うと，不安やイライラが高じて，異性や薬物を求めずにはおれなくなることを，ワークシートのなかに整理していった。それを眺めながら，あらためてＡ子は，自分がいかに人から「認められたい」「特別だと思われたい」と感じているか，ひいては，いかに自分自身の生存価値を確認せざるを得ないかということに気づいていく。

　さらに，「不特定多数との性関係を続けること」および「薬物使用を続けること」のメリット・デメリットを短期的視点および長期的視点にたって，Ａ子のことばで整理していった。Ａ子自身，こうした行動によって，必ずしもメリットだけを得ているのではないということは明らかとなったが，まだまだ充分に長期的視点にたてているとは言えない部分もあった。こうした点については，この面接と並行して行われていた，性教育や薬物教育のなかで，情報を提供していくことになる。

[3] ステージ③：HOPE

　この段階では，まずは，施設生活を通して，A子自身がどれほど成長してきたかということを整理し，自分の努力によって実際に変わることができている点について確認するところからスタートした。自分の成長について確認することに嬉しさも感じていたようであったが，反面，「まだまだだめだ」「もっとがんばらないと先生に認めてもらえない」といったつぶやきも聞かれた。「最高だと，誰よりもすごいと認められないと価値がない」といった，A子の認知の歪みが再び確認される場面でもあった。

　続いて，自分がこれからどうなりたいのかを整理させた。A子には，将来保育所の先生になりたいという夢があり，そのために，高校や短大への進学も希望していた。ピアノが弾けることや，絵本の読み聞かせが上手なこと，また何よりも子どもが大好きであることなど，自分の「力（いいところ）」にも気づくことができた。そうしたなかで，第一志望の高校合格も重なって，将来への展望，自分は変われるかもしれないという希望を持つことができた。

[4] ステージ④：現実適応

　この段階では，施設退所後の実際の生活を想定し，これまでのような悪循環にはまらないようにするためには，どうすればいいのかを具体的に考えていった。以前考えた悪循環のサイクルを元に，実際にこういう場面に遭遇したら，どういう行動をとることで，悪循環に陥ることを防ぐことができるかを，介入プランとして書き込んでいった。

　介入プランの作成においては，もしまた薬物の使用や，多数の異性との性関係といった行動をしてしまったとしても，必ず連絡すること，助けを求めることをA子に促していった。再びこうした行動にはしる可能性はあるが，もしそうなったとしても，生活担当者も，面接者も，決してA子を見捨てることはないということ，相談をかけてほしいということ，話をすることで冷静になってどうすればいいかを考える力がA子にはあるということを強調した。

　こうした介入プランの作成と時期を同じくして，薬物教育が実施された。そのなかで，薬物依存からの回復者が，家族との葛藤が自分の薬物使用の背景にあったことや，そうした葛藤に向き合っていくプロセスについて話をされた。それを聞いたA子は，施設を退所し母と暮らすことへの不安を面接のなかで表明するようになった。

Ⅲ　プログラムの評価・考察

　こうした認知行動療法に基づくプログラムは，児童の心的葛藤を根本的に解消することを目指すものではないが，A子の事例を通じてわかるように，どのような思考，感情，行動の連鎖が起きていたかということを整理し，一旦自分の問題行動を客観化することができる。そのなかで，まったく見えていなかった（意識できていなかった）自分の認知の歪みにも目を向け，問題行動が発生するプロセスで，そうした認知の歪みが，どのような感情とあい前後して現れてくるのかということを認識することができ，それを，「警告サイン」として活用することができるようになるというのは，児童にとって，非常に有用なことだと言えるだろう。

　サインに気づくということと，その時どう対処するかということの両方が整理されることで，問題の深刻化に一定のブレーキをかけることが可能になると考えられる。また，自分が施設生活のなかで達成してきたことや，自分自身のもつ力（リソース）に気づくことで，変われる自分に希望をもつということも，行動変容への動機付けのうえでは重要な要素であったと言えるだろう。

　実際，A子は，施設退所後数カ月で，再び以前と同じような状況に陥りかけ，高校への登校も中断した時期があった。しかし，介入プランに整理した通りに，施設に連絡をしてきたのである。生活指導担当者には，「A子が助けを求めてきたときには，陥っている行動に対して注意や指導するのではなく，連絡してきたことをとにかく褒めてください」と依頼していたが，担当者は連絡したことを褒め，A子の話をゆっくり聞き，その後もA子との連絡を保っている。そのとき陥っていた状況から一旦距離をおいて，もう一度自分のペースを取り戻したいと考えたA子は，そのときの生活指導担当職員とのやりとりを経て，その後登校再開に至っている。

　児童自立支援施設の平均的な入所期間は1年半から2年程度であろうか。そうした短い期間に，多くのことは望めない。ましてや，葛藤の根本的解決に至るまでの支援はまず無理である。限られた支援期間のなかで，施設がもつ治療機能（生活を通しての治療）を最大限生かしつつ，児童が自分自身のこれまでの生き方を振り返り，これからどう生きたいかを考え，行動を選択する契機として，プログラムは有効に機能したと思われる。

　ただ，A子の事例において欠けていたのは「保護者支援」であった。A子を育てる過程での保護者自身の悩みやこれまでの苦労，そしてこれからの生活に対する不安を受け止める機会が，やはり必要であったと考えられる。保護者とのやりとりが事前にあったならば，施設退所後も，A子の回復に向けての保護者の協力を得るこ

とができたであろう。

　保護者（家族）の理解と協力を得ていくためには，施設内での，生活指導担当者と心理・保健などの専門スタッフとの連携に加えて，ケースワークを担当する児童相談所との連携強化が不可欠である。そして，児童の介入プランを，施設内のスタッフ間だけではなく，保護者や児童相談所とも共有することができれば，施設内支援（イン・ケアー）の実効性が高められ，問題とされる行動の再発や悪化の防止につながると考えられる。

8 警察および司法機関との連携に工夫を要した事例

来住由樹／中島豊爾
岡山県立岡山病院

I 事例1（医療介入時の工夫：警察からの第一報のとき，司法手続きを先行させて）

1．事例概要

16歳　男性　高校1年生

事例化因子：熱湯を中学生の妹の腕にかけ火傷を負わせる，頻発する母ほか家族への暴力

診断：#1 家庭限局性素行障害
　　　#2 広汎性発達障害（高機能）

関係機関：警察署，県立岡山病院，家庭裁判所，教育機関

2．現病歴

中2の頃から聴覚過敏（時計・近隣の声）があり，中3から祖母のタバコの煙臭に臭覚過敏が出現した。高1から自分は神であると言い母・妹を支配する。学校では，まじめに授業に出席し，成績に強くこだわる。孤立がちで友人はいない。被害者の妹が学校等の援助で被害届を出すが，警察は「神を名乗る」などおかしいので病院への入院を勧奨する。警察が自宅訪問後は，一時的に家庭内支配は減じる。母のみの相談を受けるがPDD圏が強く疑われる。また頻発する暴力と支配は家庭内に限局していた。

病院から警察へ連絡し，責任能力はあり，医療のみでは限界があり，司法との同時関与が必要な事例と伝え，家庭裁判所への送致を勧奨する。その後，家庭裁判所に送致後，調査官からの勧奨で受診し，精神科医療と司法とで協働している。高校3年夏休みに，上位成績の維持と，就職確定とともに，嗅覚過敏に伴うパニックは

緩和する。保護観察は継続し，受診と家族の相談は途絶える。会社の寮で単身生活をおこない適応状況は安定している。

- 精神科医療機関への受診と入院を，司法介入後とすることにより，本人にとって枠組みが理解できるようになり，また保護観察が本人に枠組みを準備した。教育機関も事件後も関与を続けた結果，就職した。
- 家裁調査官が，学校，保護司，医療機関のマネージメントを行った。
- 安易に警察から医療へ橋渡しをされるのでなく，少年法枠内での矯正保護を用いることが必要であり，かつ精神科医療も家庭裁判所の関与下で必要な治療を行う必要があった。

II 事例2（医療介入時の工夫：警察からの第一報のとき児童相談所での一時保護手続きを経て）

1. 事例概要

14歳　男性（児童相談所事例検討会議でケースマネジメントを施行）
事例化理由：肉親への刃物での傷害
診断：#1 素行障害（非社会型）
　　　#2 広汎性発達障害
　　　#3 中等度精神遅滞
　　　#4 単極性躁状態
　　　#5 てんかん
　　　#6 結節性硬化症
関係機関：児童相談所，県立岡山病院，警察署，知的障害児施設，発達障害支援センター

2. 現病歴

母を背後から警告なく包丁で切りつけ，頸部・背部・両手部に切傷を負わせた。肉親であり被害届が出ないので逮捕は不可能と警察から県立岡山病院へ第一報がある。児童相談所とも協議し，一時保護下に県立岡山病院へ応急入院とした。

10歳のころから，不適応行動を頻発させ，パニックに伴う破壊・暴力行為や，時間割など社会規範のなかで存在することができなくなり，とにかくマイペースの生活に，自宅でも学校でも陥っていた。

[1] 濃厚治療期（居室は施錠管理できる保護治療室）

　入院後の対応は，衝動性・パニック・こだわり・タイムスリップを治療ターゲットとした薬物療法と，本人の特性理解に基づき TEACCH アプローチを意識した生活の枠組み設定とトークンを導入した。

[2] 療育への移行期（居室は通常個室）

　一般個室へ移室した。室内には，整理のためのロッカーを一つ設置し，床に物を置かず，患児の持ち物は全てロッカーに片付けることを習慣づけた。また「約束」をかいたはり紙，絵カードなども導入した。構造化によりパニックはなく安定した日々をすごした。

[3] 施設入所および養護学校への入学準備：第1期

　3人部屋へ移室した。しかし必要以上の刺激を避けるため，他患との境界は，ロッカーとボードをおくことと赤いビニールテープを床に張り，境界を区切ることにより行った。児相主催の事例検討会（マネージメント会議）を開始した。

[4] 施設入所および養護学校への入学準備：第2期

　施設のロッカーを病院の居室に運びこむなど，本人の入所後の生活を具体的にイメージしたものにしていった。施設スタッフの訪問も計画した。施設への外泊を行った。

[5] 施設入所から中学校卒業，そして養護学校高等部入学，施設生活の1年

　施設では特別に個室を準備し，人刺激など混乱要素を最小限に絞り込み施設生活を開始した。生活には本人にわかるスケジュールと役割を導入した。また在籍中学校からの毎週の訪問授業，自閉症・発達障害支援センターからの訪問による毎週の療育と評価，県立岡山病院から毎週2回の工作時間の継続，毎週1回の通院，施設での個別活動など，週間スケジュール表をつくり，カードを用いたフィニッシュ確認を行った。

　中学校の卒業，高等部への入学，施設の工事に伴う居室変更，再度の居室変更の際に，4人部屋2段ベット（通常居室）への転室と段階的にクリアーしてきている。なお現在も3～4カ月ごとに施設主催の検討会（学校を含むマネージメント会議）を行っている。

- 一時保護の手順を踏んだため，生活支援，発達支援の立場から児童相談所の継続支援を受けることができた。
- 本人の支援を精神科医療のみが孤立して行うのでなく，司法関与の可能性をまずは追求し，続いて，児童福祉の同時関与を医療の側から求め，実現している。精神科医療機関は，必要な治療行為に専念し，ケースワーク機能は児童相談所が責任をもつ体制とった。また施設に入所してからは，施設を中核に，入所前から関与していた機関が継続してマネージメント（会議）に専門性を持って関与している。

Ⅲ 事例3（少年鑑別所，家庭裁判所での審判と精神科治療とを平行して行った事例）

1. 事例概要
16歳　男
事例化の理由：小学生への突発的な暴力
診断：＃1 アスペルガー障害
　　　＃2 気分障害（躁状態）
　　　＃3 トゥレット障害
関係機関：少年鑑別所，家庭裁判所，医療機関，思春期ケースマネージメント事業

2. 現病歴
　郊外の住宅地で同胞3子の第1子として生誕し成育する。高学歴家庭。幼少時，多動が目立ったが，言葉の遅れはなかった。近所の子どもと砂場などでよく遊んでいたが，友だちがやめたあとも一人で同じ遊びを続けることがあった。4歳の頃から，興味の限局と細部へのこだわりが目立つようになり，「路線バスと観光バスの違い」などについて，両親が閉口するくらい質問をしていた。3年間幼稚園に通うが，周りに合わせることができず喧嘩が多かった。
　小学校では学校に行く前の手順に時間がかかり遅れて登校することがあった。逆上がりができないなど不器用であった。小学高学年の頃からイジメをよくうけるようになり，中学3年の頃から，周囲が本人を避けることを強く感じるようになり，塾をやめたり，部活動を野球から陸上へと個人競技に変えるなど生活に変化が生じた。進学高校に入学したが，集団のなかで孤立していた。

高校1年生の夏，1週間の間隔をおいて2度にわたり，道端の用水で遊ぶ小学生集団に対し突然殴りかかり，注意をした通行人を追いかけ，その人の家の玄関のガラスを破壊し，その後さらに自転車で通りかかった同級生の高校生を棒で叩くなどしたため逮捕された。

2日間の警察での拘留ののち，少年鑑別所で観護措置となる。少年鑑別所で大声が止まらず，不眠で，制止不能の状態であり，当院外来受診と薬物の処方のみでは興奮は収まらず，26条通報により，統合失調症の疑いで措置入院となった。

なお高校1年の6月に，同級生を殴り休学となっており，それを契機として精神科クリニックを受診しており，気分障害としてlithium carbonateの処方を受けていた。

多弁。時に「ウォ，ウォ，ウォ」と音声トゥレット。自分の悪口を言う声がすると述べ，以前自分をいじめたやつから狙われているように感じ，頭のなかには次々と考えが浮かぶと語った。表情に乏しく，時にニンマリしたりするが，表情筋の動きに乏しかった。会話は成り立つが，会話は広がりに欠けていた。小学生時代からいじめられていたことが，（リアルに）思い出されるといい，固有名をあげ，その情景を再現して見せた。人ごみのなかでもヒソヒソ言われている感じがするとも言い，昔いじめられていた相手から狙われている感じがすると，異常体験を聞き取ろうとする問診のなかで答えた。テレパシーについて聞くと，「幼稚園の頃から居ないはずの叔父や友達の声がした」と言い，自分の悪口が，相手がいないのに中学2年生の頃から聞こえると言った。

事件のことについて，小学生を後ろから殴った。腹が立っているときに目が合って，ガンつけられて，馬鹿にされたと思った。小学生を見ると，自分が小学生の頃に，いじめられたことが，強く思い出したと述べた。通りがかりの高校生を殴ったのは，「謝れといっても謝らんから」「あいつには小さい頃に木の枝でつつかれたり，おちょくったりされたんじゃ」と言った。

少年鑑別所で大声を出していることについて，嫌な空想が次々と浮かんできて，大声を出していないと死んでしまうと語った。

少年鑑別所への往診を複数回行い，risperidoneを主剤とした薬物療法を行ったが，大声，興奮，幻聴，被害念慮の訴えに変化なく，家庭裁判所調査官と協議するが，審判を受けても，少年院送致ではなく，保護観察処分となる可能性が高く，入院後であっても審判が必要な場合には，審判を行うことは可能とのことだった。少年鑑別所長26条通報をうけて，統合失調症の診断にて，県立岡山病院への措置入院とした。

3. 入院後の経過

　生育史，対人関係の様式より，多動を伴うアスペルガー障害と診断した。さらに音声チック障害と気分障害とを合併しており，対人緊張と著しい衝動性亢進を背景に，タイムスリップ現象が重なり，突発的な暴力行為が誘発されたと考えられた。薬物治療により衝動性の制御が効を奏するまでの間，院内でのケンカやトラブルが絶えなかった。

　治療は，まずは合併精神科疾患である躁病とトゥレット障害の治療，およびアスペルガー障害の症状としてのタイムスリップや強迫症状を薬物療法の標的症状と考えた。また不快刺激の発見とそれに対する対処行動の確立を目指した。具体的には個室（保護室）処遇により人刺激と複雑な刺激からの避難，聴覚過敏（食事を啜る音が苦手）に対しては，食事を個室で食べることにより回避を行った。また広汎性発達障害の特性理解の視点から，会話よりも文字によるコミュニケーションを行う，2つの指示が同時に入ることが少ないように心がけ，見通しを明確にするため1日の行動のスケジュール化を行った。また本人が入院中に購読した新聞で「発達障害の特集」を読み，自らのことをアスペルガー障害とトゥレット障害であることを発見したことをきっかけに，書籍等を媒介として疾病理解と自己の認知形式の理解がすすむように援助した。

　入院1カ月の時点で，措置解除，医療保護入院とし，上記症状の緩和と本人・家族の障害受容と認知が進み，入院期間は8カ月で退院とした。なお入院6カ月の時点で，入院のまま，家庭裁判所まで両親と外出し審判を受け，保護観察処分となった。

　退院時の目標は「自宅にひきこもりながらの安定」「1対1の人間関係のなかでの安定」とした。そのため過去のいじめられ体験に満ちた場所より引越し，相性の悪い妹とは対角線の位置に部屋を位置した。また本人の得意とする勉強を生活の手がかりとし，思春期ケアマネージメントモデル事業と保護観察BBSシステムより，教育学部大学院生の家庭教師2名の派遣をうけ，当院より心理士の自宅訪問を定期的（月1回）に行った。

　退院後1年で保護観察処分は解除となり，その頃より，勉強は大検予備校で個別指導をうけ，家庭教師は，同伴しての自宅外への外出など，「1対多のなかでの安定」を目指すものとなった。その後，数年が経つが少しずつ症状は緩和し，社会での不適応も減じている。

- 少年鑑別所入所中から往診や外来受診にて精神科医療の関与を行い，措置入

院となった後も，少年審判は継続し，退院後も医療と司法とが同時関与した。橋渡しでない同時関与は治療上も有効であり現行法制上もある程度可能と考えられた。

第Ⅴ部

今後の課題

1 今後の課題

齊藤万比古
恩賜財団母子愛育会附属愛育病院

　素行障害に関するわが国初の臨床的な指針が本ガイドラインである。本ガイドラインは，実際にはまだ広くコンセンサスを得たとはいえない素行障害概念について，医療・保健・福祉・教育の諸領域における素行障害概念の意義，とりわけ精神科医療にとっての素行障害概念の有効性，そしてどこからが，あるいはどこまでが医療の関与すべき問題かを示す境界などを明確にすることを第一の目標とした。さらに，矯正機関や医療をはじめとする素行障害に関与する諸機関で行われている，あるいは今後行われるであろう試行中の治療・支援法を提示することを第二の目標とした。

　第一の領域で，本ガイドラインはDSM-IV-TRの素行障害概念に基づく診断アルゴリズムを提示するとともに，そのDSM-IV-TR診断を含んだ素行障害の包括的評価のためのフローチャートを作成し，DSM-IV-TRの素行障害の診断に加えるべき医学的評価の対象を明確にした。しかしながら，素行障害の疾患概念と診断基準そのものが現在のところあくまで過渡的な水準にあり，医学の対象たる疾患概念としてはあいまいさを否定できないことから，今後さらに精神疾患としての意義を中心にした明確な概念化が必要であるだろう。この新たな概念を基盤として新たな診断基準が設定されることになるが，その診断基準は現行のDSM-IV-TRのように行動だけを指標とするのか，あるいはICD-10が意識しているような情緒や関係性の問題をも指標に含むものにするのかという課題をはじめ，解決すべき課題は多い。

　また，素行障害の広がりをとらえる下位分類についても専門家の間でもまだ意見の一致は見られない。本書ではDSM-IV-TRの小児期発症型と青年期発症型の2分類について解説するのとは別に，CDCLの作成と標準化を行う過程で抽出された暴力型，虚言型，混合型，未分化型も提示しておいたが，これらの下位分類の利用法などについては今後の検討にゆだねられる課題である。

　第二の領域である治療・援助法について，本書は医療機関，児童相談所，地域保

健機関，自立支援施設，少年院などの諸機関が実施している治療・援助の概要を提示した。しかし，現段階ではこれらの治療・援助活動は各々の分野で独自に展開しているものであり，システムとしての包括性や統合性はいまだ確立していない。本書はガイドラインと名乗っているが，非行少年や犯罪少年のすべてに対応できる指針を出そうとしているものではなく，あくまで素行障害と診断できるな子どもが対象であり，なかでも発達障害を背景に持つ事例や虐待を受けた子どもの情緒的な問題も伴っている素行障害，精神疾患の併存が見られる素行障害など医療対象となりやすい子どもを対象とした評価法および対処法の指針を示したものである。本ガイドラインには素行障害の治療・援助において医療機関が関与すべき領域を示すフローチャートを掲載し，どこまでが医療の関わるべき領域かという問いに答えようと努力した。しかしこの課題は流動的であり，医療機関，保健・福祉機関，そして矯正機関の各々の役割や，治療・支援における相互乗り入れなどの状況が変化するにつれて代わっていくものであり，その進歩に応じてこのアルゴリズムは変化させていくべきだろう。また本ガイドラインが提示した治療・支援技法の多くは現在実践中あるいは現在開発中のものであり，まだ十分にスタンダードとはなっていない技法も含まれている。これらの技法をさらに発展させ，具体的に提示できるよう，さらに経験を増加させる必要がある。

　本ガイドラインに結実した素行障害に関する臨床的な取り組みと，それをめぐるリサーチが今後さらに発展し，本ガイドラインを大きく塗り替えていってくれることを，現在そして未来のこの国の子どもたちや若者たちのために期待したい。

索 引

人名索引

Barkley, R.A. 30, 103, 111
Bowlby, J. 142, 144
Loeber, R. 75, 93, 135-136, 138, 187, 193, 265
Tremblay, R.E. 15, 20
Winnicott, D.W. 142

事項索引

A-Z

Achenbach System of Empirically Based Assessment ➡行動評価尺度
ADHD ➡注意欠如・多動性障害
antisocial personality disorder ➡反社会性パーソナリティ障害
APARI ➡アジア太平洋地域アディクション研究所
ART ➡攻撃性置換訓練
ASEBA ➡行動評価尺度
Asia-Pacific Addiction Research Institute ➡アジア太平洋地域アディクション研究所
ASSET 95
atomoxetine 165
Attention Deficit Hyperactive Disorder ➡注意欠如・多動性障害
CBCL ➡子どもの行動チェックリスト
CDCL ➡行為障害チェックリスト
child delinquents ➡非行児童
conduct disorder ➡素行障害
Conduct Disorder Check List 66
CRIME 280, 281
criminogenic needs ➡犯罪生成（犯因性）ニーズ
DBD マーチ 110, 121, 193, 261, 264-265
DSM-I 24-25
DSM-II 25-26
DSM-III 13, 25-27, 29, 33, 40, 47, 53, 59
DSM-III-R 25, 27-29, 53, 59
DSM-IV 25, 28-30, 43, 51, 53, 56, 69, 72, 75, 86, 142, 152
DSM-IV-TR 14, 17, 24-25, 28, 30, 33, 49, 50-51, 53-56, 58, 60, 69, 91, 125-126, 134, 252-253, 263, 265, 295
DSM-IV-TR 診断基準 55
DV 141, 146, 205, 238, 278
EARL20B 95
EARL21G 95
EBP ➡科学的な根拠に基づく実務
ERASOR Ver2.0 95
Evidence-Based Practice ➡科学的な根拠に基づく実務
Gate way drug 125
HOPE 280, 282
ICD 23-26, 28-30, 32-33, 49, 51, 53, 56-61, 116, 120-121, 164, 253, 295
ICD-6 24, 26
ICD-8 25-26
ICD-9 25-26, 29, 56
ICD-10-DCR 28
ICD-10 DCR 診断基準 57
J-SOAP II ➡ Juvenile Sex Offender Assessment Protocol II
juvenile delinquents ➡非行少年
Juvenile Sex Offender Assessment Protocol II （J-SOAP II） 95, 236
LIFE 280-281
lithium carbonate 165, 118-119, 289
methylphenidate 108, 165, 255, 257-258, 273-274, 276
MR ➡知的障害
MST ➡マルチシステミックセラピー
Multisystemic therapy ➡マルチシステミックセラピー
NAR-ANON ➡ナラノン
ODBI ➡反抗挑戦性評価尺度
ODD ➡反抗挑戦性障害
olanzapine 108
Oppositional Defiant Behavior Inventry ➡反抗挑戦性評価尺度
Oppositional Defiant Disorder ➡反抗挑戦性障害
OROS-methylphenidate 108
paroxetine 253
PCL/YV 95

索引

PDD ➡広汎性発達障害
Pervasive Developmental Disorders ➡広汎性発達障害
PET 99
Problem Oriented System ➡問題志向システム
Quantities-Frequencies (QF) スケール 126, 128
quetiapine 108
Reading Problem ➡識字障害
risperidone 108, 165, 257, 289
RNR (Risk-Needs-Responsivity) モデル 93
SAVRY 95
SCORS ➡ The Social Cognition and Object Relation Scale
sodium valproate 165, 253
static risk ➡静的リスク
Substance Use Disorder ➡物質使用障害
SUD ➡物質使用障害
SUD に対する治療 128
syndrome shift ➡症状変遷
TAT ➡絵画統覚検査
The Social Cognition and Object Relation Scale (SCORS) ➡社会的認知と対象関係スケール
TRF ➡子どもの行動チェックリスト（教師用）
wandering ➡徘徊
YASI ➡ Youth Assessment and Screening Instrument
YLS/CMI 95, 97
Youth Assessment and Screening Instrument (YASI) 93
YSR ➡ユースセルフレポート

あ

愛情と保護の不足・中断 144
愛着関係 142-144, 146
愛着形成阻害 105
愛着対象 142
アウトリーチ型支援 177
アジア太平洋地域アディクション研究所（Asia-Pacific Addiction Research Institute : APARI） 132
アスペルガー障害 288, 290
アセスメント会議 201
あそび・非行型 151, 153

アフターフォロー 209, 276
甘やかし 144
アルコール 100, 124-126, 128-130, 132, 146
医学的検査 98, 100, 130
依存 30, 122, 124-126, 128-132, 141, 146, 162, 208, 218, 258, 282
──症治療プログラム 130-131
一時保護所 34, 38, 168, 173, 247
違法行為 14, 16-17, 20-21, 34, 41, 162
医療機関 34, 36, 38, 49, 51, 129, 132, 157-165, 167-168, 173, 177, 180-181, 184, 187, 189-190, 193-195, 197-199, 201, 205, 220, 270-271, 286, 288, 295-296
医療少年院 202, 212, 219-220, 222
医療措置課程 (P, M) 212
飲酒 37, 126, 239, 279
有無概念 18
遠因 141
大分県大分市 187
大分県別府市 187
岡山県版・思春期ケースマネジメント 199
オペラント条件づけ 107-108
親ガイダンス 107, 160

か

ガーディアン・エンジェル 238-239
絵画統覚検査 (TAT) 86-89, 236
外傷後ストレス障害 119, 125
外傷体験 141, 145-146, 148, 172
介入方法 157-158, 160, 229-230
外来治療 160, 162, 167, 184, 254
解離性障害 119-120, 162, 198
科学的な根拠に基づく実務（Evidence-Based Practice : EBP） 92
過干渉 131, 144
覚せい剤 125, 221, 279
──使用 279
画像検査 99
家族環境 48-49, 135-137, 141
家族のリスクファクター 141
家族への支援 167, 185
学校 36, 48-49, 56, 62-63, 69, 93, 107, ,127, 136, 160, 168, 170, 172, 174-175, 178, 192, 202, 206, 224-227, 232, 246-248, 253, 256, 260, 263, 274-276, 286

――との連携　108-109, 192, 277
合併精神障害　162
家庭限局性素行障害　38, 49, 151, 165, 253, 285
家庭裁判所　15, 20, 36-37, 41, 132, 162-163, 168-169, 170, 175-176, 197, 202, 204, 211-212, 219, 285-286, 288-290
家庭内暴力　33, 36-37, 151-153, 166, 182, 190, 250, 267, 271
家庭復帰　247-248
環境療法　204, 221
キーパーソン　227, 231
器質性障害　115
気分安定薬　115, 118, 165
気分障害　30, 38, 59, 117-121, 125, 151, 162, 261, 264, 288, 289-290
虐待　27, 29, 33-34, 37, 49, 57, 106, 122, 135-136, 141-142, 145-147, 169, 172, 174-175, 191-193, 204-205, 235, 238, 245-247, 249, 264, 274, 276, 278, 296
　　――通告　246
境界知能　103-104, 152
教科教育課程（E）　212
矯正教育　91, 162, 204, 211-213, 217, 219, 221
矯正施設　69, 96, 109, 131-132
強制的措置　176
強迫性障害　30, 119, 152, 191, 270
虚言　27, 37, 66-67, 143, 295
近因　141
虞犯事由　41
虞犯少年　14, 37, 42, 170, 175
虞犯等相談　36-37
警告サイン　283
警察　36-37, 110, 118-119, 158-160, 168-170, 181, 189, 197-198, 202, 246-248, 257, 263, 268, 285-286, 289
　　――署　36-37, 285-286
刑罰化　42
啓発機能　188-189, 190
血液検査　100, 130
結節性硬化症　286
解毒入院　130
言語性 IQ　80-84, 269, 272
言語能力　59, 104-105, 259

現実適応　280, 282
厳罰化　42
行為障害チェックリスト（CDCL）　48-49, 66-70, 295
「行為の問題を抱えた子どもの包括的評価」のフローチャート　48
攻撃性置換訓練（ART）　93
高次対人過負荷型　104
行動制限　166, 176, 213, 261, 263, 265
行動評価尺度（Achenbach System of Empirically Based Assessment：ASEBA）　62, 64
行動療法　160, 165-166, 221, 233, 263, 283
広汎性発達障害（Pervasive Developmental Disorders：PDD）　38, 57, 103-104, 111, 114, 117-118, 152, 162, 164-165, 179, 191, 198, 208, 250, 253, 255, 269-270, 285-286, 290
　　特定不能の――　253, 270
国際死因分類　23
国際疾病死因分類　24-25
子どもの行動チェックリスト（CBCL）　49, 62-64
子どもの行動チェックリスト（親用）　62
子どもの行動チェックリスト（教師用）（TRF）　62-64
個別プログラム　279
コンピューターゲーム　138

さ
サイコパス傾向　93
再犯　33, 92-94, 132, 218, 236, 240, 247
左半球の海馬や偏桃体の萎縮　147
左半球の発達の遅れ　147
支援会議　110
識字障害（Reading Problem）　122
自己肯定感　72, 148, 166
思春期ケースマネージメント事業　202, 288
思春期精神保健ケースマネージメント事業　197, 199
自尊感情　34, 264
児童自立支援施設　34, 102, 104, 135, 145, 160, 162-163, 169-170, 175-176, 203-210, 234, 236-237, 247-248, 249, 257, 264-265, 272-273, 276, 278-279, 283

児童相談所　36, 38-39, 83, 110, 142, 144-145, 152, 158-160, 162, 168-174, 176-177, 181, 187, 189, 191, 193, 197-198, 201-202, 204, 209, 235, 237, 246-249, 263-264, 274, 284, 286, 288, 295
児童福祉施設入所承認の申し立て　175
児童福祉法第25条　36-37, 170
一時保護　34, 38, 110, 168, 173, 246, 249, 263-264, 286, 288
児童養護施設　34, 38, 162-163, 169-170, 175, 202, 246-247, 249, 265
司法機関　16, 18, 34, 91, 162, 197, 265, 285
社会化型，非攻撃型　27
社会恐怖　119, 151-152, 270
社会的認知と対象関係スケール（The Social Cognition and Object Relation Scale：SCORS）　89-90
周期性不機嫌　113
重大な触法行為　159, 161
従来型　104
症状変遷（syndrome shift）　221
焦燥感　125
情緒障害児短期治療施設　34, 160, 163, 202
衝動行為　113-115, 147
小児期発症　38, 105-107, 121, 265, 295
小児期発症型　28-29, 33, 50-51, 55-58, 91, 115, 134, 138, 245, 265, 295
少年院　20, 34, 87, 91, 96, 110, 132, 145, 161, 163, 203-204, 207, 210-217, 234-237, 249, 257-258, 260, 289, 296
　──送致の審判決定　212
少年鑑別所　20, 69, 87, 91, 96, 110, 126, 132, 197, 202, 212, 219, 288-290
少年審判　131, 175, 291
少年非行　40, 42-43, 92-96, 169, 219, 220
小脳虫部の異常　147
情報統括機能　189
初回訪問　179, 183, 184
処遇検討機能　189-190
職業能力開発課程（Ⅴ）　212
触法行為　37, 41, 159, 161, 164, 175
　──等相談　36-38
触法行動　104
触法少年　14-15, 41-42, 170

女子非行少年に対するグループワークの試み　237
初等少年院　212
事例検討会議　188, 197, 202, 286
事例検討機能　189
人格検査　86, 91
神経学的検査　48, 98, 100
神経症性障害　60, 119
シンナー吸引　279
ストレングス　94, 226-228, 231
性加害少年に対する治療教育プログラム　234
生活訓練課程（G）　212
性衝動型　104
精神運動発作　113
精神科治療　34, 38, 162-163, 288
精神遅滞　24-25, 83, 104, 114, 152, 162, 191, 198, 286
精神病性障害　121, 125
精神保健　33, 198, 200
精神療法　39, 131, 160, 165-166, 221-222, 258, 262
成長・発達の支援　200
性的非行　278
静的リスク（static risk）　93, 95
生徒指導地域支援ネットワーク会議　197
青年期発症　105-106, 109
青年期発症型　28-29, 33, 50, 55-58, 91, 106, 134, 138, 252, 265, 295
摂食障害　122, 125, 191
全国薬物依存者家族連合会（薬家連）　130
前頭前野や脳梁の未発達　147
専門的医療　193-194, 219
早期からの施設での生活　142
早期発見・早期介入機能　189-190
ソーシャルスキルトレーニング　107-108
素行障害（conduct disorder）　13-14, 17-21, 23, 26-31, 33, 36, 38-43, 47-51, 53-54, 56, 58-60, 62, 64-70, 72, 75, 80-81, 83-84, 86-87, 89, 91, 98-100, 102-103, 105, 112-115, 117-122, 124, 134-136, 138, 141-144, 150-151, 153, 157-161, 163-167, 177, 187, 193-194, 197, 202-203, 205, 208-212, 221-222, 224, 245-246, 250, 252-254, 257, 259, 261, 272, 278, 285-286, 295-296

――以外の精神疾患 159, 187
――，青年期発症型 252
――の診断基準 13-14, 17-18, 21, 28-29, 41-43, 51, 53-54, 58, 60, 72, 86, 134, 157, 203, 252
――の包括的評価 48
――をもつ少年に必要な治療構造 202
底つき感 125
措置入院 220, 289-290
ソフトサイン 98, 100, 249

た
ターゲット・ビヘイビアー 278, 281
対応・連携システム 187-195
対応・連携システムの構築と運営に関するガイドライン 187
大麻 125
多動性障害 57, 121-122, 165, 246
段階別処遇 214
単極性躁状態 286
地域コミュニティ 48-49, 135-136
地域調整会議 197
知的障害（MR） 37, 82, 103-104, 114, 172
知能検査 48-49, 80-81, 83, 263, 269
千葉県市川市 187
注意欠陥および破壊的行動障害 28, 54
注意欠如・多動性障害（Attention Deficit Hyperactive Disorde：ADHD） 28, 30, 37-39, 49, 53, 59, 75-76, 99-100, 102-103, 110, 114-115, 121, 122, 125, 152, 162, 191, 193, 254-255, 261, 263-265, 272-273, 275-277
中等少年院 212
中等度精神遅滞 286
治療 13, 33-34, 38-39, 47, 51, 56, 64, 75-77, 80, 86, 89, 92-95, 98-100, 107, 109-110, 112-115, 118, 121, 124-132, 142, 148, 157-158, 160-165, 167, 173, 177-179, 183-185, 187, 191, 193-194, 197, 201, 203, 205-206, 208, 210-212, 219-222, 224-235, 237-238, 240, 247, 250, 253-255, 261-265, 270, 278, 283, 286-288, 290-291, 295-296
――共同体概念の導入 217
――構造 160-161, 197, 202, 257, 261, 264
適応障害 42-43, 119-120, 221

適切な社会的経験の提供 166
てんかん 98-99, 112-115, 286
――精神病 112
――発作 112-114
統合失調症 38, 57, 108, 117, 122, 151, 164, 178, 190-191, 221, 289
動作性 IQ 80-84, 272
動的リスク 93
頭部 MRI 99, 130, 263
トゥレット障害 288, 290
特殊教育課程（H） 212
特別少年院 212
トラウマ 146

な
仲間関係 48-49, 56, 93, 95, 106, 136-137
ナラノン（NAR-ANON） 130
ニーズ（弱点） 226
ニード原則 93
日本語版 Drug Abuse Screening Test 127
入院治療 115, 131, 160, 164-165, 167, 183-184, 250, 253, 261, 265
人間関係のモデルの提示 207
認知療法 221
盗み 17-18, 43, 55, 68, 106, 108, 142-143, 145, 246-248
ネグレクト 141-142, 145, 246
脳波異常 114
脳波検査 98-99, 252, 263

は
パーソナリティ障害 121, 125, 142, 152, 191, 221, 261
徘徊（wandering） 54, 112, 117, 246, 256, 262, 279, 281
バウムテスト 236, 239
破壊性行動障害（DBD）の診断アルゴリズム 50-51
発達障害 31, 37-38, 80, 94, 100, 102-106, 108-109, 114, 117-118, 152, 162, 165, 172, 191-194, 200, 208-209, 218, 222, 256, 259-260, 290, 296
――支援センター 286-287
反抗挑戦性障害（Oppositional Defiant Disorder：ODD） 28-30, 33, 40, 50,

53-54, 58-60, 75-79, 103, 105-107, 110, 165, 255, 261, 263-265
反抗挑戦性評価尺度（Oppositional Defiant Behavior Inventry：OBDI） 75-79
犯罪行為 41, 115, 135, 137, 164, 211
犯罪少年 14, 20, 37, 41-42, 296
犯罪生成（犯因性）ニーズ（criminogenic needs） 93
反社会性パーソナリティ障害（antisocial personality disorder） 24, 28, 30, 40-41, 56, 66-67, 72, 86-87, 105-106, 110, 121-122, 193, 261
反社会的傾向 142
反社会的行動履歴 93
反応性愛着障害 246
反応性（処遇応答性）原則 93
ひきこもり 33, 49, 63, 137, 150-153, 166, 177-185, 190, 261, 267, 270-271
　　　――支援 177
　　　――の評価・支援に関するガイドライン 178
被虐待 33-34, 145, 198, 205-206, 208, 222, 236, 276
低い自己統制 93
非行 13-21, 23, 26-27, 29, 33, 36-38, 40-43, 53, 59, 63-64, 67-68, 70, 72, 83-84, 88, 91-96, 118, 122, 124, 132, 134-138, 142-143, 145-147, 151, 153, 160, 165, 168-175, 187, 203, 207-208, 211-213, 216-217, 219-220, 222, 234-240, 246-247, 249, 272-273, 276, 278
　　　――児童（child delinquents） 15, 208
　　　――少年（juvenile delinquents） 13-16, 21, 33, 40-42, 72, 84, 91-96, 104, 142, 145, 147, 203-204, 206, 210, 213, 218-220, 222, 226, 228, 234, 237, 296
　　　――相談 36-38, 83, 142, 145, 168-173, 176
社会化型，攻撃型 27
非社会化型，攻撃型 27
非社会化型，非攻撃型 27
肥前精神医療センター 126, 130-131
非定型抗精神病薬 108, 165
非定型自閉症 253
否定的な自己像 125

一人親家庭 141-143
評価検討委員会 198-200, 202
不安 60, 63-64, 81-82, 99, 105, 113, 120, 125, 143, 151, 160, 171, 178, 182, 253, 261, 267-268, 270, 281-283
　　　――障害 30, 110, 117, 119-120, 152, 261, 264, 269
フィット・サークル 227-228, 232
フィット（適合） 226, 232
フィット評価 227
フィット要因 227-228, 232
夫婦小舎制 206-207, 209
ブタンガス（ライターガス） 125
物質使用障害（Substance Use Disorder：SUD） 124-126, 128-132
不適切な養育 49, 105-106, 135, 141, 169, 261, 265
不適切な養育態度（方法） 144
不登校 37, 49, 113, 119-120, 137, 150-151, 190, 250-251, 254-255, 261, 263, 267-269, 276
分類処遇制度 212
ペアレントトレーニング 107, 144, 247, 275
訪問支援 177-178
僕のチャレンジ 236
保護因子 94, 134-135, 137, 138
保護者支援 283
保護者の頻繁な交替 117, 142

ま
マルチシステミックセラピー（Multisystemic Therapy：MST） 93, 224-231, 233
MSTの理論的概念 225
民間薬物依存更生施設 132
「無関心・放任」の親 143
メディア環境 48-49, 136-137
妄想性障害 152, 270
朦朧状態 112-113
モニタリング会議 201
問題行動 19, 21, 27-28, 30, 37-38, 41-42, 47, 49, 51, 62-63, 72, 75, 78, 83, 91, 104-105, 108, 125, 135, 138, 145, 160-161, 166-167, 174, 180, 182, 188, 190-194, 197, 207, 224, 226-227, 229, 231-232, 238, 258-260, 263-265, 273, 278, 280, 283

問題志向システム（Problem Oriented System）222

や
薬物治療　113-114, 162, 253, 290
薬物乱用　42, 67, 127-128, 136, 190, 222, 227-278
薬物療法　34, 38-39, 107-109, 129, 131, 160, 163, 165, 221, 247, 270-271, 287, 289-290
薬家連 ➡ 全国薬物依存者家族連合会
有機溶剤　125, 133
ユースセルフレポート（YSR）　62-63
抑うつ気分　125

予後　33, 51, 56, 75, 91, 93-94, 110, 121, 134-135, 208-209, 264
予防　39, 66, 110, 187, 193-195

ら
乱用　27, 93, 95, 100, 110, 124-130, 132, 238
　──乱用薬物　125
理科実験型　104
リスクアセスメント　91-96
リスク因子　121-122, 135
臨界点　110, 265
連続体概念　18-19
ロールシャッハ法　86-87, 89

●執筆者一覧（五十音順）

朝比奈牧子（府中刑務所）
浅野　恭子（大阪府池田子ども家庭センター）
安藤久美子（国立精神・神経医療研究センター病院）
市川　宏伸（東京都立小児総合医療センター）
犬塚　峰子（大正大学）
今村　洋子（OSSサービス株式会社（播磨社会復帰促進センター社会復帰促進部））
宇佐美政英（国立国際医療研究センター国府台病院）
奥村　雄介（府中刑務所）
影山　孝（東京都多摩児童相談所）
来住　由樹（岡山県立岡山病院）
清田　晃生（大分大学医学部小児科・児童精神科）
近藤　直司（東京都立小児総合医療センター児童・思春期精神科）
齊藤万比古　編者略歴を参照
境　泉洋（徳島大学大学院ソシオ・アーツ・アンド・サイエンス研究部）
田崎美佐子（杉並区子ども家庭支援センター／元東京都北児童相談所）
田上美千佳（東京都医学総合研究所）
寺村　堅志（法務総合研究所）
冨田　拓（国立武蔵野学院）
中島　豊爾（岡山県立岡山病院）
成重竜一郎（日本医科大学精神医学教室）
新村　順子（東京都医学総合研究所）
林田　文子（埼玉社会保険病院神経精神科）
原田　謙（信州大学医学部附属病院子どものこころ診療部）
藤岡　淳子（大阪大学大学院）
松本　俊彦（独立行政法人国立精神・神経医療研究センター精神保健研究所薬物
　　　　　　依存研究部／自殺予防総合対策センター）
蓑和　路子（東京都児童相談センター）
元永　拓郎（帝京大学）
吉川　和男（同愛巣鴨クリニック）
渡部　京太（国立国際医療研究センター国府台病院児童精神科）

● 編者略歴

齊藤万比古（さいとう かずひこ）

　1948年長野県生まれ。1975年千葉大学医学部卒業。同年同仁会木更津病院精神科勤務。1979年国立国府台病院精神科勤務、児童精神科の専任となる。1999年国立精神・神経センター国府台病院心理・指導部長。2003年国立精神・神経センター精神保健研究所児童・思春期精神保健部長。2006年国立精神・神経センター国府台病院リハビリテーション部長。2008年国立国際医療センター国府台病院第二病棟部長。2010年国立国際医療研究センター国府台病院精神科部門診療部長。2013年より恩賜財団母子愛育会総合母子保健センター愛育病院小児精神保健科部長。

　主な著訳書に、『児童精神科臨床3 入院治療Ⅰ』（共著，星和書店，1982）、『思春期青年期ケース研究3 不登校と適応障害』（編著，岩崎学術出版社，1996）、ハワース著『ある少年の心の治療―遊戯療法の経過とその理論的検討』（監訳，金剛出版，1997）、『注意欠陥／多動性障害（ADHD）の診断・治療ガイドライン』（編著，じほう，2003）、クミン著『教師のためのアスペルガー症候群ガイドブック』（監訳，中央法規出版，2005）、『不登校の児童・思春期精神医学』（著，金剛出版，2006）、『不登校対応ガイドブック』（編集，中山書店，2007）、『注意欠如・多動性障害（ADHD）の診断・治療ガイドライン』（共編，じほう，2008）、『発達障害が引き起こす二次障害へのケアとサポート』（編著，学習研究社，2009）、『発達障害が引き起こす不登校へのケアとサポート』（編著，学研教育出版，2011）、『新世紀うつ病治療・支援論―うつに対する統合的アプローチ』（共著，金剛出版，2011）、『ひきこもりに出会ったら―こころの医療と支援』（編著，中外医学社，2012）、『児童青年精神医学大事典』（総監訳，西村書店，2012）、『子どもの強迫性障害診断・治療ガイドライン』（共編，星和書店，2012）、ほか多数。

素行障害
診断と治療のガイドライン

2013年6月1日　印刷
2013年6月10日　発行

編　者　　齊藤万比古

発行者　　立石正信
発行所　　株式会社金剛出版
　　　　　〒112-0005　東京都文京区水道 1-5-16
　　　　　電話　03-3815-6661　　振替　00120-6-34848

印刷・製本　音羽印刷
装　丁　　本間公俊・北村　仁

ISBN 978-4-7724-1276-6　C3047　　　　　Printed in Japan © 2013

組織で活かすカウンセリング
「つながり」で支える心理援助の技術
藤原俊通著
四六判　230頁　定価2,625円

　組織に精通した臨床心理士である著者が，災害精神医学最前線での経験から，組織と緊急事態のカウンセリング技術を解説。組織の中でカウンセラーが果たすべき役割とは？　本書は，傑出した"組織のメンタルヘルス論"であり，アート（技術）としてのカウンセリングをわかりやすく述べた臨床指導書である。

ミルトン・エリクソンの
二月の男
彼女は，なぜ水を怖がるようになったのか
ミルトン・H・エリクソン，アーネスト・ローレンス・ロッシ著　横井勝美訳
四六判　450頁　定価5,670円

　現代催眠療法，ブリーフセラピー，NLPなど数多のアプローチにおいてその源流に位置づけられる伝説の催眠療法家＝ミルトン・H・エリクソン。太平洋戦争のさなか1945年に行われた彼のデモンストレーションケース「二月の男」4セッションをすべて逐語収録し，高弟ロッシとともに自身で解説を加え編集された本書は，膨大な「エリクソニアン」文献の中で特異な位置を占めるテクストの全訳。

リジリエンス
喪失と悲嘆についての新たな視点
ジョージ・A・ボナーノ著　高橋祥友監訳
四六判　250頁　定価2,940円

　本書の著者ボナーノ（Bonanno, G.）は，リジリエンス（resilience）を「極度の不利な状況に直面しても，正常な平衡状態を維持することができる能力」と定義している。

　本書をグリーフワークに関心のある人にぜひ一読をお勧めしたい。また，愛する人との死別に苦しむ人自身にとっても，そして，そのような人のケアに当たる人にとっても，死にゆくことや死についての肯定的な視点が得られる必読の書といえるだろう。

価格は消費税込み（5％）です

スキーマモード・セラピー
チェ・ヨンフィ（崔永熙）の統合心理療法から

チェ・ヨンフィ（崔永熙）著　福井　至, 日本行動療法学会第37回大会・第35回研修会準備委員会監訳
A5判　176頁　定価2,940円

　ヤングによって開発されたスキーマ療法は，パーソナリティ障害を中心とした治療抵抗性が強いクライアントに対して著明に変化をもたらす技法として知られている。
　本書では著者が開発した，認知行動療法，スキーマ療法，マインドフルネス・アプローチを包括した統合的心理療法について述べ，それを背景としたスキーマモード・ワークの詳細な解説と導入法，また，実際の面接場面に沿って展開される適用例を提示する。

まんが サイコセラピーのお話

物語：フィリッパ・ペリー　絵：ジュンコ・グラート　あとがき：アンドリュー・サミュエルズ　鈴木　龍監訳　酒井祥子, 清水めぐみ訳
B5変型判　155頁　定価2,520円

　セラピストとクライエントの会話とホンネが同時進行で描かれている。
　心理療法の過程をはじめから最後まで見る機会はほとんどないだろう。本書は，そのすべてをマンガで表現したわかりやすい入門書。会話だけでなく，心の中で思ったことが同時に表現されており，言語的レベルだけでなく，非言語的レベルで相互に影響し合っていくセラピストとクライエントの関係性が一目瞭然。心理療法ってどんな話をするの？　どのように進んでいくの？　という素朴な疑問をお持ちの人すべてに手に取っていただきたい一冊。

コミュニティ支援，べてる式。

向谷地生良, 小林　茂編著
四六判　272頁　定価2,730円

　「降りてゆく生き方」「弱さを絆に」の名の下に当事者主権を実現した当事者研究。「何の資源もない」浦河だからこその革命的活動。だからといって弱くて無力で前向きな支援者たちが何もしなければ何も生まれなかった。当事者と支援者と地域住民が手を取り合って結実した「べてるの地域主義」は，医療中心主義を転覆させ，医療から解き放たれた当事者が地域に根差して生活するコミュニティ支援の現在形を指し示している。
　コミュニティ全体に浸透する「共助」の理念に貫かれた，希望へと降りてゆく共生の技法——そのすべての足跡がここに示される。

価格は消費税込み（5％）です

PTSD治療ガイドライン 第2版
エドナ・B・フォアほか編　飛鳥井望監訳
B5判　552頁　定価7,770円

　初版で好評を博したPTSD治療ガイドライン待望の新版！
　本書は，国際トラウマティック・ストレス学会の特別作業班が中心となって作成し，PTSDと診断された患者に対して提供し得る，エキスパートが考えるところの最良の治療法を提示する。
　全体は二つの部分から構成され，前半は代表的文献の紹介を含むポジションペーパー，後半はそれを要約した治療ガイドラインである。各章および各ガイドラインは，治療研究文献の網羅的レビューに基づいて作成されており，協力した分担執筆者の総数は71人に上る。

子どもの教室マネジメント
社会性と自尊感情を高めるためのガイドブック
ウェブスター・ストラットン著　佐藤正二，佐藤容子監訳
B5判　266頁　定価3,045円

　本書は，子どものポジティブな行動に着目し，教師のやる気を引き出す現実的なマネジメント指導書である。子どもの教育的ニーズに応える際に，教師と親が協力する方法を指し示すこと，また，子どもの社会性や情緒的能力を高めると同時に攻撃性を改善することを目的としている。
　子どもの自尊心を高め，やる気を引き出すテクニックが事例とともに紹介されており，現場の保育士や教師，臨床心理士やスクールカウンセラーなど，子どもと接する多くの援助職が，上手な対応の仕方を学ぶ際に必ずや役立つであろう。

研修医・コメディカルのための
精神疾患の薬物療法講義
功刀　浩編
A5判　208頁　定価3,780円

　薬を知るならこの一冊！
　抗精神病薬，抗うつ薬，気分安定薬，抗不安薬，睡眠薬，中枢刺激薬，ノルアドレナリン再取り込み阻害薬，抗てんかん薬，漢方薬まで，精神科における必須薬物の知識と正しい使用法を名精神科医がやさしくレクチャーする講義形式ガイドブック。精神科薬物をはじめて学ぶ研修医とコメディカルにもわかりやすい，精神科医療従事者必携の精神科治療薬パーフェクトガイド！

価格は消費税込み（5％）です